# 보완대체요법의 적용

본 과제(결과물)는 교육과학기술부의 재원으로 한국연구재단의 지원을 받아 수행된 광역경제권 선도산업 인재양성사업의 연구결과입니다.

# 보완대체요법의 적용

Application of Complementary and Alternative Therapies

| 김춘길 · 김정아 · 왕명자 · 천우정 지음 |

小花

# 머리말

우리는 모두 좋은 삶을 영위하기를 원한다. 이를 위해 우선적으로 필요한 것은 건강이다. 이에 따라 인류의 발생과 더불어 시작되어 생명을 위협하는 질병 퇴치를 위해 인간은 끊임없는 노력을 기울여 왔다.

최근 과학과 의학의 발달로 인간의 평균 수명이 길어지고 많은 난치병들이 치료되고 있다. 그러나 아직까지 현대의학으로는 완치나 유지관리가 어려운 질환들이 꽤 있으며, 노인인구가 증가됨에 따라 과학성을 표방하는 현대의학은 사회적 요구 충족이나 건강문제를 모두 해결할 수 있다는 점에서는 한계를 보이고 있다. 이는 현대의학, 즉 정통의학이 암과 같은 주요 사망원인이나 만성질환에 대해 치료보다는 증상완화 제공과 같은 제한점을 가지고 있음을 시사한다. 만성질환의 완치가 어려운 상황에서 인간의 삶의 질 향상이나 안녕감 증진을 위해서 질병에 초점을 두는 현 의학에 대한 대안으로 보완대체요법에 대한 관심이 고조되고 있다. 왜냐하면 보완대체요법에서는 인간의 균형과 조화를 중요시하며 환자나 대상자를 신체의 일부나 질병 자체로만 보는 것이 아니라 총체적으로 보는 견해를 중시하기 때문이다.

보완대체요법은 기존 전통의학을 대신하고 대안을 제시할 수 있는 건강증진방법으로 현대의학을 보완해 줄 수 있으며 세계적으로 30% 이상이 이 방법을 적용하고 있다. 반면, 이에 대한 연구나 교육은 아직 충분하지 못하며, 우리나라의 경우도 예외는 아니다. 한편, 대부분의 보완대체요법은 전문적으로 훈련이 된 요법사가 해당 요법을 적용할 경우 부작용이 거의 없으며 심신의 건강에 도움을 주게 되므로 이에 대한 올바른 교육과 관련 책자 개발은 상당히 중요하다. 보다 적절하고 근거를 제시할 수 있는 책자가 늘어남에 따라 보완대체요법 실제의 이론적 기틀과 전문적 지도에 도움을 줄 수 있을 것이며, 각 방법들은 보다 과학적 기틀을 갖춘 요법으로 발전할 수 있을 것이다. 이에 본 책은 국내에서 해당 보완대체요법 분야에서 다년간 경험을 가지고 있는 수기요법의 왕명자 교수, 발 반사요법의 김정아 교수, 서금요법의 천우정 교수와 본인이 각 요법들을 소개함으로써 보다 많은 이들이 보완대체요법을 실제에 적용할 수 있기를 희망해 본다.

끝으로 이 책의 완성을 위해 사진 촬영 등 여러 면에서 도움을 주신 분들, 인용을 허락해 주신 책자의 출판사 대표님들과 저자 분들 그리고 책 발간에 힘써 주신 소화출판사 관계자 분들, 한 분 한 분에게 머리 숙여 감사를 드린다.

2012년 1월

지은이를 대표하여 김춘길

# 차례

## 제3장 수기요법



## 제4장 발 반사요법



## 제5장 서금요법

# 제1장 보완대체요법의 개요

김춘길

**학습목표**

1. 보완대체요법의 개념을 설명한다.
2. 보완대체요법의 역사를 이해한다.
3. 보완대체요법의 원리와 방법을 이해한다.
4. 보완대체요법의 유형을 구별한다.
5. 보완대체요법의 현황과 과제를 기술한다.
6. 보완대체요법의 발전 방향을 연구, 교육, 실무 측면에서 제시한다.

## 1. 개념

보완대체요법은 기존의 전통의학(conventional or allopathic medicine)을 대신하고 대안을 제시하는 대체(안)의학(alternative medicine)의 개념을 의미하기도 한다. 그러나 대안의학이라는 용어는 기존의 의학체계와는 다른 개념이나 체계를 가진 것처럼 보여 최근에는 미국에서도 보완 및 대체의학(Complementary and Alternative Medicine, CAM)이라는 용어를 공식적으로 사용하고 있다. 이 용어는 대체의학보다는 보완(complementary) 혹은 비제도권 의학

(unorthodox medicine) 등의 의미를 더 많이 내포하여 보다 우호적이고 중립적인 느낌을 준다. 즉 이런 용어는 정통 서양의학(orthodox western medicine)에 해당되지는 않으나 현대의학을 보완해 주고 환원적이며 생물학적인 의학 개념에서 경험적, 기능적, 체질적인 방향으로 접근하는 의학적 개념을 의미한다(이성재, 2003). 이 용어는 아직까지 보완대체의료, 보완대체요법, 보완요법 등과 혼용하여 사용되고 있으나(김정하, 2010; 석희태, 2004; Heitkemper, 2006) 일반적으로 보완대체요법을 많이 사용한다. 이런 보완대체요법은 그 효과와 안정성이 과학적으로 완전하게 입증되지 않았음에도 불구하고 대중성과 수용도가 높으며 질병의 경중에 관계없이 다양하게 이용되고 있다(Davis & Darden, 2003).

보완대체요법에 관심이 높아지는 이유는 과학성을 표방하는 현대의학이 사회의 요구를 충족시키지 못하고 질병 양상의 변화로 암이나 심혈관계 질환과 같은 주된 사망원인의 질환이나 관절염, 만성통증과 같은 만성질환에 대해 치료가 아닌 증상완화만을 제공하는 제한점을 들 수 있다. 또한 질병과 증상 중심의 전통적인 의학적 모형에서는 주된 의료 환경이 질병을 가진 인간보다는 단지 질병이 있는 부분에 초점을 두고 있기 때문이며, 제도권 의료로서 해결되지 못하고 있는 질병 치료 및 삶의 질 향상이나 안녕감 증진을 위한 대안으로 보안대체요법이라는 다른 치료 유형을 선호하기 때문이다(김명자, 2006; 한경순 등, 2003; Kottow, 1992). 특히 현대의학이 치료 위주의 의학인 것에 반해 대체의학은 질병을 미리 예방하고 건강을 보강시킨다는 점에서 호소력을 지니고 있어, 보완대체요법은 예방과 건강 증진 차원에서 도움을 줄 수 있기 때문이다(오홍근, 2008).

보완대체요법은 그 영역이 아주 광범위하고 지속적으로 변화하므로 정의를 내리기가 쉽지 않으나 미국국립보건원(National Institute of Health, NIH) 산하의 국립보완대체의학연구소(National Center for Complementary and Alternative Medicine, NCCAM)에 의하면 이는 의사와 건강전문가(물리치료사, 심리치료사, 간호사 등)에 의해 제공되는 다양한 의학 및 건강에 대한 돌봄체계, 실무 및 제품을 말한다. 또한 점차 보완대체요법과 전통의학의 구분이 명확하지 않아 특수한 보완대체요법은 시간이 지남에 따라 널리 인정을 받고 있다. NCCAM에서는 전통의학을 함께 사용하는 것을 보완(complementary)이라고 보며, 대체(alternative)란 전통의학을 대신하는 것으로 이들을 통합의학(integrative or integrated medicine)으로도 지칭한다. 여기서 통합의학이라 함은 전통의학과 안전성 · 효과성이 입증된 CAM의 치료를 병행하는 실무를 의미한다(NCCAM, 2010). 이는 대체의학에 대해 한국대체의학회가 "인체를 통합적이고 전인적인 방법으로 고찰하여 질병을 예방하고 치유하고자 하는 의학의 한 분야"라고 한 점과 미국국립보완대체의학연구소가 "다양한 범위의 치료 철학, 접근방식, 치료법들을 포함하는 것으로 의과대학이나 병원에서 교육하지 않거나 사용하지 않으며 의료보험을 통해

수가가 지급되지 않는 치료나 진료행위"로 제시한 것과 일맥상통한다(이병욱, 2005). 그리고 "보완대체요법이란 서양의학과 한의학에서 보편적인 의료로 승인되지 않은 방법이지만 치유나 증상완화에 도움을 줄 수 있는 치료요법을 모두 지칭하는 것으로 정통의학과 제도권 의학의 어떤 부분을 대신한다는 의미로 보완의학, 비전통의학 또는 제3의 의학"이라고 보는 관점 및 치료방법의 특성이 사람의 전반적인 것을 보며 치료하거나 인간의 질병을 자연적인 치유능력으로 적절하게 복원시켜 주기 때문에 전인의학 또는 자연의학이라고 한 점과 맥을 같이한다(서순복, 2007).

한편, 요법은 개별 치유행위 하나하나를 언급할 때의 지칭이며 의학은 질병과 건강 현상에 대해 비교적 체계를 갖춘 치유를 목적으로 하는 지식 군을 지칭한다. 즉 의(醫)는 하나이고, 의학은 여럿이며 요법은 수백 가지로, 결국 대체라는 용어는 구미 선진국에서 자신들의 정통적인 서양의학을 공식적(official)이고 진짜(true)이며 본래(original)의 의학으로 간주하였기 때문에, 이 본래의 공식적 의학을 기준으로 하여 이 틀 안에 들지 않는 기타의 의학, 의술, 전통요법, 민간요법 등을 다 보충적이고 대체적이라고 생각한 것이다(전세일, 2005).

학자에 따라서는 보완대체요법을 병원에서 일반적으로 행하지 않는 의학적 요법 또는 의약품이나 화학적 치료가 아닌 방법으로 병을 치료하는 자연요법을 총칭하는 용어로 정통적 의학 이외의 모든 비주류 의학과 민간요법을 통 틀어 말하기도 한다(석희태, 2004). 이러한 점은 우리나라에서는 제도권 의학으로 인정되는 서양의학과 한의학 영역의 치료나 요법은 보완대체요법에서 제외하며 병원에서 의료진에 의해 사용되거나 승인되지 않았으나 질병의 치유와 건강 증진을 위해 행해지는 보완적 치료방법을 의미한다(신경림 · 박선영 · 신수진, 2004).

보완대체요법은 신체와 정신, 과학과 경험 그리고 진단과 치료에 있어서 전통적인 방법과 횡문화적인 접근법이 조화를 이룬 건강을 위한 접근법을 기초로 하며 서양의학과는 달리 실증과학에만 의존하지 않는다. 이러한 관점은 이들 요법을 수행하는 실무자들 대부분에게 실무 입증이 되지 않았다는 부정적인 의미를 함축하여 제시하기 때문에 '보완'이라는 용어를 선호할 수 있다. 이때 보완대체요법은 통증 조절을 위해 진통제를 사용하기보다 침을 맞는 것과 같이 정통적이거나 주류의 요법을 대신하여 사용하는 것을 말하며, 보완요법은 통증 조절을 위해 약물요법에 부가하여 심상요법이나 명상요법을 사용하는 것과 같이 정통적인 요법에 결합하여 사용되는 요법들을 의미하는 것으로 구분하기도 한다(임난영 등, 2001).

보완대체요법은 인체 스스로 치유되고자 하는 본래의 기능회복이 주개념이 된다(김석범,

2001). 다시 말해 환자의 자연적 소생능력을 강화시키고 보완해 줌으로써 본래의 면역성을 발휘하게 하는 치료이다. 앞서 설명되었듯이 대체와 보완은 약간의 차이가 있다. 대체요법(alternative)은 임상의학적 치료 대신 입증되지 않은 치료를 하는 것이다. 보완요법(complementary)은 아프거나 건강 상태에서 사용되는 비침습적이고 부드럽고, 즐거우며 스트레스를 감소시키는 것으로서 건강 증진과 편안함의 촉진을 꾀하고 임상의학과 보조적으로 사용되는 형태로 횡문화 및 역사적인 경험에 의거한 치료법에 뿌리를 두게 된다(신경림 · 김애정, 2007; Cassileth & Chapman, 1996). 보완대체요법은 인간의 온갖 질병과 고통을 자연의 치유능력에 맞추어 조율해 주고 복원시켜 주는 자연의학 개념에서 출발하여 인체의 면역 기능과 회복능력을 증강시켜 주는 여러 가지 자연방식을 동원하게 된다. 이것은 내 몸의 주인은 바로 '나'라는 자긍심을 느낄 수 있기 때문에 보다 적극적으로 내 몸의 치료에 개입할 수 있다는 데서 만족감과 통제감을 느끼게 한다. 또한 보완대체요법은 개인의 생물학적 특성과 체질을 고려하여 질병 발생의 원인을 파악하고 회복시키고자 하는 자기-치유에 치료적 목적을 두는 비독성 치료법이다(김문실 등, 2003).

이상으로 보완대체요법은 오가실 · 김금순 · 권소희 · 박지원(2006)이 제시한 내용으로 요약해 볼 수 있다. 현재 우리나라에서 인정하는 정통의학, 주류의학, 제도적 의학, 정규의학에 속하지 않는 모든 보건의료체계 및 이와 동반된 이론이나 신념 그리고 진료나 치료에 이용되는 행위와 제품 등의 치유 자원 전체를 통칭한다. 이러한 보완대체요법은 건강 증진, 질병 예방 및 치료를 목적으로 많이 이용되고 있으며 신체와 정신, 과학과 경험 그리고 진단과 치료에 있어서 전통적인 방법과 횡문화적인 접근법이 조화를 이루는 전인적인 접근법으로 실증과학에만 의존하지 않는다는 것을 알 수 있다. 또한 보완대체요법은 다양하며 아직까지 그 효과와 안정성은 과학적으로 완전히 입증되지는 않았음에도 인간의 전체성을 존중하고 개별적인 접근을 강조하는 장점으로 보안대체요법의 대중성과 수용도는 점차 커지고 있다고 본다.

## 2. 역사

보완대체요법에서는 인간의 질병을 부분적으로 보지 않고 전체적으로 보면서 각 실체가 하나의 부분임과 동시에 하나 속의 전체라는 개념으로 간주한다. 또 그 치유로는 개체가 조화와 균형을 이루도록 몸과 마음을 보강해 주고 천연물을 이용하여 부작용 없이 회복되도록 하는 것이다. 이것은 인간의 항상성(homeostasis)을 이용하여 자연치유를 유도하는 것으로 볼 수 있다. 보완대체요법은 언제 시작된 것일까? 인간에게 질병이 존재한 시기로부터, 다시 말해 인류의 발생과 더불어 질병이 시작되었으며 생명이 있는 곳에 늘 질병이 있었다. 따라서 보완대체요법도 질병과 더불어 시작되고 발전되었을 것이다. 인류의 역사가 시작되면서 인간은 생활 속에서 그때그때의 환경에 알맞게 자연치유 방안을 활용해 왔을 것으로 본다. 즉 자연치유(Naturopathy)는 전통적인 보완대체요법에 속한다(심재평, 2010).

이러한 보완대체요법으로 기원전에는 침술(고대 중국), 요가(인도), 지압(일본), 약초요법(중국, 이집트), 마사지(중국, 일본, 이집트, 아프리카)가 있었고 수 치료법과 명상 등이 주류를 이루었다. 18세기에는 최면요법, 동종요법이, 19세기에는 자연요법, 정골요법, 카이로프랙틱이 그리고 20세기에는 향기요법, 반사요법, 자기암시법, 생체되먹이 기법, 꽃요법 등이 많이 이용되었다(고유미 등, 2001).

보안대체요법에 해당하는 전통의료는 현대의학이 정착되기 이전부터 전 세계 여러 지역에서 수세대를 거쳐 전해 오는 질병을 예방하고 치료하는 의술로서 관습과 문화적 믿음에 바탕을 둔 의학체계이다. 전통의료는 신비주의적이며 주술적이고 관습적인 의식과 약물 치료 등 현대의학으로는 설명할 수 없는 여러 가지 치료들을 포함한다. 사람의 건강과 질병에 대한 이러한 접근법은 각 지역의 전통에 속해 있고, 전통적인 의료체계는 일반적으로 각 지역사회의 특성과 필요에 부응해 왔다. 예를 들면 중국의 한약과 침술, 인도의 아유르베다(Ayurveda)식의 의료는 그 지역의 철학적인 바탕과 체계 속에서 발전되어 왔다. 이 전통의료는 1978년 9월 소비에트연방공화국 알마아타에서 세계보건기구(WHO) 주최로 140개국의 정부 대표와 비정부기관 등의 대표가 모여 1차 보건의료(primary health care)에 대한 국제회의에서 선언된 알마아타선언의 영향을 받았다. 알마아타선언(Declaration of Alma-Ata)은 "2000년까지 모든 사람에게 건강을(Health for all by the year 2000)"이라는 목표를 세우고, 이를 달성하기 위하여 1차 보건의료를 강화하되, 보건의료 제공 인력으로 해당 지역사회의 필요를 충족시킬 수 있는 전통의료 제공자의 활용을 강조하였다. WHO가 1차 보건의료를 추진함에 따라서 세계 각국의 전통의료는 재평가를 받게 되었다. WHO의 전통의료부서(Traditional Medicine Unit)는 세계 전통의료를 1차 보건의료에 적응하기 위한 협력기관을 선정하고 선정된 기관과 연계를 도모하였다. 전통의료부서 인정기관은 연구와 교육훈련, 정보교환과 회의를 통해 상호 협력관계를 유지하는 것 이외에도 정기적인 회의를 열어 일반보험 서비스에 전통의료를 활용하기 위한 용어의 통일과 연구지침 작성 등을 검토하였다. 즉 WHO는 전통의료에 관한 프로그램을 통하여 보다 안전하고 효율적인 전통의료 시술사업을 추진하고, 검사 등 객관적인 검증을 통해 전통의료의 잠재적인 유용성을 연구하였다. 한편, 많은 선진국에서 환자들은 화학약품의 부작용과 대증요법에 대하여 의문을 가지고 있었으며 만성질환의 관리에 전통의료가 유용한 방법을 제공하는 것으로 보게 되었다. WHO는 원칙적으로는 전통의료와 대체보완의료를 구분하여 정의하고 있으나 실제에서는 두 개념을 거의 동일한 개념으로 사용한다. WHO의 구분에 의하면 우리나라는 북한, 중국, 대만, 베트남과 마찬가지로 전통의료/보완대체의료를 국가보건의료체계에 편입한 통합체계를 구축한 나라이며 약품은 국가 약품 정책에 따르고 제도권 내에서 관련 연구와 교육을 실시하고 있다(김현수, 2009). 한편, 우리나라는 의료제도가 이원화되어 있어 한의학도 제도권 안의 공식 의학에 속하나 구미 각국에서는 우리의 전통의학인 한의학이 대체의학에 속한다. 1970년대 초반에 미국에서 동양의학의 일부인 침술(accupuncture)이 의학계와 일반인에게 특별한 관심을 불러일으키면서 붐을 일으켰고 이것이 세계적 붐을 자극하였다. 이러한 추세에 때를 같이하여 다른 의학들도 속속 소개되기 시작하였다. 이 크고 작은 의학들의 혼잡을 정리하기 위해 서양에서는 서양의학 이외의 모든 지식과 기술을 대체의학으로 지칭하게 되었다(전세일, 2005).

## 3. 원리 및 방법

보완대체요법/의학 전반의 원리는 인간의 신체를 자연의 치유능력에 맞추어 조율하고 원래의 기능을 할 수 있도록 복원하는 데 있다. 이를 위해서 인체의 면역 기능과 회복능력을 증강시켜 주는 여러 가지의 방법을 활용하며 무엇보다도 환자를 마음과 몸이 하나인 전체적인 인간으로 본다. 따라서 신체적인 병변 부위에만 치중하는 치료가 아니라 정신적, 사회적, 환경적, 영적인 부분까지 관찰하여 조화를 이루게 하는 치료를 시도한다. 질병에 대한 접근방식에 있어서도 부분적 처치에 치중하기보다는 개개인의 생활 패턴과 주위 환경 또는 성격, 정서적 상황과 같은 인간의 전인적 상태를 참고한다. 구체적인 방법은 다음과 같다(이성재, 2003).

- 체세포가 가지고 있는 에너지 패턴과 동일한 유기물질로 된 생물학적 산물을 이용한다. 이는 생물학적으로 활성화되어 살아 있는 식품은 그 분자와 생체의 분자 사이에 비슷한 활성작용을 교환하게 되고 에너지를 전달한다. 체내에 독성물질이 축적되지 않고 부작용을 경감하도록 하는 허브약용식물요법이 이에 속한다.
- 질병의 치료보다 예방을 중시한다. 질병에 대한 예방교육을 통해 건강한 생활습관을 기르고 바른 생활 자세를 갖도록 한다.

· 식생활과 식이에 관심을 둔다. 식품영양학적인 입장에서 볼 때 편식이나 해로운 음식을 섭취하면 각 조직세포 단계에서 이미 영양불량 상태를 일으키고 면역 기능이 떨어진다. 메가비타민요법, 생활습관 조절요법, 영양식이요법이 이에 해당된다.

· 인체의 척추를 비롯한 골격과 근육을 치료자의 손동작을 통해 정상적인 상태로 교정해 준다. 근육의 이완과 함께 골격의 교열을 정비하여 각 내부 장기의 기능을 정상화시키는 카이로프랙틱, 수기요법, 마사지요법 등이 여기에 속한다.

· 물을 이용하여 몸의 순환과 배설 기능, 면역 기능을 촉진시킨다. 수 치료(hydrotherapy)가 여기에 해당된다.

· 자연산물에서 추출한 성분을 고도로 희석하여 미세분자량의 에너지 단계에서 신체적 단계로 치유시켜 나가는 동종요법과 향을 내는 식물에서 추출한 정유(essential oil)를 이용한 향기요법(aromatherapy)이 있다.

· 생물질에서 나오는 전기자장력을 이용하거나 인체의 생체 기 에너지를 치료에 응용한다. 에너지요법이나 기공요법이 이에 해당한다.

· 꽃 추출물로 정서 상태를 조절해 주는 바크약물 치료법, 근육과 내부 장기 사이의 반사점을 이용한 근육응용조절요법, 음악을 이용한 음악요법 등이 있다.

이러한 보완대체의학/요법을 서양의학에 가까운 것과 동양의학에 가까운 것으로 나누어 그 원리나 방법을 살펴보면 다음과 같다(전세일, 2005).

### 1) 서양의학에 밀접한 요법

□ 정골의학(Osteopathic Medicine)

정상적인 신체구조상의 결함을 발견하고 교정하는 조작법을 강조한다. 1874년 앤드루 스틸(Andrew T. Still, 1828~1917)에 의해서 창시된 치료체계로서, "신체가 정상 구조적 관계에 있으며 좋은 환경조건과 적당한 영양을 취한다면 신체는 질환 및 다른 중독 상태에 대해서 스스로 치유될 수 있다"는 이론에 기초를 두고 있다. 주로 척추 및 관절 질환, 관절염, 소화기장애, 만성 통증 치료에 많이 사용된다. 치료에 사용하는 기술로는 정골의학적 수기법(Osteopathic Manipulation)을 강조한다.

□ 족부의학(Podiatric Medicine)

우리나라에는 없는 분야로 족부의학 전문의(podiatrist)가 살 속을 파고드는 발톱을 제거한다든가, 발가락의 굳은살과 티눈을 제거한다든가 하는 비교적 간단한 수술을 비롯해서, 발의 통증이나 근육의 강직을 제거하기 위해 보조기(brace)를 사용하는 등 발의 질병이나 불편한 증상을 진단하고 치료하는 모든 방법을 사용한다. 족부의학이란 한마디로 "불편한 발을 편안하게 만들어 주는 의학"이라고 할 수 있다.

□ 척주교정의학(Chiropractic Medicine)

우리나라 말로는 알맞은 번역이 없어서 발음대로 '카이로프랙틱 의학'이라고도 부르는데 이것은 파머(Daniel D. Palmer)에 의해 1895년에 창시된 것이다. 그 이론적 배경은 다음과 같다. 중추신경에는 뇌와 척수가 포함되는데 이 척수(spinal cord)를 담고 있는 척추(vertebral bone)는 작은 뼈들이 이어져 있다. 이 중 어떤 척추가 제자리로부터 조금 삐져나왔을 때 이 삐져나옴을 카이로프랙틱에서는 '아탈구(subluxation)'라고 하며, 아탈구는 신경을 압박하게 되어 결국 신경 기능의 장애를 일으키게 된다. 따라서 카이로프랙틱 치료의 목표는 이 아탈구가 된 척추를 주로 수기법으로 교정하여 줌으로써, 신경을 통한 자연치유력의 잠재력이 최대한 정상적인 방향으로 작용할 수 있도록 만드는 것이다.

□ 중금속 제거요법(Chelation Therapy)

인체에 필요 이상의 중금속이 축적되면 만성 피로 증후군이나 우울증을 비롯한 많은 질병을 유발할 수 있는데, 바로 이러한 중금속을 체외로 제거시켜 줌으로써 질병을 치료하고 예방도 하는 요법이다. 구체적인 치료방법은 비타민과 광물질이 함유된 EDTA(Ethylene Diamine Tetraacetic Acid)를 정맥주사나 경구투여를 함으로써 혈류로부터 독소나 노폐물을 제거해 주는 것이다. 동맥경화증이나 심근경색 같은 심혈관질환의 예방에도 도움이 된다.

□ 해독요법(Detoxification Therapy)

인체에서 몸에 해로운 독소를 제거하는 치료법이다. 사람들은 대기권, 물, 음식, 토양 등으로부터 수많은 오염물질이나 화학적 독소들에 노출되어 있다. 이로 인해 면역 기능 저하, 신경질환, 호르몬 기능 저하, 정신질환, 암 등이 발생할 수 있다. 이러한 경우 절식요법, 식이요법, 장요법, 비타민C요법, 발열요법 등을 사용하여 체내의 독소를 제거하는 방법을 해독요법이라 한다.

□ 최면요법(Hypnotherapy)

최면술을 이용한 치료법이다. 최면요법은 많은 의학적인 또는 정신학적인 문제들을 다루는 데 사용된다. 구체적으로 예를 들면 흡연, 과음, 과식 등을 멈추는 데 도움을 주기도 하고, 스트레스, 불면증, 분노, 공포, 억울 등의 정신적인 문제를 치료하는 데도 도움을 준다.

□ 심신의학(Body-Mind Therapy)

정신과 육체의 심오한 상관관계를 인식시키고, 인체의 본래 타고난 치료능력과 치료과정에서 자기책임을 지게 함으로써 치료 효과를 노리는 방법이다. 생체역학, 심상요법, 최면요법, 명상요법, 요가 등을 포함한 광범위한 형태의 치료방법을 동원한다.

□ 에너지 의학(Energy Medicine)

인체에 전자기파를 주입하여 에너지 균형을 맞춤으로써 정상 또는 건강한 상태로 되돌아오도록 하는 치료법이다. 에너지 의학은 현재 일어나고 있는 질병의 원인이나, 앞으로 일어날 수 있는 질병들을 알아내기 위해 인체 내에 흐르는 여러 가지 전자기들을 측정하는 진단기기를 사용한다.

□ 영양요법(Nutritional Supplement)

영양실조가 자주 일어나는 현대인들의 식생활 습관을 볼 때, 식이요법만으로는 신체 전반에 걸친 영양물질을 충분히 공급할 수가 없다는 견지에서, 비타민이나 광물질 등을 함유한 영양 공급을 통해 여러 가지 질병, 외상, 수면 연장 등에 좋은 영향을 주어 육체적, 정신적 건강을 유지하고 만성질환 예방에도 기여하도록 하는 것이다.

□ 분자정형의학(Orthomolecular Medicine)

최적의 영양 상태를 만들어 주는 비타민, 광물질, 아미노산 등을 사용하여 신체의 균형(몸의 분자 성분)을 유지시켜 주는 방법을 말한다. 고혈압, 암, 감정 저하, 정신분열증, 그 외 정신질환 등의 치료에 도움이 된다고 주장한다.

□ 엔자임 요법(Enzyme Therapy)

부족한 엔자임을 보충시켜 줌으로써 치료 효과를 노리는 방법이다. 모든 화학적 반응이 신체에서 일어나며 이러한 자극에 관여하는 것들이 효소(enzyme)인데 이러한 효소가 부족할 때 여러 가지 질환들을 유발하기 때문이다.

□ 환경의학(Environmental Medicine)

건강과 질병이 식생활 규칙과 어떤 연관성이 있는지 그리고 먼지, 곰팡이, 화학물질, 여러 식품 등이 알레르기의 원인이 되는지 등을 탐구하여, 생물학 및 신체와 환경의 상호 작용을 철저히 이해함으로써 환자들의 육체적, 정신적 건강에 도움을 주는 의학이다.

□ 산소요법(Oxygen Therapy)

산소를 이용하는 치료법으로 고압 산소요법, 산화요법, 오존요법 등의 방법이 있다. 산소요법은 신체를 화학적으로 향상시켜 질병을 회복하고, 재활을 증진시키며, 전반적인 기능을 증진시킨다. 바이러스, 곰팡이, 박테리아의 감염, 순환기질환, 만성피로증후군, 관절염, 알레르기 등에 사용한다.

□ 자장(기)요법(Magnet Field Therapy)

전자장을 치료에 응용하는 방법이다. 자기요법은 인체 내의 세포와 신경계의 흐름 사이에서 화학적인 반응을 일으켜서 치료를 하게 된다. 자장 치료법은 육체와 정신적인 장애를 진단하고 치료하는 데 사용되며, 통증 등 증상의 감소, 질병의 예방, 스트레스 해소 등에도 사용된다.

□ 응용운동학(Applied Kinesiology)

골격의 기형이나 만곡이 근력의 약화와 관계가 있고 또 근력의 약화는 내장의 기능장애와도 관련이 있다는 점에 착안하여, 포괄적인 근육검사를 통하여 다양한 건강문제를 진단하고 잘못된 근골격 계통의 관리를 해줌으로써 환자의 관절 운동범위, 면역이나 소화 기능, 신경 기능, 호르몬의 분비 또는 다른 내장의 기능을 호전시켜 주는 치료방법이다.

□ 바디워크 요법(Bodywork Therapy)

국소나 전신 마사지, 심부조직 수기법(Deep Tissue Manipulation), 의식적인 운동, 에너지 균형조절 등을 통하여, 긴장을 완화하고 이완을 증진시켜 통증을 감소시키며 손상된 근육을 회복시켜 주고, 혈액순환을 자극시켜 줌으로써, 궁극적으로 인체의 구조나 기능을 향상시켜 주고 전신건강을 증진시킨다는 이론의 치료법이다.

□ 꿈 치료법(Dream Therapy)

"꿈은 자기인식(Self Realization)의 한 형태"이기 때문에 이 꿈의 내용을 잘 기억하고, 이

것을 깨어 있는 의식세계와 연결시켜 행동하고 훈련함으로써 건강 증진에 연결시킨다는 치료법이다.

□ 오락 치료(Recreation Therapy)

오락성을 띤 동작이나 운동, 행위를 통하여 치료 효과를 도모하는 요법으로 재활의학 분야에서 이미 많이 사용하고 있다. "억지로라든가 마지못해서"라는 기분이 아니라 "즐겁고 스스로 하고 싶은" 마음으로 치료행위에 동참하도록 하는 요법이다. 환자의 소질이나 취미에 따라 미술, 서예, 도예, 음악, 무용, 운동, 꽃꽂이, 마술, 원예 등의 방법을 이용할 수 있다.

□ 마술요법(Magic Therapy)

마술 자체가 치료 효과를 발휘하는 것이 아니라, 치료적 운동이 필요한 환자가 재미있고 신기한 마술을 배움으로써 자발적이고 즐거운 마음으로 마술을 배울 경우, 배우느라고 또 일단 배운 다음에는 그 기술을 다른 사람들에게 보이고 싶어서 치료에 도움이 되는 특정한 동작을 자꾸 되풀이하는 결과로 자연스럽게 소정의 치료 효과가 생길 수 있다는 것이다.

□ 신경 치료(Neural Therapy)

마취제의 주입을 통하여 인체의 에너지 흐름을 자유롭게 하고 세포의 기능을 정상화시킨다는 이론을 바탕으로 한 요법이다. 신체의 구조상 완전한 상태에서도 외상 등을 통하여 에너지의 흐름이 차단될 수가 있는데 이때 자율신경계의 신경부분, 혈위(acpuncture locus), 상처 부위, 다른 조직 등에 마취제를 주입하여 이 에너지 흐름을 통하게 해 준다는 것이다.

□ 재건요법(Reconstructive Therapy)

자연물질을 주입하여 약한 부위를 강하게 하거나, 손상된 인대(ligament)나 건(tendon)을 강하게 하기 위해 결합조직의 성장을 자극하는 치료방법이다. 경화제(sclerosing agent)를 주입하여 약한 조직을 경화시킴으로써 강화시킨다는 조직 경화 치료법(sclerotherapy prolotherapy)도 여기에 속한다.

□ 세포 치료법(Cell Therapy)

동물의 기관(organ), 태아, 배(embryo) 등으로부터 떼어 낸 세포질을 주입하여 여러 가지 퇴행성 질환을 치료하는 데 사용하는 요법이다. 관절염이나 파킨슨병과 같은 퇴행성 질환에 흔히 시도되고 있다. 넓은 의미에서는 세포질의 주입뿐만 아니라 수혈이나 골수 이식 등을 여기에 포함시킨다.

☐ 두개천골자극요법(Craniosacral Therapy)

두개골이나 천골을 조작함으로써, 두통이나 강직 상태의 호전 그리고 일반적인 신체 기능을 향상시킨다는 치료법이다. 자율신경 중 부교감신경은 뇌신경과 천골신경에서 나오므로 이 부위에 자극을 주어 부교감신경의 기능을 향상시켜 결과적으로 자율신경 전반의 균형을 잡아 준다는 이론이다.

☐ 홍채 진료법(Iridology)

지난 100여 년간 하나의 독특한 진단방법으로 정립되어 왔고 이 방법을 통해 얻은 진단을 토대로 자연요법(naturopathy), 자연치유법(natural healing), 척추교정 치료(chiropractics) 등과 연관지어 치료를 제공한다. 헝가리 의사인 폰 페크제리(Ignaz von Peczely)가 1881년 그의 저서를 통해 소개한 것이 이 홍채 진단학의 공식적 출범이다. 사람 눈의 검은자위는 그 구조나 짜임새(texture), 색채, 밀도가 시시각각으로 변하는데, 이것이 아무렇게나 변하는 것이 아니고 내장이나 인체 다른 부위의 변화가 홍채에 반영되는 형식으로 변하기 때문에, 이 변화를 관찰함으로써 어떤 장기나 조직에 문제가 있는지를 알아낼 수 있다는 것이다.

☐ 자발요법(Autogenic Therapy)

독일의 의사 슐츠(Johannes Schultz)가 1930년대에 창시한 치료법으로, 이것은 환자 자신이 마음의 창의력에 의식을 집중시켜 스스로의 이완과 자각 상태를 강화시킴으로써 전반적 건강 증진 효과를 얻으려는 일종의 심리적인 요법이다. 예를 보면 환자로 하여금 "나는 왼팔이 무겁다"라는 자기암시를 주면 환자의 팔이 이완될 수 있고, "나는 왼팔이 따뜻해진다"라는 자기암시를 주면 이번에는 왼팔의 혈액순환이 향상된다는 것이다.

☐ 라이히안 요법(Reichian Therapy)

1897년에 오스트리아에서 태어나 1939년부터는 미국에서 활약한 정신분석학자인 라이히(Wilhelm Reich) 박사가 창시한 이 방법은, 주로 성 기능장애의 치료에 많이 사용되었다. 이 치료법은 정신분석이나 심리적인 측면에 치중하는 경향을 피하고 오히려 직접적으로 신체적인 면과 성격적인 면을 다루면서 비정상적으로 억제되었던 성적, 정서적 에너지를 효율적으로 분출시킴으로써 치료 효과를 도모하게 된다.

□ 신경언어학적 프로그램 요법(Neuro-Linguistic Programming)

정신학적인 반응과 치료과정을 좋은 방향으로 발전시키기 위해 행동이나 사상의 무의식적인 형태를 평가하고 이를 정적인 방향으로 재프로그램하는 치료방법이다. 회복이 어려운 질병을 갖고 있는 환자가 자신의 회복에 대해 부정적인 생각에 꽉 차 있을 가능성이 많은데, 이런 환자에게 "나는 꼭 나을 수가 있다"라든가 "분명히 희망이 있다", "노력할 가치가 있다" 하는 식의 말을 되풀이 하면서 긍정적인 사고를 하도록 프로그램을 재편성해 주는 것이다.

□ 도인 상상요법(Guided Imagery)

마음의 힘을 빌려 마치 질병이 몸에서 빠져나가는 것을 상상함으로써 실제로 병이 없어지는 것을 노리는 치료방법이다. 예를 들면 과거의 즐거웠던 일의 기억들을 사용하여 마치 그 일이 현재에 일어나고 있는 것처럼 상상하게 하여 기분을 좋아지게 함으로써 신체건강을 증진시킨다든가, 몸속에 자리 잡고 있는 통증이나 궤양 혹은 어떤 질병이 몸 바깥으로 빠져나가는 것을 상상함으로써 실제로 병이 없어지는 효과가 생길 수 있다는 것이다.

□ 생체되먹이 요법(Biofeedback Therapy)

특수한 기기를 이용하여 심신의 반응을 측정하고, 이 측정된 정보를 소리나 광선, 그래프의 형태로 환자에게 "감각적으로 되먹여(feedback)" 알려줌으로써, 환자가 자신의 이완이나 긴장 상태를 스스로 조절하도록 훈련시켜서 통증의 감소, 스트레스 해소, 정신적 안정감, 전반적 건강 증진을 도모하는 치료법이다. 재활의학 분야에서 통증 치료와 근육이완법으로 사용되고 있다.

□ 무도요법(Dance Therapy)

육체적, 심리적 변화를 유도하기 위하여 몸의 율동에 초점을 맞추어 효과를 얻는 치료법이다. 신체장애에도 사용하지만 정신장애를 위해 더 많이 사용하는 편이다. 춤은 흥미를 유발하는 동작이기 때문에 비교적 가벼운 심폐 기능 운동으로도 사용되고 있다.

□ 생물학적 치과 치료법(Biological Dentistry)

치아 건강은 몸 전체의 건강에 큰 영향을 미치고, 만성적인 퇴행성 질환들은 직접, 간접적으로 치아의 문제와 관련이 있다고 보고 관찰을 토대로 하여, 치아 주위를 마취시키거나, 근육의 저항 검사를 시행하거나, 경락을 이용하거나 하는 방법을 써서 충치, 감염, 중독물질, 알레르기 유발물질 등을 제거하고, 치근관이나 치아, 턱의 비 정렬을 교정해 줌으로써 전신의 질병을 치료하고 예방해 준다는 치료방법이다.

□ 수의학(Veterinary Medicine)

대체의학의 개념은 수의학에도 적용된다는 점을 지적하는 것으로, 실험동물을 이용한 미래의 연구를 위해서도 동물들의 대체의학적 반응에 대한 것을 관찰해 두는 것은 매우 중요한 일이 될 것이다.

## 2) 동양의학에 밀접한 요법

□ 자연의학(Naturopathic Medicine)

알려진 약을 쓰지 않고 공기, 광선, 물, 열, 마사지 등의 자연적 힘을 빌려 치료한다는 체계이다. 인류 역사의 시작과 더불어 시작되었다고도 할 수 있는 이 자연의학은 "우리 몸에는 스스로를 낫게 하는 항상성 에너지(homeostatic force)가 존재하기 때문에, 자연의 힘을 빌려 이 자연치유력을 활성화시킨다"는 이론을 그 바탕으로 하고 있다. 자연의학 시술자들은 식이요법, 영양요법, 동종요법, 한약, 침, 운동 치료, 수 치료, 수기요법, 전기 치료, 광선 치료, 그 외 여러 형태의 물리 치료 등을 모두 수용하여 쓰고 있다.

□ 명상요법(Transcendental Meditation)

명상을 통하여 육체적, 정신적, 감정적 상태의 균형을 맞추어 줌으로써 치료 효과를 유도하는 방법이다. 스트레스, 통증, 고혈압, 심장질환의 치료에 사용된다.

□ 요가(Yoga)

인도에서 수십 세기 동안 시행되어 온 삶의 지침 중 하나로, 요가는 신성(神性), 즉 진리와의 결합을 가르치는 것이다. 요가라는 단어의 의미는 결합(union)이라는 뜻으로 육체적, 정신적, 심리적 에너지의 복합체를 의미한다. 전 세계적으로 가장 오래전부터 알려져 있는 건강체계라 할 수 있는 이 요가요법은 자세와 호흡 그리고 명상을 통하여 스트레스 및 혈압강화 효과, 심장박동을 고르게 하는 효과, 노쇠를 막는 효과가 있다고 알려져 있다.

□ 기공 치료(Qigong Therapy)

수십 세기 동안 동양 문명권에서 주로 사용해 오던 건강법으로 호흡조절과 정신집중 그리고 육체 운동을 어떤 형식에 따라 반복함으로써 기혈(氣血)을 고르게 하고 몸을 튼튼하게 하며 병도 낫게 하는 방법이다. 혈액순환을 향상시키고 면역 기능을 증가시킨다고 알려져 있으며, 건강 유지법으로 널리 사용되고 있다.

□ 생약요법(Herbal Medicine)

식물의 잎이나 뿌리, 열매를 적당히 섞어 먹음으로써 치료 효과를 얻는 요법이다. 동양에서는 한약재를 주로 의료인들이 다루지만 구미 여러 나라에서는 자연식품으로 취급되고 있다. 전 세계적으로 약 250,000~500,000가지의 식물이 알려져 있는데 이 중에서 대략 5,000가지 정도가 생약으로 다루어지고 있다.

□ 꽃요법(Flower Remedies)

꽃을 이용하여 치료 효과를 얻으려는 방법인데, 직접적으로 신체 및 정신의 양면에서 감정의 상태를 호전시키려는 것이다. 감정은 신체 건강에 많은 역할을 하므로 부정적인 감정이나 스트레스의 균형을 바로잡아서 효과적으로 건강을 회복시키려는 시도이다. 꽃 치료 시술자들이 사용하는 구체적인 방법은, 꽃을 아침 일찍 이슬이 있는 채로 따서 샘물을 담가 놓은 항아리에 넣고 3시간가량 태양에 노출시킨 후 꽃과 잔가지를 제거하고 그 액체와 브랜디를 1 : 1로 섞어서 원액을 만들어 사용한다.

□ 향기요법(Aroma Therapy)

향기를 이용한 치료법으로, 식물이나 생약으로부터 추출한 정유를 사용한다. 호흡기 계통의 박테리아 감염, 면역결핍, 피부질환, 방광염, 단순성 헤르페스와 같은 감염성 질환 등에 사용된다.

□ 소리요법(Sound Therapy)

소리 치료와 음악 치료를 포함한다. 소리와 음악은 인간의 건강에 매우 강한 영향을 미친다. 소리요법은 스트레스를 감소시키기 위한 효과적인 치료로서 정신과학적 치료과정, 저혈압이나 지속적 통증의 치료, 학습능력 저하의 치료과정에 사용되며, 운동감각과 균형감각 그리고 인내력 등을 향상시키는 데 사용된다.

□ 원예요법(Horticulture Therapy)

꽃 피우기, 채소 가꾸기 등 식물을 키우는 원예행위를 통하여 환자에게 자신감과 자존심을 길러 줄 수 있는 방법이다. 정신박약자나 정서가 불안한 사람 그리고 정신적 장애가 있는 사람에게 적용을 해도 양호한 치료 효과를 얻을 수 있다.

☐ 반사요법(Reflexolgy)

"인체의 특정한 부위에는 외부 자극에 특별히 예민하고 그 부위를 자극하면 체내의 다른 부위에 반사 반응을 일으킨다는 전제하에, 마사지나 지압술 또는 열 자극을 가함으로써 그 국소 부위뿐만 아니라 전신의 건강까지도 증진시킨다"는 이론을 바탕으로 한 요법이다. 발 반사요법이 가장 많이 사용되고 있는 반사요법이다.

☐ 봉침요법(Bee Venom Therapy)

벌에게 쏘임으로써 치료 효과를 얻는 치료법이다. 많은 경우에 경혈의 자리를 택하지만 반드시 그런 것은 아니고 몇 군데 피부 부위를 선택하여 인위적으로 벌침을 꽂아 줌으로써 통증의 감소, 관절염의 호전, 전신건강의 증진 효과를 유도하는 치료법이다.

☐ 접촉요법(Touching)

간단하거나 또는 복잡한 접촉(touching: 만져 주는 것)법을 이용해서 치료적 효과를 얻는 방법이다. 영유아의 건강한 성장에 접촉 자극은 반드시 필요한 것이며, 성인의 경우에도 치료적 접촉은 정신적 안정을 제공하고 병 증세의 호전도 가져올 수 있다.

☐ 심령 치료법(Psychic Healing)

환자 자신이 스스로 무엇을 하는 것이 아니고, 보통 사람들 이상의 능력을 가졌다는 소위 초능력자가 특수한 심령적 시술을 환자에게 행해 줌으로써 질병이 치료된다는 방법이다.

### 3) 동서의학 접목형 요법

☐ 동종요법(Homeopathic Medicine)

이열치열(以熱治熱)과 비슷한 철학을 바탕으로 삼고 있다. 독일 의사 하네만(Samuel Hahnemann, 1755~1843)이 1810년에 『인술의 원칙 *Organon of the Art of Healing*』이라는 책을 펴냄으로써 확산되기 시작한 의술이다. 질환의 원인이 되는 것과 동일하지는 않지만 그 것과 유사한 물질을 다량 사용하면 질병의 증상을 일으킬 것이고 적당량을 사용하면 질병의 치료 효과가 나타난다는 것이다. 수많은 약물 중에서 가장 유사한 증상을 일으키는 것을 하나 골라서 그 사람의 체질과 질병의 과정을 고려하여 해당 약을 희석하여 투여한다. 매우 흥미로운 사실은, 그 약을 희석하면 희석할수록 약효는 더 강하게(potent) 나타난다는 것이다. 동종요법의 핵심적인 철학은 "질병을 치료하는 것이 아니라 사람을 치유하는 것이다"라는 것이다.

□ 식이요법(Diet Therapy)

음식을 약처럼 먹으면서 치료 효과를 얻는 것이다. "내가 먹는 것이 바로 나다(I am what I eat)"라는 말이 있다. 내 몸의 구성은 바로 내가 먹는 것에 의해 만들어진다는 뜻이다. 나의 몸이 지니고 있는 성분(elements)들은 몇 달 또는 늦어도 일 년 안에 다 체외로 빠져나가고 새로운 성분들로 대체가 된다. 따라서 내가 먹은 것으로 나의 새 몸이 구성된다는 뜻이다. "무엇을 먹을 것인가", "어떻게 먹을 것인가", "언제 먹을 것인가" 하는 것을 제대로 시행함으로써 건강유지와 치료 효과를 유도한다.

□ 절식요법(Fasting)

일정기간 먹지 않고 절식으로 치료 효과를 얻는 방법이다. 정수나 주스 등을 이용하는 절식요법이 있는데, 절식요법 시행자들은 고혈압, 두통, 알레르기 등에 치료 효과가 있으며 전반적인 건강 상태의 향상에도 도움이 되고, 면역체계에도 영향을 미친다고 주장하고 있다.

□ 주스요법(Juice Therapy)

과일 및 채소로부터 얻은 신선하고 생생한 주스를 이용하여 신체를 자양시키고 충전시키는 방법이다. 주스요법은 스트레스나 질병이 있는 상태에 영양물질을 공급하는 차원에서 건강을 유지시키는 방법으로 사용될 수 있다. 이 주스요법 시행자들은 면역체계를 자극시키고, 혈압을 낮추고, 독소를 제거하며, 환경적 요인에 의한 질병이나 음식 알레르기, 소화기 장애를 치료하는 데도 도움이 된다고 주장하고 있다.

□ 장요법(Colon Therapy)

"건강한 장(腸)은 일부 필수 영양분을 흡수하며, 기본적인 신체의 배설물과 독소를 제거하는 역할을 하므로, 장을 세척하여 건강한 장으로서의 기능을 증진시킨다"는 치료법이다.

□ 광선요법(Light Therapy)

빛과 색을 이용한 치료법이다. 인체는 24시간 주기를 가지고 돌아가는 생체시계이다. 이로 인해 사람은 수면을 취하고 호르몬을 분비하며, 체온이나 다른 생화학적 기능들을 하게 되며, 이 리듬에 장애가 생기게 되면 감정저하나 수면장애 등이 생긴다. 이때 자연광선이나 다양한 형태의 빛을 조사해 주게 되면 인체의 자연리듬을 되찾고 건강을 유지할 수 있다는 이론이다. 실제 임상에서는 자외선이나 레이저를 이용하고 있다.

□ 수 치료(Hydrotherapy)

물리 치료실에서 사용하는 수 치료뿐만 아니라, 어떤 형태로든 물 등을 체내에 투여하거나 체표면에 적용하는 등 외부에서 질환의 치료목적으로 물을 사용하는 방법을 통틀어서 일컫는 광범위한 의미에서의 수 치료를 말한다. 물뿐만 아니라 얼음, 수증기 등으로 뜨겁거나 차가운 온도를 유지하게 하여 건강을 증진시키는 방법을 포함한다.

□ 고열요법(Hyperthemia)

우리 몸은 감염이나 염증에 대항하기 위해 자연적으로 열이 발생하게 되어 있는데, 열이 생기지 않을 때 인위적으로 발열시켜 국소 질환이나 전신 질환을 치료하려는 모든 방법을 일컫는 말이다. 열은 질병에 대해 가장 힘 있게 대항할 수 있는 것 중에 하나이다.

□ 양자의학(Quantum Medicine)

원자 차원으로 접근하는 치료법으로, 원자에서 방사하는 양자 에너지를 전자(electrons)군에서 나오는 에너지와 그 주위의 소립자(subtle particles)군에서 나오는 에너지와 구별하여 분석함으로써 우리 몸의 정상적인 상태와 비정상적인 상태를 가려내고, 병적인 에너지의 발원지를 미세 전자파로 자극함으로써, 정상적인 상태로 되돌려 놓는다는 이론을 바탕으로 하는 치료법이다. 미국에서는 자기공명분석기, 일본에서는 양자공명측정기로 불리는 기기(instrument)를 이용하여 연구와 시술을 병행하고 있다. 우리나라에도 최근에 도입이 되어 사용 중에 있다.

□ 요료법(Urine Therapy)

건강유지 섭생법으로 소변을 마시는 방법이다. 주로 자기 자신의 오줌을 마신다. 소변에는 인체의 여러 생리적 상태를 반영하는 정보가 들어 있는데, 이 되마시는 소변의 정보가 몸의 생리기전을 자극하여 불건강한 요소들을 수정 보완할 수 있다는 이론을 바탕으로 하고 있다.

## 4. 유형

보완대체요법의 유형을 광범위하게 구분해 보면 〈표 1-1〉과 같이 4가지로 볼 수 있다(NCCAM, 2010). 기타 유형은 앞서 제시한 원리 및 방법의 내용을 참조한다.

〈표 1-1〉 보완대체요법의 형태

| 자연 생산물 | 심신 의료행위 | 수기와 신체 적용행위 | 기타 행위 |
|---|---|---|---|
| 생약요법<br>비타민<br>광물질<br>식이 보충 | 명상<br>요가<br>침술<br>심호흡 운동<br>상상유도요법<br>최면요법<br>점진적 이완<br>기공<br>타이치(태극권) | 척추교정<br>마사지요법 | 〈동작요법〉<br>−Feldenkrais법, Alexander술, Pilates, Rolfing 구조 통합*, Trager 심신통합 전통 치유행위<br>〈에너지 장〉<br>−자석요법, 광요법, 기공, Reiki 요법**, 치유적 접촉<br>〈전체 의료 시스템〉<br>−전통 중국의술, Ayurveda 의술***, 동종요법, 자연요법 |

* 창시자인 롤프(Ida P. Rolf) 박사의 이름을 따서 만든 치료법으로 인간은 직립동물이므로 수직적 중력을 잘 다스려야 건강을 유지할 수 있다는 이론 하에 중력을 이용하여 인체를 수직 축으로 늘려주고 근골격을 좌우 대칭적으로 균형을 잡아줌으로써, 근골격계와 전신의 건강을 증진시키는 치료법이다.

** 우주의 에너지를 개인에게 전달하는 치유법. 이때 거리, 장소, 사람에 상관없이 심신을 치유하려는 의도가 관여된다.

*** 인도에서 5천년 이상 일상생활에서 활용되어 온 의학체계로, 아유르베다라는 말은 '생활의 과학'이라는 뜻이고 'Ayu'는 '삶'을 의미하며 'Veda'는 '앎'을 의미한다. 이 지침에 따르면 모든 인간은 종교적 본능, 경제적 본능, 생식적 본능, 자유를 향한 본능이 있는데 이 본능들을 지키기 위해서는 건강이 필요하고 이의 기본 철학은 "모든 인간은 스스로 자신의 질병을 치유할 수 있는 능력을 갖고 있다"이다. 인도에서 수십 세기 동안 시행되어 온 삶의 지침들 중에는 요가와 탄트라, 아유르베다가 있으며 아유르베다 의학은 나름대로 의학적 이론과 치료술이 정립되어 있다.

## 5. 현황과 극복할 과제

### 1) 보완대체요법의 현황

WHO 자료에 의하면 세계 의료시장의 30~40%만이 서양 정통의학을 따르고 나머지는 보완대체의학/요법이 차지하고 있다. 미국의 경우 3명 중 1명이 대체의료를 찾고 있으며 우리나라도 이와 비슷한 통계를 갖고 있다(오홍근, 2008). 보완대체요법/의학은 나라마다,

문화권마다 산재해 있는 다소 다른 전통적 의술과 이론을 하나의 범주 안에 넣어 놓은 것일 뿐, 횡적으로 연결시켜 하나의 의학으로 체계화된 것은 아니다. 또한 기존의 의학보다 앞서거나 우수하다는 증거가 있는 것도 아니며 새로운 의학이라기보다는 묵은 의술에 대한 새로운 관심이라고 볼 수 있다. 최근 전 세계적으로 대체의학에 대한 관심이나 연구열이 점점 고조되고 있다. 이는 제도권 안의 의료계에서 널리 받아들이고 인정한다는 뜻이 아니고 적어도 관찰과 연구의 길을 점진적으로 활짝 열어가는 추세라는 것이다(석희태, 2004; 전세일, 2005). 전 세계적으로 보완대체요법 이용률은 31%로 추정되고 그 종류도 1,800가지에 이르나, 임상에서 많이 사용하는 요법은 200여 종으로 흔히 운동, 인지행동 및 식이요법이 이용되고 있다. 보완대체요법은 전인적 돌봄에 대한 가치의 중요성, 노인인구의 증가와 만성질병의 증가, 인터넷 활용이 활발해짐에 따라 더 이용이 증가할 것으로 본다. 하지만 사용자의 60%가 의사와 상의를 하지 않는다는 점은 고려할 사항이다(이성재, 2003; Heitkemper, 2006).

여러 보완대체요법 중 세계적으로 비교적 활발히 연구, 활용되는 것은 50여 가지이며 이 중 우리나라에서는 20개 정도가 사용되고 있어, 카이로프랙틱, 향기요법, 동종의학, 봉침요법, 비타민요법, 허브요법, 기공, 정신요법, 에너지요법 등이 주로 이용되고 있다. 한편, 우리나라에서는 침술을 포함한 한의학은 현대 전통의학과 마찬가지로 제도권 내의 의학으로 인정받고 있기 때문에 다른 나라에서 이해하고 있는 보완대체의학의 개념과 종류를 그대로 사용할 수는 없다. 따라서 한의학과 침술 등은 보완대체의학에서 제외하게 된다. 반면, 독일 의사의 70% 이상이 통증 치료에 침을 사용하고 있다. 1997년까지만 해도 우리나라에서 보완대체의학의 연구와 시술은 극히 미비한 수준이었다. 1997년 한국대안의학회가 창설된 이후, 최근에는 각 보완대체요법에 대한 전문 교육과 실습이 의료인들 사이에서 활발히 이루어지고 있으며 각 요법별로 전문화된 학술 단체들이 생겨나고 있다. 학문 분야도 의학뿐 아니라 간호학, 약학, 치의학, 행정학, 경영학 분야에서도 보완대체요법에 대한 연구논문을 발표하고 전문 단체를 만들고 있으며 한의학계에서는 보완대체의학 분야를 자체 영역에 포함시키거나 공존, 합병하려는 시도를 하고 있다. 이미 몇몇 의과대학과 일부 대학에서는 대체의학 대학원을 개설하였으며 소수 의과대학에서는 한의학 개론과 동서의학 합동 강의가 이루어지고 있다. 한편, 최근에는 서양의학을 전공하는 의사들이 한의학 치료에 해당되는 여러 임상요법들 이외의 보완대체요법들을 연구하고 이를 선호하는 경향을 보이고 있다(이성재, 2003).

간호부분에서의 보완대체요법은 그 중심으로 구분해 볼 때, 환자 중심으로는 아동, 암환자, 임신부, 정신적 문제가 있는 노인, 완화 및 생의 말기 대상자에게 적용하고 있으며 중상 중심으로는 통증, 열감, 오심/구토에, 그리고 세팅에 초점을 둔 지역사회, 병원, 학교 등에서 사용하고 있다(Heitkemper, 2006). 우리나라에서는 2000년 한국보완 · 대체요법간호사회가 창설되어 수지요법, 발 반사요법, 식이요법, 아로마테라피, 단전호흡, 태극권, 요가, 보석요법 등을 소개 · 연구하고 있다. 현재까지 보완대체요법이 사회적, 보건의료 정책적, 제도적으로 당면한 문제점으로는 다양한 보완대체요법들의 학문 분야가 불분명하여 어떤 자격을 가진 사람이 수행해야 하고, 이를 수행하기 위해서는 어떤 준비교육이 필요하며, 누가 교육을 시켜야 하는가에 대해 학제 간, 전문가 간 의견 일치가 이루어지지 않고 있다는 것이다. 특히 연구에서는 연구방법의 체계성 부족으로 연구결과가 과학적 증거자료로서 인정받기에는 취약하다는 점이 지적되었다. 그럼에도 불구하고 보완대체요법의 중재 효과를 보면 국내에서는 통증은 81.3%, 삶의 질은 100%의 효과가, 국외에서는 신체적 기능 53.9%, 행동적 기능 90%, 통증 77.4%의 효과가 보고되었다. 또한 국내 연구는 성과를 주로 심리, 인지에 의거하여 설문지의 측정도구를 이용하였으나, 국외 논문은 생리, 신체적 변수를 사용하고 있고 그 외에도 효과를 나타내는 기간도 다양하여 연구논문에서 고려되어야 한다. 이런 관점에서 볼 때 보완대체요법은 안전한 사용을 위해 실험연구를 생물학적 연구 중심으로 진행하여 보다 과학적인 근거를 확인하고, 의료 서비스 소비자들의 권익과 안전을 위해 전문가를 위한 교육과 연구, 진료와 제도를 병행하여 조절하면서 단계적으로 정착되어야 할 것이다(오가실 등, 2006).

보완대체요법에서 세계적으로 사용되는 통상적 요법은 〈표 1-2〉와 같으며 WHO에서 제시한, 극복해야 할 과제는 국가 정책과 규제체제, 안정성 · 유효성과 질, 접근성 그리고 합리적인 사용 등이다(김현수, 2009).

보완대체요법의 현 상황에서 볼 때, 의학적 측면에서 아직까지 우리나라는 보완대체의학의 활성화가 필요한 상황이다. 그 필요성은 환자, 의사 및 정책적 요구에 의한다. 환자의 요구도는 이미 많이 사용하고 있다는 점, 치료 시 좀 더 자연스런 방법의 선호, 웰빙이나 삶의 질과 같은 시민의식의 변화, 유행(모방)이나 미디어의 발달을 근거로 한다. 의사의 요구도는 보완대체요법 시행 의향 71%, 통합의학 강의 수강 75%, 질병 종류의 다양화, 서양의학적 치료의 한계, 부작용 사례 발생, 경제적 측면 고려에 준한다. 정책적 요구도는 불법의료행위에서 국민의 보호, 국민의 욕구충족, 의료 서비스 경쟁력 강화, 자기관리의 촉진, 전체적인 의료비 경감 효과, 잠재적인 범법자 양산 억제, 보완대체의학의 양성화를 통한 세수(稅收)의 확대에 의거한다(김정하, 2010).

〈표 1-2〉 세계의 통상적 보완대체요법

| | 중국 의학 | 인도 Ayurveda | 아랍 Unani | 자연 요법 | 접골 요법 | 동종 요법 | 카이로 프랙틱 | 기타 |
|---|---|---|---|---|---|---|---|---|
| 생약 | ● | ● | ● | ● | ■ | ● | | ●$_1$ |
| 침, 지압 | ● | | | | ■ | | | ■$_2$ |
| 수기 치료 | Tuina$_3$ | ● | ● | ◎ | ● | | ● | Shiatsu$_4$ |
| 심신 요법 | ● | ● | ● | ● | | | | |
| 운동 | Qigong | Yoga | | Relaxation | | | | |

●: 일반적으로 활용되는 치료기법
■: 경우에 따라서 활용되는 치료기법
◎: 접촉(자극) 치료
1: 아프리카나 남아메리카에서 비공식 전통의료로 많이 활용하는 약초요법 등
2: 태국에서 침과 지압을 활용하는 전통요법
3: 중국 전통의료에서 활용되는 수기 치료 형태
4: 일본에서 유래된 엄지나 손바닥을 활용한 지압요법 등

보완대체요법은 통증 조절, 암, 관절염, 노화방지, 우울증 등 다양한 분야에서 사용되며, 체중 조절 목적으로도 널리 사용되고 있다(유선미, 2004). 또한 정통적 의학에 한계를 느낀 환자들은 확실하지는 않지만 희망을 가지려는 믿음으로 대체보완요법에 의존하기도 한다. 이러한 관점에서 암환자들이 일반인보다 보완대체요법을 더 많이 찾게 된다. 우리나라 암환자 보완대체요법의 이용률은 55.5%(이은일 등, 2002)에서 75%(장순복 등, 2006)까지 보고되어 미국 등 외국보다 더 높은 이용률을 보이고 있으나(이은일 등, 2002; 정도범 등, 2010), 보완대체요법을 이용한 암환자의 67~74.5%에서 의료인과 상의한 적이 없었으므로(김순행, 2008; 김종운 등, 2007) 암환자에게 있어 올바른 보완대체요법의 이용이 요구된다.

암환자 치료에 사용된 보완대체요법에는 서양의학에 밀접한 영양요법, 해독요법, 심신요법, 에너지요법, 도인 상상요법, 분자정형의학, 산소요법, 자장요법, 응용운동학, 세포 치료법과 동양의학에 밀접한 침술, 생약요법, 기공요법, 전통인도의학(Ayurvedic Medicine), 자연요법, 명상요법, 향기요법, 음향요법, 원예요법 그리고 동서의학 접목형인 동종요법, 식이요법, 절식요법, 장요법, 광선요법, 수 치료, 고열요법, 양자의학이 있다(전세일, 2005). 이 외에 암환자가 사용하는 요법으로는 웃음요법, 음악요법, 온천요법, 마이너스이온 생활법(삼림욕, 계곡, 공원, 바닷가 등) 등이 있다(이병욱, 2005). 실제로 우리나라 암환자는 주로 식이요법과

면역요법의 보완대체요법을 이용하였다(김종운 등, 2007). 식이요법에서는 버섯류(상황버섯, 영지버섯, 아가리쿠스버섯, 운지버섯 등), 누에, 느릅나무 등이 포함된 민간요법 이용이 가장 높았고 건강보조식품, 녹즙, 인삼 등을 포함한 건강식 요법 등을 다음으로 이용하고 있었다. 이 외에 사용한 보완대체요법으로는 종교의식 등 심신수련이 있었다(이은일 등, 2002). 암환자들이 식이요법을 선호하는 이유는 암의 원인이 서구화된 식생활에서 초래되며 암의 발생을 식이나 잘못된 식생활 습관으로 인식한 환자들이 자연 식이를 선호하고 섭취하기 때문으로 볼 수 있다(김순행, 2008).

보완대체요법의 현황에서 고려할 사항은 지금까지 보완대체요법의 효과나 사용법의 근거가 불충분하므로 이를 위한 대규모 연구가 이루어지도록 연구 환경을 조성하는 것도 시급하나 우선 이에 앞서 사례보고 등을 통해 그를 지지할 수 있는 방안 모색이 필요하다. 또한 보완대체요법의 활성화를 위해 현재 부족한 보완대체요법에 대한 전문교육과 보수교육이 이루어져야 할 것이며 이를 위해서는 의료계는 물론 사회 전반적인 인식의 변화가 필요하다. 나아가 이와 관련된 제도화, 법제화 역시 보완대체요법의 효율적 적용을 위해 우리나라의 특성에 맞추어 정착되어야 할 것이다. 더불어 국내에서는 아직까지 정착되지 못한 미국의 국립보건원(NIH)내에 보완대체의학을 담당하는 부서와 이곳에서 운영하는 홈페이지 등을 도입하여 개선할 필요가 있다. 더욱이 이 홈페이지가 수시로 보완되어 정보를 제공할 뿐만 아니라 미국 내에서는 무료로 이용할 수 있는 전화와 웹사이트(nccam.nih.gov) 등을 운영하여 보완대체요법 이용자들과 관련자들에게 지침을 제공하는 점은 우리나라에서도 보완이 되어야 할 사항이다. 미국 정부가 운영하는 NIH의 NCCAM의 웹사이트 외에도 흔히 사용하는 식이 보조제에 대한 정보를 제공하는 ODS(Office of Dietary Supplements)의 웹사이트(ods.od.nih.gov), 영양보완을 위한 음식과 약의 안전한 투여를 위한 FDA의 웹사이트(www.fda.gov/aboutfda/centersoffices/cfsan), 보완대체요법의 연구를 CAM의 주제로 찾아볼 수 있는 의학 관련 국가 자료실 PubMed의 웹사이트(nccam.nih.gov/research/camonpubmed), 건강에 대한 의문의 답을 찾을 수 있는 국가 의학 관련 자료실의 웹사이트(www.medlineplus.gov) 등(NCCAM, 2010)도 참고하여 보완대체요법의 기반확장을 위해 국내에서도 발전시켜야 할 부분이다.

이 외에도 미국에서는 보완대체의학/요법이 개인 차원을 넘어 정부, 보험기관 그리고 의과대학 및 연구소 차원에서 다각적으로 활발히 교육, 연구되고 있으며 정부의 제도적인 뒷받침이 이루어지고 있다. 반면에 우리나라는 한의학계와 몇몇 천연물 연구소에서 연구를 하고 있을 뿐 아직까지 의료계는 별로 관심이 없다. 그뿐만 아니라 보완대체의학/요법의 정의, 분류기준도 마련되지 않았고 현황 파악과 같은 기본 데이터조차 없는 실정이다. 또한 의료인들이 이를 비과학적이라고 배척하는 동안 비의료인들에 의해 보완대체요법이 행해지면서, 오히려 이 시술자들이 의료인으로 편입될 가능성도 있어 이에 대한 대안이 시급한 상황이다(이성재, 2003).

### 2) 보완대체요법에서 극복해야 할 과제 및 문제점

#### (1) 과제

WHO는 보완대체요법에서 극복해야 할 과제로 다음을 제시하였다(김현수, 2009).

① 국가 정책과 규제체제
- 보완대체요법 제공자에 대한 공인의 부족
- 보완대체요법이 국가보건의료체계에 통합되지 않음
- 규제와 법적 제도의 미흡
- 토착적 전통의료 지식과 약품 등에 대한 편익(便益)의 형평성 있는 분포
- 보완대체요법의 개발과 지위 구축을 위한 자원의 부적절한 배분

② 안전성, 유효성과 질
- 연구방법론의 미흡
- 보완대체요법 치료와 약품 등에 대한 근거 기준의 부적절
- 보완대체요법의 치료와 약품 등의 안전성, 유효성과 질을 보증할 수 있는 국제적, 국내적 표준의 미흡
- 약초에 대한 적절한 규제와 등록 관리의 미흡
- 보완대체요법 시술자에 대한 등록제의 부재
- 연구에 대한 지원의 부적절

③ 접근성
- 접근 정도와 가용성을 측정할 수 있는 데이터의 부족
- 안전하고 효과적인 치료와 약품 등에 대한 구분의 필요성
- 보완대체요법 시술자의 역할에 대한 공인(公認)의 부족
- 보완대체요법 시술자와 대증요법자(allopathic practitioner) 간 협력 부족

－약용 식물자원의 지속적인 활용의 한계

④ 합리적인 사용

－보완대체요법 시술자와 대증요법자에 대한 보완대체요법 교육의 부족

－보완대체요법 시술자와 대증요법자 간, 보완대체요법 시술자와 환자 간에 의사소통 부족

－대중을 위한 보완대체요법의 합리적 사용에 필요한 정보의 부족

### (2) 문제점

지금까지 보안대체요법의 문제점은 사회, 제도권 의료 안에서 널리 받아들여지지는 못하고 있는 양상이다. 이는 보완대체요법을 바라보는 기존의 의료계 및 사회의 시각과도 연관이 있지만 보완대체요법 자체의 문제, 시행하는 치료자/요법사의 문제, 사용자의 문제 그리고 문화, 제도적인 문제에서 비롯된 것으로 나누어 볼 수 있다(대체보완치료연구회, 2002).

첫째, 보완·대체 치료 자체의 문제는 치료법의 효과성 검증과 비용 면이다. 이 요법은 아직까지 과학적 연구에 의해 그 효과를 검증받지 못한 실정이며 정통의학의 비용에 비해 저렴하지만 정통 치료사의 도움을 받거나 특정 방법에 의해 오히려 더 많은 비용이 요구되기도 한다.

둘째, 치료사의 자격 문제로 보완대체요법에 따라 때로 건강에 위해를 받을 수도 있고 시술 후의 부작용으로 의학적 문제도 초래될 수 있으므로 제도적 장치의 필요성이 제기된다(Lewis et al., 2003). 이는 Kreitzer와 Jensen(2000)이 주장한 바와 같이 의료 소비자들은 자신이 받고자 하는 요법에 대하여 많은 경험이 있고 동시에 면허를 가지고 있는 사람을 신뢰하므로 보완대체요법에 대해서도 요법을 받는 사람들을 인정해 주는 국가인증기관을 두어 소비자인 대상자들을 보호하는 제도적 장치 마련이 필요하다(Snyder & Lindquist, 2002). 따라서 치료사는 자격을 갖추어 대상자의 신뢰를 얻도록 하여야 한다.

셋째, 사용자의 문제로, 대부분의 보완대체요법 이용자들은 질병 치료에 대한 기대와 회복에 대한 희망은 높으나 심리적으로는 과연 회복될 수 있는지에 대한 불확실성으로 인해 매우 절박한 상태에 놓여 있기 때문에 정상적인 통찰력을 상실한 경우가 많다. 따라서 담당의사와 상의하지 않고 충분한 검증을 거치지 않은 치료를 혹시나 하는 기대감으로 임의로 이용하거나 때로는 현재 받고 있는 의학적 치료를 거부하기도 하는데, 이는 이용자들을 심각한 건강 위험 상태에 이르게 할 수 있으므로 의료인의 관리가 필요하다(김명자, 2006).

넷째, 문화, 제도권 문제로 우리나라는 외국과 달리 보완대체요법을 수용할 수 있는 제도

적 장치가 현재로서는 미비한 상태이다. 또한 아직까지는 특정한 범위의 대상이거나 산발적인 시도에 그치고 있어 정부차원의 관리가 요망된다. 그러나 우리나라에서도 미국 등과 같이 일부 대학에서는 보완대체요법에 대한 교과과정이 운영되고 있고 관련 대학병원에서 보완대체요법 클리닉을 개설하여 임상 적용 단계까지 진전시키고 있어 추후 향방에 불을 밝히고 있다.

한편, 우리나라 보완대체의학/요법에 관심이 있는 의사들이 제시한 문제점은 아래와 같다(이성재, 2003).

① 임상 현장에서 보완대체의학이 가장 호소력을 갖는 것은 만성질환과 난치병에 대한 치료 효과 때문인데 그것도 확실한 성과를 거두었다고 단정하기가 어렵다는 보고가 대부분이다. 시술 목적의 성격상 확실한 치료 효과를 검증하기가 쉽지 않으며 가시적인 결과가 아닌 환자의 만족도 증진에 의존하는 면이 있다. 또 일부 보완대체의학/요법은 치료 효과를 과장하여 신뢰감을 주지 못하는 문제도 있다.

② 여러 보완대체의학의 이론이 정교하지 못하고 관념적인 수준에 머물러 있으며 체계적이지 않고 때로는 이론 없이 테크닉에만 머물러 있는 것도 문제이다.

③ 전문 의료인이 아닌 비의료인들이 보완대체요법이라는 이름으로 무책임하게 비과학적이고 비인도적인 시술을 행하고 있으며 우리나라의 사회풍조가 이를 옹호하거나 눈감아주는 점도 문제이다.

## 6. 발전 방향

우리나라에서 보완대체의학/요법이 자리 잡기 위해서는 다음 3가지 조건이 성숙되어야 한다(오홍근, 2008).

첫째는, 학문적 바탕과 임상 실험적 자료의 축적이다. 과학적 검증과 연구결과가 중요한 의학적 지표가 되기 때문이다.

둘째는, 제도적 장치의 보완이다. 공동 세미나와 워크숍을 개최하고 실험 연구를 수행하는 등 독특한 방법으로 발전시켜야 한다.

셋째는, 교육과 의식의 개발이다. 자연과 인간을 생각하는 보완대체요법은 시간이 걸리더라도 온전한 건강을 추구하는 21세기 의학으로 발전하게 될 것이다.

### 1) 연구 측면

국내의 보완대체요법이 보다 발전하기 위해서 무엇보다도 시급한 문제는 보완대체요법을 검증하고 연구할 기관의 설립이다. 물론 이를 정부에서 주도하면 이상적이겠지만(이성재, 2003), 그 이전에는 다학제적으로 보완대체요법과 관련된 분야에서 그 효과의 입증이나 사용 실태 등 기초자료에 대한 연구가 필요하다.

2000년부터 2005년까지 국내외 보건의료계열 학술지에 발표된 보완대체요법 588편(국내 242편, 국외 346편)의 초록과 이 중 실험논문(국내 62편, 국외 161편)을 분석한 오가실 등(2006)의 연구에서 국내 연구는 실험 연구가 주류를 이루었으나 국외에서는 시술 연구가 많았다. 국내에서는 의학과 간호학이 보완대체요법 관련 연구를 주도하고 있었으나 국외에서는 의학과 보완대체요법 관련 분야의 연구가 많았다. 조사 연구에서는 사용실태가 주된 흐름이었고 국내외 모두 생물학적 요법(특히 비타민, 미네랄류)이 가장 많이 사용되고 있었으며, 실험 연구에서 중재로 적용된 보완대체요법은 국내에서는 심신요법과 수기요법이, 국외에서는 에너지요법과 심신요법의 연구가 많았다. 보완대체요법의 성과는 국내 연구에서는 질병상태 변화, 심리적 기능, 인지적 기능 순이었으며 국외의 경우 생리적 변화, 신체적 기능, 질병 상태 변화, 통증 순으로 나타났다. 이로써 국내의 보완대체요법과 관련된 연구는 국외 연구보다 보완대체요법에 대한 인식과 과학적 근거 제시를 위한 연구방법에 약점이 있었으므로 이를 보완할 필요가 있겠다.

보완대체요법에 대한 국내 연구들은 천식, 아토피, 비만, 암환자, 뇌졸중, 투석, 호스피스 환자와 의료인, 노인, 일반인을 대상으로 이루어졌다. 한 병원에 3년간 입원한 천식환자 연구에서 절반 이상이 보완대체요법을 이용하였으며 50대가 가장 많이 보완대체요법을 경험하였다. 흔히 사용한 보완대체요법은 음식 및 건강식품이었고 다음이 약초, 침요법, 쑥뜸요법, 호흡 운동이었다(황보영 등, 2006).

아토피 피부염 환자에서 이용되는 보완대체요법은 허브요법, 비타민 등의 건강보조식품 또는 영양보조식품(항산화식품 등), 아로마테라피, 식사요법, 정신·심리요법, 온천요법, 음악요법 등이었다(김우경, 2008). 아토피 소아환자에 대한 한 연구의 경우, 현재 병원 치료를 받으면서도 44.6%에서는 보완대체요법을 사용하고 있었다. 과거 1~22가지, 평균 6.4가지의 보완대체요법을 경험하였으며 그 종류는 목욕법이 가장 많았고 한방 치료, 식이요법, 피부도포, 건강보조식품 섭취 등을 사용하였다. 환자가 사용한 보완대체요법의 총 가지 수는 908가지였으며 그중 한약 복용, 연수기 목욕, 유기농 식이, 녹차 목욕, 알로에 도포, 온천욕, 목초액 목욕, 루이보시티 목욕 순으로 나타났다. 특히 5세 이상에서는 전원이 보완대체요법을 사용한 경험이 있었다. 보완대체요법을 이용한 동기는 "뭐든 다 해보고 싶은 바람"이 가장 많았고 "병원 치료와 병행하여 더 효과를 보려고," "약물의 부작용 경험," "병원 치료가 만족스럽지 못해서," "완치에 대한 기대," "보완대체요법이 더 자연스러워서" 등이었다. 그러나 보완대체요법의 효과가 50% 이상이었던 것은 마사지, 온천욕이었고, 사용 시 피부염이 악화되었던 것은 한약, 침술, 아로마테라피, 생식, 선식, 녹차욕 등이었다. 이러한 점에서 효과의 입증이 불충분한 요법 등을 사용할 경우 주의를 기울여야 한다. 특히 소아는 스스로 의사결정을 할 수 없으므로 부모의 특별한 주의와 관심이 필요하다(장은영 · 정승원 · 안강모 · 이상일, 2005).

비만 치료를 위해 외국에서 적용한 보완대체요법에는 식이, 요가, 명상, 침, 마사지, 동양무술, 최면요법, 셀룰라이트 치료법이 있으며(Sharpe, Blanck, Williams, Ainsworth, & Conway, 2007) 우리나라에서는 선 · 명상, 경락, 지압, 뜸, 목욕, 침, 단전호흡, 기, 식이 · 약초, 향기, 부항요법 등이 사용되었다(신경림 · 하주영, 2006). 보완대체요법의 복부 마사지는 그 종류, 즉 경락 마사지, 미네랄 오일 마사지, 아로마 마사지, 부항 마사지 등에 상관없이 복부비만에 효과가 있었다(채은주 · 김춘길, 2008). 비만관리를 위한 보완대체요법의 종류별 기전과 문제점(유선미, 2004)을 살펴보면 다음과 같다.

식사대용요법은 통상적으로 식품에 필요한 영양소를 가감하여 정상인 또는 체중 감소, 증가가 필요한 사람이 끼니로 대용할 수 있도록 다양한 제형으로 제조, 가공한 것이다. 국내에서 시판되는 다이어트용 식사대용식품은 보통 1팩의 제품에 약 150칼로리를 함유한다. 식사대용식품과 함께 식사를 1~2끼 곁들이면 하루 1,200칼로리 정도의 저열량 식사요법이 가능하며 하루 3회 복용을 하면 초저열량 식사요법이 된다. 6개월 이상 저열량 식사요법을 하면 평균 8% 체중 감소와 1.5~9.5cm의 허리둘레 감소, 장기적으로는 3~4년 후에도 평균 4%의 체중 감소가 보고된 바 있다. 하루 800칼로리 미만을 섭취하는 초저열량 식사요법을 하는 동안에는 저열량 식사요법에 비해 4~12kg 정도의 체중이 더 감소한다. 그러나 1년 후면 저열량 식사요법에 비해 장점이 없어진다. 하루 섭취 열량의 20~30% 적게 지방을 섭취하는 저지방 식사요법은 열량섭취를 줄이기 때문에 체중 감소 효과가 있으나, 열량 섭취가 비슷하다면 효과가 없다. 이 요법의 문제점은 초저열량 식사요법을 할 때에는 비타민과 무기질 보충이 필요하다는 것이다. 초기 체중이 많이 감소하면 행동수정요법을 잘 지키지 않게 되며, 담석증 발생위험이 증가한다. 체중조절 목적의 식이첨가물에는 식욕을 억제시키는 녹차와 식이섬유소, 지방흡수를 억제하는 키토산, 지방분해를 촉진하는 비타민 B6, 콜린과 페닐알라닌, 대사를 활성화하는 캡사이신과 렙틴 등이 있으나 이들은 안정성이나 치료 효과에 대한 근거가 미약하다.

이 외에 비만관리를 위해 흔히 이용되는 방법으로 이침이 있다. 이는 귓바퀴의 포만감을 느끼게 하는 위점이나 안정 및 진통 효과를 내는 수면점에 침을 놓게 된다. 미주신경의 지배를 받는 부위에 침을 놓으면 소화기관에 작용하는 미주신경으로부터 식욕을 느끼는 신호에 간섭하여 식욕을 조절하는 효과가 있다는 가설이 있으며 동물 쥐 실험에서도 귓바퀴를 자극하면 포만중추가 자극되어 체중을 줄였다는 결과가 보고되었다. 또 침 자극을 통해 신경전달물질의 분비가 증가하여 기분을 안정시키고 엔돌핀 분비로 스트레스와 우울감이 감소함으로써 식욕을 억제시키는 효과가 있을 것으로 생각된다. 임상실험에서는 귓바퀴 침술이 가짜침보다 체중 감소 효과가 컸지만 행동교정만 한 경우보다 체중 감소 효과가 적었으며, TENS를 이용한 경우에도 대조군보다 체중 감소가 있었으나 지압은 효과가 없었다. 따라서 침술은 체중관리에 보조요법으로 효과가 기대되지만 보다 연구가 필요하다. 또한 침술은 표준화되지 않아 치료자에 따라 솜씨에 차이가 나며 적절한 대조군과의 효과 평가도 어렵다.

명상과 최면은 스트레스와 에너지 섭취량을 줄이도록 유도한다. 최면 단독으로는 체중을 줄이거나 체중 감소를 유지하는 데 효과가 없다. 인지행동 치료와 최면을 병행하면 인지행동 치료 단독보다 치료 효과가 크다. 최면요법은 인지행동 치료와 병행했을 때 약간의 체중 감소 효과를 보였으나, 이 요법은 적용 시 불안, 이인증(depersonalization), 해리 상태(dissociated states) 등이 발생할 수 있다.

셀룰라이트(Cellulite) 치료법은 주로 여성의 복부, 둔부, 하지에 생겨 피부 표면의 변화를 일으키는 셀룰라이트를 조절하는 것이다. 지방세포 수와 크기의 증가로 인한 비만과는 달리 셀룰라이트는 진피 및 지방세포 내 미세혈관 순환의 이상으로 인한 체형과 피부의 변화가 나타난다. 베타작용제의 특정 부위 내 농도를 증가시키거나 포스포디에스테라아제(phosphodiesterase) 또는 알파 수용체의 작용을 억제함으로써 지방산이 쉽게 유리되도록 하는 것이다. 이 치료법도 효과가 있다는 근거가 부족하며, 미국 FDA에서는 크림 사용이 천식환자에서 알레르기 반응을 일으킬 수 있고 심장질환의 위험을 높인다고 보고하였다.

암은 최근 조기발견과 정통의학의 접근방법인 수술요법, 화학요법, 방사선요법, 면역요법 등으로 생존율과 삶의 질이 높아지고 있다. 그러나 아직까지 암은 발생 원인이 확실하게 밝혀진 것이 아니며 완치되는 병도 아니고 치료과정의 부작용, 재발 등으로 환자와 가족들이 고통을 받고 있다. 이에 대해 암환자는 치료 부작용 완화와 생존기간의 연장, 완치 보장 등의 바람으로 정통 의료체계와는 별도로 개인적인 건강 추구행위를 하게 된다. 이는 보통 보완대체요법으로 연결되어 암환자의 상당수가 병원 치료와 이를 병행하며, 심지어 암환자의 5%는 보완대체요법에 의존하기 위해 정통 의료를 떠나기도 한다(Montbriand, 1994). 우리나라 암환자 1,150명을 대상으로 한 연구(장순복 등, 2006)에서 환자의 75%가 보완대체요법을 이용한 적이 있었으며, 이 중 식이영양식품을 가장 많이 이용하였고 다음으로 한의사 처방 이외의 한방민간요법, 심신조정요법, 약물요법, 수기신체요법, 물요법 등을 적용하고 있었다. 여성 암환자들은 92%에서 병을 낫기 위해서 그리고 건강 상태 유지를 위해서 주로 식이요법과 면역요법을 사용하고 있었다(김종운 등, 2007). 우리나라 암환자의 보완대체요법 이용률은 75%(장순복 등, 2006), 71.4%(김순행, 2008), 53%(이건세 등, 1998), 55.5%(이은일 등, 2002), 56.9%(박형숙 · 이윤미, 2000) 등으로 50% 이상에서 사용하고 있어 일반인의 이용률 29%(이상일 등, 1999)보다 높았다. 보완대체요법 중 이용 빈도가 높은 것은 버섯류, 누에 등을 포함한 민간요법이었으며, 이용경로는 주로 이웃 환자나 가족, 친척 등이었으며 "효과가 있다"고 응답한 비율은 31.4%였다. 그러나 암환자의 반 이상에서 이용되고 있는 보완대체요법에 대한 체계적인 연구는 매우 부족한 실정이므로, 연구가 시급히 이루어져야 한다(이은일 등, 2002).

호스피스는 말기 환자와 가족들이 죽음을 받아들이고 희망 속에서 가능한 한 편안한 삶을 살도록 함을 목적으로 삶과 죽음에 대해 총체적(holistic) 접근을 하게 한다. 이는 보완대체요법이 인간의 자연치유능력을 증진시키는 지지 역할을 하여 한 인간이 갖는 수명을 자연스럽게 유지하고 지지하도록 하는 목표와 일치되는 점이 있다. 미국의 경우, 비전통의학을 Holistic Medicine, Unorthodox Medicine이라고 부르다가 1990년부터 Complementary/Alternative Medicine(CAM)으로 개명하였고 현재 이 용어를 정부와 의과대학 등에서 공식용어로 받아들이고 있다는 점(김명자, 2006)에서도 보완대체요법과 호스피스가 인간의 총제적인 돌봄에서 그 목적이 일치함을 알 수 있다. 실제로 암환자들은 기존의 전통 치료법 이외에 보완대체요법을 병행하고 있었으며 암 진단기간이 길수록 보완대체요법의 경험률이 높았으므로(김순행, 2008), 말기 암환자를 포함한 호스피스 환자들에게는 보완대체요법의 이용도 고려할 만하다.

호스피스 환자에게 아로마요법은 신진대사를 원활하게 할 뿐만 아니라 자율신경계에 영향을 주어 감정을 자극하고 몸을 이완시키며, 명상 상태를 이끌어 영적인 측면과 주위 환경 개선에 도움을 주고, 향기에 의해 감정을 조절하며 안정에 도움을 주기 때문에 보완대체요법 중에서 호스피스 대상자에게 효과적이다. 특히 호스피스 환자들은 냄새에 예민하여 쾌적한 환경유지가 절대적으로 필요한데, 일반 방향제를 사용하면 기존 냄새와 혼합되기 때문에 때로는 더욱 역겨운 냄새를 유발할 수 있다. 그러나 아로마요법에서 사용하는 향은 여러 가지 종류가 있고 이는 탈취 및 방향 효과가 크기 때문에 냄새에 예민한 말기 환자들에게 좋은 향을 제공할 수 있을 뿐 아니라 그들의 기분과 식욕 등을 높이고 상처의 불쾌한 악취를 제거할 수 있어 효과적이다(노유자, 2004).

호스피스 병동에 입원한 말기 암환자에게 구강간호로 정유를 이용한 7일간의 프로토콜(1회 7분간 매일 2회씩 7일간)을 적용한 실험군은 생리식염수를 적용한 대조군보다 구강안위감과 객관적 구강 상태가 향상되었고 칸디다 알비칸스(Candida albicans)균의 집락수도 감소한 연구보고(강희영 · 나송숙 · 김윤경, 2010)로 볼 때도 호스피스 환자에게 아로마요법과 같은 적합한 보완대체요법은 효과를 일으킬 수 있다고 본다. 한국호스피스간호사회(2006)가 제시한 말기 환자에게 적용 가능한 보완대체요법은 명상요법, 회상요법, 심상요법, 글쓰기, 발 반사요법, 치료적 마사지, 기공요법, 음악요법, 아로마요법 등이다.

보완대체요법에 대한 연구는 외국에서는 관절염, 아토피성 피부염, 암 등의 질환에서 진행되었고, 국내 환자에서는 관절염, 암, 유방암, 만성 간질환, 당뇨와 만성질환자 그리고 노인에 적용한 것들이 있다(박형숙 · 조규영 · 김미옥 · 이숙련, 2005). 아직 그 효과가 입증되지는 않았으나 만성 신부전(최근 만성 신질환으로 지칭함)으로 투석을 받는 환자를 위해서 다양하게 적용할 수 있는 프로그램으로 단전호흡, 수지요법, 발 반사마사지, 아로마요법의 4가지 대체보완요법이 개발되었다(김문실 등, 2003). 혈액투석을 받고 있는 국내 만성 신질환자에게 아로마 마사지요법을 실시한 결과 가려움증 수치의 감소, 각질층의 수화 상태 증가, 혈중 요소 질소(BUN) 감소를 가져와 그 효과가 입증되었다(Ro, Ha, Kim, & Yeom, 2002). 최근 타이치, 즉 태극권 운동을 관절염 등의 질환과 노인 등 다양한 대상자에게 적용한 결과, 타이치가 증상 개선과 신체적, 정신적 변수들, 즉 혈압, 콜레스테롤, 삶의 질 등에 효과적인 보완대체요법으로 제시되고 있다(타이치에 대한 연구결과는 본서 제2장 타이치 부분을 참고).

국내의 한 연구(오효숙, 2008)에서는 중 · 노년 뇌졸중 환자 150명 중 61.3%가 진단 후 보완대체요법을 이용하고 있었으며 병원 치료를 받고 있는 동안에도 45%의 환자가 보완대체요법을 이용하는 것으로 나타났다. 이들이 보완대체요법을 이용하는 것과 관련된 의사결정 요인은 보완대체요법에 대한 신뢰와 의사 동의가 가장 크게 영향을 미쳤다.

이 외에도 테이핑요법, 즉 약물이 처리되어 있지 않은 탄력테이프를 근육의 결에 따라 부착하거나 운동점에 부착하여 근육의 긴장도를 조절하는 방법이 대상자의 통증 감소, 근육 및 일상생활 활동의 향상을 가져왔다(박경숙 · 류언나 · 최미혜, 2005).

지금까지 연구를 통해 보고된 바로는 보완대체요법이 신체, 정신, 사회, 영적 영역에 효과가 있는 것으로 밝혀졌다(오가실 등, 2006). 그러나 보완대체요법 적용의 정착을 위해서는 효과를 확인하기 위한 과학적 근거 제시가 우선되는 연구방법으로 엄격하게 강화된 순수실험설계 연구, 서로 다른 중재를 비교하는 연구, 안정성을 검증하기 위해 부작용의 가능성을 사정하고 수량화할 수 있는 연구 그리고 생행동적 연구 접근 등 다학제 간의 공동연구를 계속 추진하여야 할 것이다.

### 2) 교육 측면

보완대체요법의 이용실태 및 인식에 관해 의사, 한의사, 간호사, 물리치료사 등에 대해서는 조사되었으나 교육에의 적용상황 등에 대한 자료는 충분하지 못하다. 그러나 이들이 보완대체요법의 이점을 경험하였거나 그 치료법이 현재의 치료 역할을 증대시킬 수 있다는 잠재력을 인정하는 사람은 보완대체요법 교육의 필요성을 인정한다. 이 교육에 대한 접근은 계속교육과 정규교육으로 나누어 볼 수 있다. 우리나라에서도 일부 의과대학과 간호대학의 교육과정에서 보완대체요법 교과목을 포함하고 있으며 점차 그 인식이 확장되고 있다. 보건의료와 보완대체의학을 통합하는 내용(contents)은 미국에서 수백 개의 교육 프로그램으로 교육되고 있다. 교육과 실무에서 학생들을 위한 21세기 의학의 새로운 모델로 미국 Ohio 주립의과대학은 통합의학에 10학점을 선택코스로 운영하고 있다. 이 코스는 5개 영역인 보완의료체계, 심신요법, 생물학적 근거요법, 운동과 신체 근거요법, 에너지요법으로 나누어 연구된다. 또한 간호학, 의학, 정골(osteopathic), 척추교정(chiropractic), 침술, 자연(naturopathic)요법, 기타 프로그램에서도 보완대체요법을 창의적이고 혁신적으로 진행하고자 노력하고 있다(Klatt, Sierpina, & Kreitzer, 2010).

미국의 American Holistic Nurses' Association(AHNA)에서는 보완대체요법 프로그램을 The Art of Caring, Foundation of Holistic Nursing 그리고 Journal of Holistic Nursing을 통해서 계속교육으로 제공한다. 보완대체요법에 대한 정규 교육과정은 미국의 경우, 인터넷에 교과과정이 소개된 간호교육과정(107개) 중 26개교(24.3%)에서 1~6학점으로 개설이 되어 있다(대체보완치료연구회, 2002).

의과대학생들은 국내외를 막론하고 상당 부분 보완대체요법에 대한 교육의 필요성을 인식하고 있었다. 미국의 경우에는 학부와 대학원 과정에서 필요하다고 하였고(Hoellein, Lineberry & Kifer, 2008), 우리나라에서는 아직까지 정립되지 않은 보완대체의학을 독단으로 사용하기보다는 의료인의 조언을 얻어 기존의 현대의학과 병행하여 적용하는 것이 바람직하며 의과 대학생들이 의료행위로의 개발과 이용 가능성에도 관심을 보여(김미나 · 성낙진 · 박기흠 · 정휘수 · 이동욱, 2008) 이들을 보완대체의학의 교과과정에 고려할 필요성을 제시하였다. 미국 메릴랜드 대학의 교과과정인 서양의학에 대한 보완적 접근으로 전통적 중의학 코스를 이행하는 과학적 글로벌 교과과정에서는 능동적 학습형(active-learning platform)으로 설계하고 그 요소를 공동연구계획, 구두 소개, 역할극과 동료 간 시험으로 구성하고 있다. 이때 학생들은 관련 개념에 대해 과학적 근거, 임상적 효율성 그리고 상이한 건강 및 의학적 돌봄체계에 대한 기능적 구조를 제시하게 된다(Yuan & Lin, 2008). 이 외에도 의료부문에서 보완대체의학/요법에 대한 수용이 증가함에 따라 학생들과 교수를 위한 연구, 교육 프로그램이 개발되고 있으며 오레곤 건강간호대학에서는 이 프로그램을 3년 동안 석사과정으로 운영하고 있다. 즉 첫 해는 기공, 2번째 해는 침수(鍼手) 그리고 3년째에는 서양의학 진단 등과 같은 임상의학에 대한 공공매체(media)와 연구 등을 이수하도록 한다. 이 코스에서는 학생-교수 간의 의사소통이 중요시되며 시술의 근거를 소개하고 이 과정이 지속될 수 있도록 설계, 평가에 주력하고 있는 것으로 보고되었다(Lasater et al., 2009).

국내외적으로 보완대체요법에 대한 교육 요구는 커지고 있으며 이에 따라 이를 정규교육과 보수교육으로 지속적인 교육이 이루어지도록 다양한 방법으로 노력하고 있다. 그러나 이의 효과를 극대화하기 위해서는 국가별 정책이 수립되어야 할 것으로 본다. 또한 학교별로, 더 나아가 학문 분야별로 보완대체요법의 교과목 개설에 앞서 학생들의 요구를 사정하고 조사할 필요가 있다.

### 3) 실무 측면

제도적으로 잘 통제되지 못한 상태에서 보완대체요법은 환자에게 건강과 관련된 위험을 초래할 수 있으며 동시에 이를 제공하는 치료사에게도 법적 그리고 전문적인 위험을 야기할 수 있다. 한편, 보완대체요법은 의학표준 실무기준을 충족하지 못하는 것으로 알려져 있으므로 의사 및 치료사들은 특수 치료법의 한계를 명확히 이해해야 한다. 특히, 우리나라에서는 보완대체요법의 시행을 결정하는 국가차원의 정책결정과 지침이 마련되어 있지 않기 때문에 우선 현 보건의료체계 내에서 보완대체요법 적용에 관한 범위와 방향을 설정한 후 관련 정책개발이 이루어져야 한다. 또한 이를 위한 준비로서 보건의료전문가 사이의 다학제 간 협조가 필요하며 대상자의 치료와 건강 증진을 위한 의도적이고 목적 지향적인 철학이 확립되어야 한다. 더불어 현 보건의료체계와 병원 치료체계 간의 새로운 관계정립도 필요하다. 이를 위해서는 먼저 보완대체요법의 시행을 위한 정책개발공동위원회가 구성되어야 하며 여기에는 의사, 간호사, 약사 등 관련 분야 전문가와 정책개발 유경험자 들을 포함하여 5~7명의 위원을 포함하고 이들이 보건복지부와 연계성을 갖고 구성원의 책임범위 및 기구, 조직의 규정을 설정하는 것이 바람직하다(김명자, 2006).

기질적으로 뚜렷한 병변이 있고 증상이 나타나는 질병, 응급을 요하는 상태, 수술이 필요한 질병, 세균에 감염되어 빠른 치료가 필요한 경우 그리고 외상과 부상을 당한 상태는 현대 서양의학적 치료가 우선되어야 한다. 반면에 뚜렷한 기질적 병소 없이 증상만 계속되는 복합적 만성질환, 확실한 병명이 없이 일상생활에 불편을 주는 기능성 장애나 신경성

질환의 치료에는 보완대체의학/요법을 선택하는 것이 좋다. 또 성인병이라 불리는 생활습관병은 보완대체의학/요법으로 생활습관, 식생활, 환경을 바꿈으로써 건강을 되찾을 수 있다. 보완대체의학/요법으로 질병을 성공적으로 치료하기 위해서는 그에 대한 정확한 정보가 필요하다. 아울러 자신의 건강 상태가 보완대체의학/요법 치료에 적합한가도 판가름할 수 있어야 하며 보완대체의학/요법을 선별하고 자신의 병 치료에 최상의 방법을 선택하는 요령을 알아보아야 한다. 구체적인 보완대체요법들 가운데 침술, 카이로프랙틱, 동종요법, 아로마요법, 피토테라피(약초요법) 등은 전문가를 찾아야 하는 대표적인 치료법이다. 특히 가벼운 증상의 해소를 위해 며칠간 치료하는 것이 아니라 만성이나 중증의 질환을 치료하기 위한 것이라면 반드시 전문가의 도움을 받아야 한다. 의료행위가 보완대체요법에 해당되는지 아니면 사이비 행위인지를 구별하는 내용은 〈표 1-3〉과 같다(오홍근, 2008). 신뢰성이 떨어지거나 신중을 요하는, 자격미달인 것으로 판단되는 치료사의 기준은 '기적', '획기적인 성공'이라는 용어를 자주 사용, 이름이 명시되어 있지 않거나 정확히 밝혀지지 않은 전문인이 추천하는 것이라고 주장, 모두 천연 성분을 사용했다고 주장, 성분을 제시하지 않거나 공식적인 연구에 대해서 보호 자세를 취하는 경우이다(Eliopoulos, 1999).

〈표 1-3〉 보완대체요법 행위와 사이비 의료행위

| 보완대체요법 행위 | 사이비 의료행위 |
|---|---|
| · 시술자가 의학적 전문교육과정을 밟았거나 이에 준하는 의학적 지식과 경험을 축적한 경우 | · 시술자가 의학적 교육을 받지 않았거나 의학적 근거를 무시하고 그 필요성을 거부하면서 시술하는 경우 |
| · 축적된 경험적 사례로 충분한 임상적 결과를 가지고 있는 경우 | · 개인적 경험에 의존해 편협하고 편파적인 개념으로 치료하는 경우 |
| · 부작용, 독성 작용 등의 문제점이 공개되어 이에 대한 대책이 확립된 경우 | · 만병통치로 인식하고 부작용과 독성 작용 등이 없는 치료법으로 믿으며 과대 선전을 하는 경우 |
| · 과학적 검증과 메커니즘의 규명이 이루어질 수 있는 가능성이 있는 경우 | · 비상식적, 비논리적이어서 과학적 규명이나 이론적 메커니즘의 성립이 불가능한 경우 |
| · 적어도 미국국립보건원의 대체의학 분류에 포함되어 있는 경우 | · 미국국립보건원의 대체의학 분류에 포함되어 있지 않는 경우 |

출처: 오홍근(2008), 보완대체의학 — 현대의학과 더불어 21세기 통합의학으로, 409쪽의 내용을 승인받은 후 제시함.

■ 참고문헌


강희영 · 나송숙 · 김윤경, 2010, 「정유를 이용한 구강간호가 호스피스대상자의 구강 상태에 미치는 효과」, 『대한간호학회지』 40(4): 473-481.

고유미 · 김정혜 · 김혜옥 · 남혜현 · 서인순 · 이금련 · 이명선 · 이원유 · 임현빈 · 주숙남 · 최옥순, 2001, 『대체요법실무 I』, 서울: 도서출판 정담.

김명자, 2006, 「호스피스와 보완 · 대체요법에 대한 전망」, 『호스피스논집』 10: 40-50.

김문실 · 이금재 · 김경원 · 곽순애 · 하혜정 · 이재온, 2003, 「보완대체요법을 적용한 투석환자의 간호중재 프로그램」, 『간호과학』 15(2): 80-89.

김미나 · 성낙진 · 박기흠 · 정휘수 · 이동욱, 2008, 「일개 의과대학생의 보완대체의학에 대한 인식 및 태도」, 『동국의학』 15(1): 98-105.

김석범, 2001, 「건강증진사업에 보완대체의학의 활용」, 『제53차 대한예방의학회 추계학술대회 연제집』, 115-134.

김순행, 2008, 「입원 암환자의 보완대체요법 이용 실태 및 관련요인 분석」, 강원대학교 대학원 석사학위논문.

김우경, 2008, 「아토피피부염의 대체보완요법」, 『소아알레르기 호흡기』 18(4): 273-275.

김정하, 2010, 「국내 보완대체요법의 이용현황과 미래」, 한국통합의학회 및 한국보완 · 대체요법 간호사회 공동 심포지엄 자료집, 34-38.

김종운 · 김기민 · 김철홍 · 조문경 · 최호선 · 김석모, 2007, 「여성 암환자에서의 보완대체요법 사용 실태」, 대한산부인과학회 학술대회, GO-70.

김현수, 2009, 「세계 전통의료의 현황과 전망」, 2009년 한국보완대체요법 간호사회 학술대회 및 정기총회 자료집, 1-34.

노유자, 2004, 「호스피스에서의 아로마요법」, 『한국보완 · 대체요법간호사회 학술지』 1: 10-20.

대체보완치료연구회, 2002, 『대체 · 보완치료』, 서울: 현문사.

박경숙 · 류언나 · 최미혜, 2005, 「밸런스테이핑요법이 요통환자의 통증에 미치는 효과」, 『성인간호학회지』 17(1): 77-87.

박형숙 · 이윤미, 2000, 「암환자의 대체요법 이용에 관한 연구」, 『재활간호학회지』 3(2): 212-227.

박형숙 · 조규영 · 김미옥 · 이숙련, 2005, 「중년여성의 보완대체요법 이용에 관한 연구」, 『여성건강간호학회지』 11(3): 193-201.

서순복, 2007, 「양 · 한방 협진병원 입원노인환자의 보완대체요법에 관한 인식 및 이용실태」, 이화여자대학교 석사학위논문.

석희태, 2004, 「보완대체의료의 법적 논의」, 『한국보완 · 대체요법 간호사회 학술지』 1(창간호): 5-9.

신경림 · 김애정, 2007, 『보완 · 대체 간호중재』, 서울: 현문사.

신경림 · 박선영 · 신수진, 2004, 「노인의 대체요법 양상에 대한 조사연구」, 『성인간호학회지』 16(1): 111-122.

신경림 · 하주영, 2006, 「국내 수지요법연구 동향 분석」, 『성인간호학회지』 18(4): 603-611.

심재평, 2010, 「자연치유형 복합의료관광사업 콘텐츠개발 기초연구」, 동방대학원대학교 박사학위논문.

오가실 · 김금순 · 권소희 · 박지원, 2006, 「보완대체요법의 국내외 연구 동향 비교」, 『대한간호학회지』

36(5): 721-731.
오홍근, 2008, 『보완대체의학—현대의학과 더불어 21세기 통합의학으로』, 서울: 아카데미아.
오효숙, 2008, 「중 · 노년 뇌졸중 환자의 보완대체요법 이용과 관련 요인」, 『노인간호학회지』 10(1): 37-47.
유선미, 2004, 「비만 치료에서 보완대체요법의 허와 실」, 2004년 대한비만학회 춘계학술대회, 176-189.
이건세 · 안형식 · 황라일 · 이영성 · 구범환, 1998, 「암환자의 대체요법 이용실태」, 『대한암학회지』 30(2): 203-213.
이병욱, 2005, 「암과 보완대체요법」, 서울대학교 간호과학연구소 금요학술세미나 자료집, 91-105.
이상일 · 강영 · 이무송 · 구회조 · 강위창 · 홍창기, 1999, 「우리나라 국민의 보완요법 이용률, 이용양상과 비용 지출」, 『예방의학회지』 32(4): 546-555.
이성재, 2003, 「국내에서 보완 및 대안의학의 합리적인 수용을 위한 정책연구」, 한국 보완 · 대체요법 간호사회 학술대회 자료집, 3-48.
이은일 · 신유철 · 이주현 · 김순덕 · 김해준 · 조무성, 2002, 「서울 소재 7개 종합병원 암환자들의 보완대체요법 이용양상」, 『대한보건협회학술지』 28(3): 225-238.
임난영 · 송경애 · 홍영혜 · 김종임 · 김경희 · 조남옥 · 한경순, 2001, 『보완 · 대체요법과 간호』, 서울: 수문사.
장순복 · 이태화 · 김소야자 · 유일영 · 김인숙 · 강경화 · 이미경 · 장영희, 2006, 「우리나라 암환자가 이용하는 보완 · 대체요법에 관한 연구」, 『성인간호학회지』 18(1): 92-101.
장은영 · 정승원 · 안강모 · 이상일, 2005, 「소아 아토피피부염에서의 대체보완요법 이용에 관한 연구」, 『천식 및 알레르기』 25(2): 110-116.
전세일, 2005, 「암환자 보완대체요법의 현황과 전망」, 서울대학교 간호과학연구소 금요학술세미나 자료집, 47-75.
정도범 · 장윤정 · 강세나 · 제수연 · 윤영호 · 이동률, 2010, 「보완대체요법에 대한 암 전문의와 가정의학 전문의의 비교: 인식, 태도 및 의사-환자 간 의사소통」, 『가정의학회지』 31(1): 24-34.
채은주 · 김춘길, 2008, 「서금요법이 복부비만 중년여성의 비만정도에 미치는 효과」, 『성인간호학회지』 20(3): 418-430.
한경순 · 임난영 · 송경애 · 홍영혜 · 김종임 · 김경희 · 조남옥, 2003, 「보완 · 대체요법 관련 국내 간호연구의 동향분석」, 『기본간호학회지』 10(3): 392-398.
한국호스피스간호사회, 2006, 『호스피스, 완화돌봄 학습가이드』, 서울: 수문사.
황보영 · 박미나 · 최혜숙 · 최천웅 · 유지홍 · 강홍모 · 박명재, 2006, 「한 대학병원에서의 천식환자의 대체보완의료의 실태와 경향」, 『대한결핵 및 호흡기학회지』 61(4): 339-346.

Cassileth, B. R., & Chapman, C. C., 1996, "Alternative and complementary cancer therapy," *Cancer* 77(6): 1026-1034.
Davis, M. P., & Darden, P. M., 2003, "Use of complementary and alternative medicine by children in the united states," *Archives of Pediatric & Adolescent Medicine* 157: 393-396.
Eliopoulos, C., 1999, "Using complementary and alternative therapies wisely," *Geriatric Nursing* 20(3): 139-142.
Heitkemper, M., 2006, "Nursing therapeutics: Role in complementary therapies," 『대한여성건강학

회, 한국 보완·대체요법 간호사회 및 한국 보완·대체요법 간호학회 공동 학술대회 자료집』, 3-23.

Hoellein, A. R., Lineberry, M. J., & Kifer, E., 2008, "A needs assessment of complementary and alternative medicine education at the University of Kentucky College of Medicine," *Medical Teacher* 30: e77-e81, doi: 10.1080/01421590801938860

Klatt, M. D., Sierpina, V., & Kreitzer, M. J., 2010, "Integrative healthcare education: Alive, well, and diligently preparing students for 21st century medicine," *EXPLORE* 6(5): 335-338.

Kottow, M. H., 1992, "Classical medicine vs alternative medical practice," *Journal of Medical Ethics* 18: 18-22.

Kreitzer, M. J., & Jensen, D., 2000, "Healing practices: Trends, challenges, and opportunities for nurses in acute and critical care," *AACN Clinical Issues* 11: 7-16.

Lasater, K., Salanti, S., Fleishman, S., Coletto, J., Jin, H., Lore, R., & Hammerschlag, R., 2009, "Learning activities to enhance research literacy in a CAM college curriculum," *Alternative Therapies in Health and Medicine* 15(4): 46-54.

Lewis, C. R., Vedia, A., Reuer, B., Schwan, R., & Tourin, C., 2003, "Integrating complementary and alternative medicine (CAM) into standard hospice and palliative care," *American Journal of Hospice & Palliative Care* 20(3): 222-228.

Montbriand, M. J., 1994, "An Overview of alternate therapies chosen by patients with cancer," *Oncology Nursing Forum* 21(9): 1547-1554.

NCCAM, 2010 (November 1), Defining CAM, Retrieved August 9, 2011, from 〈http://nccam.nih.gov/health/whatiscam/〉

Ro, Y. J., Ha, H. J., Kim, C. G., & Yeom, H. A., 2002, "The effects of aromatherapy on pruritis in patients undergoing hemodialysis," *Dematology Nursing* 14(4): 231-241.

Sharpe, P. A., Blanck, H. M., Williams, J. E., Ainsworth, B. E., & Conway, J. M., 2007, "Use of complementary and alternative medicine for weight control in the united states," *Journal of Alternative and Complementary Medicine* 13(2): 217-222.

Snyder, M., & Lindquist, R., 2002, *Complementary Alternative Therapies in Nursing*, New York: Springer.

Yuan, R., & Lin, Y., 2008, "Globalizing the science curriculum: An undergraduate course on traditional chinese medicine as a complementary approach to western medicine," *CBE-Life Sciences Education* 7(summer): 220-226, doi: 10.1187/cbe.08-01-0001

# 제2장 타이치/태극권

김춘길

**학습목표**

1. 타이치/태극권의 개념을 설명한다.
2. 타이치의 역사를 이해한다.
3. 타이치의 주요 유파를 이해한다.
4. 타이치의 국내 유입을 이해한다.
5. 타이치의 기본원리와 기본동작을 설명한다.
6. 타이치의 12요결을 이해한다.
7. 타이치가 건강에 미치는 영향에 대해 기술한다.
8. 타이치의 이론적 근거에 대해 연구보고를 기반으로 제시한다.

## 1. 개념

타이치(Tai Chi)는 세계적으로 알려진 중국 무술이며 우리나라에서는 태극권(太極拳)으로 보급되었다. 타이치는 기혈의 흐름을 원활하게 할 뿐 아니라 심신의 안정과 평온을 높여주는 효과가 있어, 발상지인 중국은 물론 우리나라, 일본, 호주 그리고 미국, 영국 등 구미에서도 각광을 받고 있다. Tai Chi는 T'ai Chi Chuan('tie chee chuwan'으로 발음함)의 약어로서, 신체 운동, 마음의 집중, 영적 명상 그리고 총체적인 자기 발전을 위한 고대 중국 운동이며 최상의 복싱법으로 볼 수 있다. 타이치는 여러 형태가 있고 형태별로 고유한 양식을 가지나 대부분 홀로 혹은 2인이 서서 실시하게 된다(Kuramoto, 2006). 특히, 태극권은 중국 무술 중에 가장 늦게 완성된 무술로서 무술적 성향인 실전성과 양생적 성향인 건신성(建身性) 그리고 예술적인 미적 감각까지 내포하고 있어 남녀노소 누구나 부담 없이 참여할 수 있다(지동철, 2006에서 재인용).

타이치는 일종의 기공 운동이다. 기(氣)는 우주 간에 작용하는 모종의 작용력 혹은 작용을 일컬으며, 인체 내에서 자동화 시스템으로 순환하고 있고 의념(意念)이 가는 곳에 자연스럽게 따라 가게 된다. 일반인의 경우 느끼지 못할 뿐이지만 기는 유연한 상태에서는 자연스럽게 흐르나 몸이 조금이라도 경직되면 흐름에 장애가 발생한다. 기는 몸 안에서 흐르는 내기와 몸 밖으로 방사되는 외기로 나눌 수 있으며 내기가 근육 운동에 기초한 강력하고 유연한 탄성을 지닌 힘과 만날 때 새로운 힘인 경(勁)이 형성된다. 타이치, 태극권은 경을 배양하는 운동으로 경은 기로부터 나오게 된다(박종구, 2002).

타이치는 물이 흐르듯이 부드럽고 우아하고 느린 둥근 동작이며, 천천히 그리고 깊게 호흡하며 시각과 정신을 집중하여 신체 내부의 에너지인 기공을 몸에 방해받지 않고 충분히 불어넣는 운동이다. 이 운동의 원리는 고대 중국 철학인 도교에 근거를 두고 있는데 이는 모든 물체의 자연적 균형과 자연과 조화된 영적, 육체적 삶에 대한 욕구를 강조하고 있다(이혜영 · 김홍인, 2004; Fontana, 2000). 이 운동은 정신과 육체의 건강과 사고의 침착성 성취를 목적으로 하며, 조화로운 신체행위와 정신적인 지각에서 오는 심신의 평온함, 감정과 이해에서 오는 침착함이 훈련의 목표가 된다(표충실, 1997). 타이치의 모든 움직임은 음(Yin)과 양(Yang)의 조화 안에서 이루어진다. 도교에 의하면 천지만물에는 상반되는 두 극(極)이 내재되어 있으나 서로 공조(共助)하므로 자연의 이치에 따라 완전한 균형을 이루고 있다고 보며(Lam, 2007), 이러한 철학적 기초를 바탕으로 타이치의 동작이 이루어진다(송라윤, 2006).

타이치는 고대의 민간무술을 기초하여 태극음양(太極陰陽) 이론과 오행팔괘론(五行八卦論), 유가(儒家)와 도가(道家) 학설, 도인(導引), 토납(吐納)의 술법과 중의(中醫)의 경락학설(經絡學說)을 결합하고 여기에 여러 가문의 전통적인 무술의 장들을 융합하여 이루어졌다(방기한, 2008). 타이치의 가장 기본적인 원리는 입신중정(立身中正: upright position)과 송(鬆: loosen the joint)인데, 입신중정은 몸이 기울지 않고 바른 자세로 서는 것이며 송은 충분히 이완을 하는 것을 의미한다. 이로써 타이치는 외부에서는 동작을 행하나 내적으로는 정신을 집중하여 평온함을 유지하게 된다. 즉 타이치(태극권)는 입신중정과 송을 바탕으로 응물자연(應物自然)을 실현하여 자신이 처한 환경, 자연과 하나가 되는 것이다(김창룡 · 박종구,

2004). 타이치는 이러한 원리에 근거하여 우주자연의 근본적 에너지인 '기(氣)'를 내려 받는 세련된 기의 춤으로서 하늘을 떠다니는 구름처럼 또는 계곡을 흘러내리는 시냇물처럼 부드럽고 유연하며 끊임없이 이어지는 우아한 동작 속에 고요함과 움직임이 리듬과 조화를 이루어 나간다. 타이치는 의식(意識), 호흡(呼吸), 동작(動作)을 일치시켜 운동하는 전신 운동으로 활력이 넘치는 독특한 심신수련법(心身修鍊法)이라고 할 수 있다(최윤희, 2000).

기공과 무예동작을 기본으로 하는 타이치는 1670년대에 Chen Wanting이 Chen style Tai Chi(진식 타이치)를 개발하였으며, 이 후 Yang, Wu, Hao, Sun style의 타이치가 개발되었다. 각각의 타이치는 유사한 기본 원리를 공유하지만, 서로 다른 자세와 특징을 포함한다. 이 중 손식(Sun style) 타이치는 주요 타이치 중에서 가장 최근에 손록당(孫祿堂, Sun Lu-tang, 1861~1932)에 의해 개발되었으며, 민첩한 걸음으로 특징지을 수 있는데, 한 발이 앞이나 뒤로 움직일 때마다 다른 발이 따라온다. 이 동작은 물처럼 부드럽게 이어진다. 손식 타이치의 장점은 많은 기공을 포함하고 있어 특별히 질병 치료와 이완에 효과적이라는 것이다. 또한 높은 자세를 갖기 때문에 나이든 사람이나 체력이 약한 환자가 배우기에 좀 더 적절하며, 연습을 하는 데 넓은 장소를 요구하지도 않고 진행될수록 배우는 사람들의 흥미를 유지시킬 수 있다는 것이다(Lam, 2007).

타이치의 동작들은 느리고 부드러우면서도 빠르고 강함이 서로 어울리며 대비되어 이루어지고 멈추지 않는 것이 특징이다. 전체적으로 무릎을 굽히고 엉덩이를 신장시킨 자세에서 움직이며, 폭발적인 내재된 힘으로 건강을 증진시킨다. 이러한 공통적 특징을 가지면서도 타이치는 그 유형에 따라 자세의 높이와 동작이 서로 다른 특징을 갖는다(Lam & Kaye, 2007). 타이치 운동은 그 강도가 최대 산소 섭취량 55% 이상을 넘지 않는 중등도 운동으로 분류되어 있다(송라윤, 2006; Wang, Collet, & Lau, 2004).

최근 타이치 운동은 저강도의 유산소 운동으로 움직임이 많은 반면, 부드럽게 적용되고 무릎을 약간 굽히고 수행하는 체중부하 운동으로 정신집중과 호흡 운동을 동반한 기공 운동으로서 관절의 유연성, 균형감, 근력, 골밀도, 체력, 심폐능력을 비롯하여 스트레스 완화에 효과가 있어(송라윤, 이은옥, 2003), 노인이나 환자뿐만 아니라 일반인 등 다양한 인구집단에서 신체적 기능과 정신 건강의 향상, 삶의 질 증진의 효과가 입증되고 있다(김철환, 2005; 박영희, 2007; Taggart, 2002; Chen & Snyder, 1999; Tsang & Hui-Chan, 2004; Hong, Li, & Robinson, 2000).

타이치 운동의 건강 효과는 다양하나 크게 기능적 효과, 심폐 효과, 기공 효과로 요약할 수 있다. 타이치 운동의 자세를 분석한 결과 다른 부위에 비해 양 발에서 척골의 두부와 엄지발가락 부위에 체중부하가 집중되는 것으로 나타났다(Mao, Li, & Hong, 2006). Mao 등

(2006)은 타이치 운동 시 정상적 걸음 간에 체중부하가 여러 각도에서 유의하게 달랐으며, 이러한 차이가 대상자들에게 균형감을 향상시킬 수 있는 기전을 제공한다고 설명하였다. 타이치 운동의 기본 원리인 입신중정은 바른 자세를 강조하고 모든 동작이 입신중정을 유지하면서 자세 이동을 하도록 되어 있으므로 자연스럽게 대상자들의 균형감 향상을 기대할 수 있다(송라윤, 2006). 따라서 이 운동은 유연하면서도 바른 자세 이동을 통하여 균형감의 향상뿐 아니라 각기 다른 동작을 연속적으로 지속시킴으로써 근력을 강화시키는 효과를 가져 오고, 저강도 유산소 운동으로 자연스런 호흡조절로써 심폐 기능을 증진시키며 마음의 안정과 정신 집중의 일체로 기공의 효과가 있다(박영희, 2007). 이 외에도 타이치에 대한 연구들을 분석하여 보고한 Kuramoto(2006)는 타이치의 장점으로 통증 감소, 균형감 증진과 낙상 방지, 유산소 용적의 증가, 혈압 감소, 삶의 질 향상, 스트레스 감소, 수면의 질 향상, 근력 증가 등 다양한 효과가 있음을 제시하였다. 또한 타이치는 다양한 만성 증상들을 치료할 수 있다(Wang et al., 2010).

한편 타이치, 즉 태극권은 일종의 육체적 훈련으로서 혈액순환과 선(腺)의 활동 증가, 근육 형성 강화, 관절의 유연성 증가 및 신경조직을 자극하면서도 심장의 활동이나 호흡 리듬을 높이지 않는다. 또한 질병의 원인이 되는 기(氣)의 정체를 풀어 주므로 이 운동은 고혈압, 빈혈증, 관절염, 결핵 그리고 정신적 측면에서의 치료를 위해 사용되어 왔다. 나아가 태극권은 긴장감 없이 에너지를 획득하고 어려움 없이 체력을 얻으며, 신경증 없이 활력성을, 특히 침착성을 이루어 낼 수 있다(표충실, 1997). 따라서 노인인구의 증가와 평균 수명의 연장에 따라 관절염 등 만성질환이 점차 증가하는 우리나라에서 큰 비용의 지출 없이도 노인이나 허약한 이들을 포함하여 전 국민에게 건강 유지 및 증진을 위해 타이치의 활용을 권장할 필요가 있다고 본다.

## 2. 역사

타이치, 태극권은 오랜 전통을 가지고 있으나 여러 시기를 지나면서 새로운 의미와 이론이 부여되어 이상적인 사람을 만드는 것을 목적으로 하면서, 세계 역사상 유례없는 건신(建身)과 기격(技擊), 즉 건강과 무술을 동시에 추구하는 무술 스포츠이다. 이 태극권의 원류가 되는 무술은 1560년에 중국 무술을 집대성한 『기효신서(紀效新書)』이며 이의 영향을 받아 진가구 무술이 탄생되고 이것을 태극권의 시초로 보는데, 이때가 명나라 말, 청나라 초이다. 이 권법은 청나라 말 시대적 혼란으로 민간인에게 활발히 전해지게 되었으며, 현대 태극권은 19세기 중반에 양노선이 창시한 것으로 본다(남기영, 2005). 태극권의 기원과 발전을 박종구(2004)가 제시한 내용을 중심으로 살펴보면 다음과 같다.

### 1) 태극권의 기원

태극권이 언제 출현하였는가에 대하여는 이설(異說)이 적지 않으나, 확실한 근거를 제시할 수 있고 또 학술적인 추론이 가능한 것으로는 명말청초(明末淸初)에 진왕정(陳王廷, Chen Wang-ting)에 의해 창시되었다는 설이 가장 유력하다. 진왕정은 자신의 가문에서 대대로 수련하던 태조장권(太祖長拳)을 바탕으로 명말(明末)의 명장(名將) 척계광(戚繼光)이 편찬한 『기효신서』의 일부인 「권경삼십이세(拳經三十二勢)」를 참고, 당대(當代)에 성행하던 십수종의 유명한 권법을 망라하여 참조하고, 도인술(導引術)·중의(中醫) 전통의 경락학설(經絡學說)·『황정경(黃庭經)』을 중심으로 한 도가(道家)의 전통적인 토납(吐納) 등의 수행법·노장사상(老莊思想)·태극음양(太極陰陽) 및 주역(周易) 사상 등을 망라하고 종합하여 무술과 결합하여 창시한 것이 바로 태극권이다.

즉 태극권은 몇 천 년의 전통을 가진 무술의 경험이 집적되고 정제된 정화일 뿐 아니라, 대도(大道)를 엿볼 수 있는 도가의 수행법이며, 훌륭한 건강법인 상승(上乘)의 기공(氣功)이자 도인술(導引術)이며, 중국의 전통 철학사상이 녹아들어 숨 쉬고 있는, 고도의 완성도를 갖춘 종합적 심신 수련 프로그램이자 중국문화의 한 전형(典型)이다.

중국의 하남성(河南省) 온현(溫縣)에 위치한 진가구(陳家溝)의 9대인 진왕정에 의해 창시된 태극권은 진가구 14대인 진장흥(陳長興, Chen Chang-xing)에 이르러 근대적인 태극권으로 정형화된다. 이것이 현존하는 모든 태극권의 원형이 되는 진가태극권(陳家太極拳) 노가식(老架式)이다. 같은 시기에 진가구 14대인 진유본(陳有本)에 의해 노가식이 약간 변화된 신가식(新架式)이 창제되고 15대인 진청평(陳淸萍)은 신가식을 다시 소가식(小架式)으로 창제한다(박종구, 2004).

그러나 처음부터 이 권법을 태극권이라 칭하지는 않았던 것으로 보인다. 17세기 청대 건륭제(乾隆帝) 때 사람인 왕종유예(王宗岳)가 태극권론을 펴내기 전까지는 십삼세(十三勢), 장권(長拳), 면권(棉拳) 등으로 불렀다고 전해진다. 십삼세는 이 권법의 주요기법인 팔문오보(八門五步)로 대표되는 명칭이며, 장권은 이 권법을 장강(長江)의 도도한 흐름에 비유하여 붙여진 이름이고, 면권은 이 권법의 동작이 물레에서 끊임없이 이어져 나가는 실에 비유한 명칭이다(방기한, 2008).

태극권의 기원에 관해서는 설이 분분하다(박종구, 2004). 이러한 설에는 당(唐)나라 때의 허선평(許宣平) 혹은 이도자(李道子)가 창시하였다는 설, 북송 말기의 무당산(武當山) 도사 장삼봉(張三峰) 창시설, 남송 시대의 무당산 도사 장삼풍(張三豊) 창시설, 명나라 초기의 무당산 도사 장삼봉(張三丰) 창시설, 왕종악(王宗岳) 창시설 등이 있다. 이 중에서 비교적 널리 유포되고 있는 것으로 두 가지 이설을 꼽을 수 있다. 하나는 무당산 도사 장삼봉(혹은 장삼풍) 창시설과 왕종악 창시설이다. 그러나 이 두 가지 설 모두 이론을 뒷받침할 증거를 가지고 있지 못하며 학술적으로는 문제점을 가지고 있다.

### (1) 장삼봉 창시설

장삼봉 혹은 장삼풍으로 거론되는 사람은 모두 세 사람이다. 張三峰(장삼봉) · 張三豊(장삼풍) · 張三丰(장삼봉)이 그들로, 중국어 발음으로는 'Zhang-SanFeng'으로 발음과 성조가 모두 같고 이름의 마지막 글자만 다를 뿐이다. 이 세 사람 모두 무당산에 있었고, 중국어 발음이 모두 같아 무당파의 조사로 민간에서 추앙하는 장삼봉(張三丰)을 이야기 할 때 혼용하는 경우가 많아 더욱 혼란을 가중하고 있다.

#### ① 張三峰(장삼봉)

북송(北宋) 말기 휘종(徽宗) 시대에 무당산의 도사로 알려져 있다. 명말청초의 학자인 황종희(黃宗羲)가 쓴 "왕정남묘비명(王征南墓碑銘)"과 아들인 황백가(黃百家)가 지었다고 전해지는 『내가권법(內家拳法)』에 내용이 보인다. 전설에 의하면 꿈에 신인[神人, 일설에는 원제(元帝)라고 함]이 나타나 권법을 전수하여 주었는데, 이후로 혼자 백여 명을 상대하여 죽일 수 있었다고 전해진다. 또 일설에는, 장삼봉은 소림무술에 능하였는데 다시 이를 뒤집어 승화 발전시켜 이름을 내가권(內家拳)이라 하였다고 한다. 그러나 내가권을 장삼봉이 창시하였는지에 대해서도 아직 정설이 없는 형편이다. 남송 시대의 왕종(王宗, 장삼봉보다 약 100년 후)이 내가권을 전승하였다고 한다.

#### ② 張三豊(장삼풍)

남송(南宋) 시대의 도사로 역시 무술에 능하였다고 전해진다. 상세한 자료는 현재 찾을 수 없다. 무당 조사 장삼봉(張三丰)을 말할 때 이렇게 잘못 쓰는 경우가 많다.

#### ③ 張三丰(장삼봉)

일반적으로 무당 조사로 일컬어지는 사람이다. 원말명초(元末明初)에 걸쳐 생존하였다.

전설에 의하면 한 끼에 능히 말밥을 먹을 수 있었고 또한 수개월간 음식을 먹지 않을 수 있었으며, 예지능력이 있었다고 한다. 천하를 운유(雲遊)하여 거처가 일정치 않았으며, 외모를 신경조차 쓰지 않아 장랍탑(張邋遢)으로 불렸다. 이름이 높았던 만큼 이명(異名) 역시 많다. 금(金)·통(通)·삼봉(三峰)·산봉(山峰)·현화(玄化)·현현(玄玄)·현소(玄素)·전일(全一)·군보(君寶)·군실(君實)·곤양(昆陽)·사렴(思廉)·현일(玄一)·현현자(玄玄子) 등이 그것이다. 명나라 태조와 성조(영락제)가 이름을 듣고 불렀으나 응하지 않고 숨었다고 한다. 명 영종 정통(正統) 원년(1436)에 '통미현화진인(通微顯化眞人)'으로 봉해졌고 헌종 성화(成化) 22년(1486)에는 '도광상지진선(韜光尙志眞仙)'으로 봉해졌으며 세종 42년(1563)에는 '청허원묘진군(淸虛元妙眞君)'으로 봉해졌다. 민간과 무림에서 무당 조사로 추앙하는 사람은 장삼봉(張三丰)으로, 태극권을 창시하였다는 설에서 자주 등장한다. 이 설을 주장하는 사람은 종종 시대적 착오를 일으켜 세 사람을 한 사람처럼 오인하기도 하는 등 이견이 분분하며, 또 하나의 문제는 소위 '무당파'에는 태극권이란 권술이 없다는 문제점을 안고 있다.

### (2) 왕종악 창시설

이 설을 주장하는 사람들은 태극권경을 왕종악이 지었다는 점을 주장하며 건륭 연간에 왕종악이 진가구를 방문하여 태극권을 전수하여 주었다고 주장한다. 왕종악은 음부창법(陰符槍法)을 창시한 창술의 달인으로, 진가구 15대의 진중신(陳仲甡)보다 약 10년 정도 연상의, 거의 동시대를 산 인물이다. 이는 음부창법의 서문에서 건륭(乾隆) 55년(1790)이라고 연대를 밝히고 있고, 또한 왕종악이 지은 『춘추도잔보(春秋刀殘譜)』와 진가구의 『진가구춘추도잔보(陳家溝春秋刀殘譜)』의 내용이 비슷하여 발생한 설이다.

이 설의 문제점은, 태극권경은 무우양이 지었으며, 다만 왕종악에 기탁하였을 뿐이라는 설, 즉 태극권경은 무우양(武禹襄)의 위작이라는 설 역시 만만치 않다는 문제점을 안고 있다. 태극권경은 무우양이 전하는 바에 의하면 시중의 소금가게에서 우연히 구하였다고 한다. 하지만 당호(唐豪)의 연구에 의하면 무우양의 조작이며 태극권경은 무우양이 지어 왕종악에 기탁한 것이라는 주장이다. 또, 건륭 연간이면 진가태극권의 실질적인 창시자로 꼽히는 9대 진왕정보다 후대이며, 14대의 진장흥보다 늦은 연대가 된다. 왕종악에 대한 자료가 워낙 없어 자세한 생몰년도는 고증할 수 없다. 이런 설은 내가권이 태극권의 원형이란 설을 주장하며, 자신이 내가권의 전인이라고 주장하는 사람들이 주로 주장하고, 또 진가구 이외의 곳에서 태극권을 하는 사람들이 심심찮게 주장하는 설이기도 하다.

이러한 설의 근간을 이루는 것은 역시 황종희·황백가 부자의 왕정남묘비명과 내가권법의 내용을 이리저리 절록하여 자신에게 유리하게 편집한 혐의가 짙다. 명말청초의 학자 황종희의 아들인 황백가가 지은 『내가권법』에 의하면, 내가권은 북송 말기의 장삼봉이 창시하였다고 하는데, 북파는 왕종악(혹은 왕종)에게 전수되어 장발(蔣發)을 통하여 진가구의 진왕정에게 전해지고, 남파는 장송계(張鬆溪)의 계보인 왕정남(王征南)을 통하여 황백가에게 전수되어 『내가권법』이 저작되었다고 본다.

중국 무술사를 보면, 내가권이라는 권법이 있었다고 하며, 중국의 절강성 일대에서 성행하였다고 한다. 하지만 지금은 그런 권법이 있었다는 기록만 있을 뿐 전수자가 있는지는 정설이 없는 형편이다.

내가권의 범주에 태극권 · 형의권 · 팔괘권을 포함시키는 설은 청나라 말기, 즉 19세기 말 20세기 초에 갑자기 대두되었는데, 근거가 애매하다. 이 설은 무당 조사 장삼봉(張三丰)이 태극권을 창시하였다고 주장하는 사람들이 주로 제기하곤 하는데, 태극권 · 형의권 · 팔괘권은 무당권과는 아무런 연관도 없다. 소위 무당파라고 하는 범위에 위의 세 권법은 포함되지 않는다고 중국 무술사가들은 말한다.

### 2) 태극권의 발전

#### (1) 태극권의 효용을 중심으로

태극권은 무술로 출발하여 경락학설(經絡學設) · 주역(周易)과 태극음양(太極陰陽)사상 · 노장사상(老莊思想) · 도가(道家)의 토납(吐納)과 황정경(黃庭經)의 수행법이 종합되어 완성되었다. 포함하고 있는 내용이 다양한 만큼 시대 환경의 변화에 따라 효용가치의 우선순위가 달라진다.

고대 사회에서 무술은 자신의 가족과 고향을 도적으로부터 지키고 나아가 생계를 유지할 수 있는 유용한 수단으로 매우 훌륭한 효용가치를 지닌다. 생명과 재산을 지킬 수 있으며 훌륭한 직업으로서의 기능도 갖추고 있다. 이런 시대적 환경에서는 당연히 무술적 효용이 최우선순위를 지닌다. 그러나 총포화약류의 병기가 발달하면서 무술의 효용가치가 크게 절하되면서 태극권은 또 한 번의 변신을 하게 된다. 즉 건강적 효용의 측면이 부각된 것이다. 20세기 초 급격한 시대적 변화를 겪으면서 건강 양생(養生)을 위한 최상의 프로그램으로 변신에 성공하여 태극권을 수련하는 목적을 새롭게 정립하고, 태극권의 대중화에 성공하게 된다.

현재 태극권은 전 세계에 널리 보급되어 있다. 특히 서구에서는 '움직이는 선(禪: Moving-

Zen)'이라 하여 수행의 측면이 크게 부각되고 있다. 즉 건강과 수행의 효용가치를 함께 병행하게 되었다.

### (2) 진가태극권의 외부전파를 중심으로

진가구의 9대인 진왕정에 의해 태극권이 창제된 이후 진씨 일족에게만 전해지던 진가태극권이 외부, 즉 진가구 밖으로 전파되는 것은 다음 4차례의 전기를 통해서이다.

첫 번째는 바로 14대 진장흥에게 배운 양로선(楊露禪, Yang Lu-chan)에 의해서이다. 양로선은 빈한한 가정환경으로 인하여 무술교사로 생계를 이을 수밖에 없었기에 동향의 호족인 무씨 일족의 천거에 힘입어 청나라의 수도인 북경으로 진출하게 되고, 태극권을 세상에 널리 알리게 된다. 후일 원조인 진가태극권이 세상에 나오는 초석을 확실하게 다진 결과가 되었다.

두 번째는 진가구의 16대인 진연희(Chen Yan-xi)에 의해서이다. 광서(光緖) 26년(1901)에 원세개(袁世凱)가 노(魯: 산동) 지방의 도독(都督)을 지낼 때 노 지방 사람들이 세운 진경운의 공덕비를 보고 태극권은 진씨가 정통이란 것을 알고 나서 진연희를 특별 초청하여 자녀와 조카들을 가르치게 하였다. 당시에 저명한 권사(拳師)들이 진연희와 겨루어보고 마음속으로 굴복하지 않는 이가 없었다. 이때부터 6년간 원세개를 따라 노 지방에서 진(津: 천진) 지방까지 수행하며 권(拳)을 전수하였다. 후에 노모를 봉양하기 위하여 사직하고 귀향하여 의술을 행하였다. 이때 배운 사람으로 두육택(杜毓澤, Du Yu-ze) 노사가 후진을 많이 양성하였다.

세 번째는 진가구의 17대인 진발과(Chen Fa-ke)를 꼽는다. 이때부터 진가태극권은 본격적으로 일반 대중에게 공개되고 전파된다.

네 번째는 진가구의 19대인 진소왕(Chen Xiao-wang)을 꼽는다. 중국에서는 진발과에 의해 진가태극권이 전 중국에 알려지고 전파되었으며, 진소왕에 의해 전 세계에 전파되고 있다고 본다. 진소왕이 창설한 WCTA(The World Chen Taiji Association: 世界陳小旺太極拳總會)는 독일, 영국, 미국, 일본, 브라질 등 전 세계 30여 개 나라에 지부를 두고 매년 정례적으로 '진소왕태극권교실(陳小旺太極拳敎室)'을 열고 있다.

이러한 태극권의 발생과 변천과정은 남기영(2005)이 제시한 내용으로 요약된다. 태극권은 1990년 북경 아시안 게임에서 정식 종목으로 인정되었으며 서서히 세계인의 관심사로 부각되고 있다.

첫째, 태극권은 『기효신서』의 영향을 받으면서 성립하였다. 명나라 말기 중국 남부 해안을 침략한 왜구 때문에 기존의 전투방식이 개선되어 단병전을 중요시하게 되었고 국가적으로도 중국 각지의 무술들이 수집과 정리과정을 거치게 된다. 왜구들을 효과적으로 격퇴하기 위해 무술에 대한 연구가 깊어졌으며 척계광은 왜구와 싸운 경험을 엮어 『기효신서』라는 병법서를 내게 되었다. 『기효신서』 중에서 권법을 다룬 『권경(拳經)』은 각지에 유전되는 무술들의 장점만을 취해 정리한 것이다. 『기효신서』는 군사전술서이며 무술 실기에 대한 것은 한 부분만을 차지하고 있지만 중국 무술 사상, 이 책만큼 지대한 영향을 미친 것은 없다.

둘째, 진가구를 원류로 하는 북파소림 계열의 무술을 현대 태극권으로 바꾼 것은 양파 태극권 계열 사람들이다. 진장흥의 제자 양로선은 태극권을 최초로 북경에 전파했으며 이후 고관대작의 비호 속에 순조로운 발전을 하게 되고 그의 제자 무우양은 태극권 명칭의 제정과 이론의 체계화를 이룩하였다. 태극권이라는 명칭의 탄생은 큰 의미가 있다. 단순히 새로운 무술의 탄생이 아니라 전혀 새로운 의미와 풍격을 가진 권술의 탄생을 의미한다. 이 태극권은 현재의 진가태극권이 아니라 양로선이 창편한 양가태극권 계열이다. 태극권에 대한 현대적이며 새로운 원리의 발견을 계기로 양가와 진가 모두 서로의 기법과 이론에 영향을 미치면서 발전을 하게 되었다.

셋째, 근대 서양 체육의 도입은 기존의 무술계에 큰 영향을 미쳐 무술이 본격적으로 체육의 한 분야로 재편되어 경기화되는 계기를 제공하였다. 서양 세력의 침입에 따른 국수의 상실은 사회의 분위기를 부국강병으로 몰고 갔으며 그것은 개인의 차원에서 신체의 단련으로 나타났다. 건강한 개인이 모이면 강력한 국가가 될 것으로 생각한 것이다. 구체적으로는 무술의 단련이 각광을 받았다. 무술의 경기화는 20세기 초반부터 산발적인 시도는 있었지만 중화인민공화국의 설립 이후 본격화되었다. 1952년 신 중국 최초의 체육학원인 화동체육학원이 상해에 설립된 이래 전국 주요 도시에 체육학원이 신설되었고 체육교사 양성을 주목적으로 하는 체육전문학교 및 사범대학 체육학부의 대부분이 무술의 교육과 훈련과정을 설치하였다. 1956년 국가체육운동위원회는 무술 운동을 스포츠경기의 정식 종목으로 공인하게 되었다. 이 단계에서 무술은 건국 이래의 시행기를 벗어나 무술 스포츠로서 확립되었다고 할 수 있다. 이후 무술 경기 규칙과 기술표준 등이 제정되어 무술 경기가 전국 규모로 전개되었다.

## 3. 주요 유파

현존하는 태극권의 원형은 진가태극권이다. 진가태극권은 하남성 온현 진가구에 모여 살던 진씨 일족에 의해 연구, 창조, 전승되어 오늘에 이르렀다. 9대조인 진왕정에 의해 태극권으로 확립되고, 14대인 진장흥(1771~1853)에 이르러 근대적인 태극권으로 완성·정형화되어 크게 빛을 발하게 되며, 진씨 일족에게만 전해지던 태극권이 외부 사람에게도 전수되는 일대 전환기를 맞게 된다. 이 외에 대표적인 유파로는 양가, 오가, 무가, 손가 등이 있으며 진가태극권과 함께 태극권의 5대 유파를 형성한다(박종구, 2004).

### 1) 양가태극권(楊家太極拳)

양가태극권은 현재 태극권을 수련하는 인구의 절대다수를 차지하며, 그 시조는 양로선(楊露禪)이다. 양로선은 진가구에서 태극권수련을 마치고 귀향하여 본격적으로 태극권 보급 활동을 시작하게 된다. 양로선은 동향인 무하청[武河淸: 字는 우양(禹襄)]의 소개로 북경에서 황족과 귀족들에게 태극권을 가르치게 되며 후일 신기영(神機營)의 무술 교두(敎頭: 관직명. 일종의 무술 교관)로 재직하게 된다. 귀족과 문인들이 진가태극권의 어려운 동작을 잘 소화하지 못하자 도약과 진각·발경 등의 동작을 쉽게 변화시켜 가르치게 되는데, 이 작업은 양로선의 손자인 양징보(楊澄甫, 1863~1936)에 이르러 완성되며, 현재의 양가태극권이 완성된다. 양징보는 강남으로 남하하여 태극권의 전파에 주력하게 되어 양가태극권이 널리 퍼지는 데 결정적인 역할을 하였다. 현재 가장 많은 수련인구를 가지고 있다.

### 2) 오가태극권(吳家太極拳)

오가태극권은 만주족인 전우(全佑)가 양로선과 그의 아들인 양반후(楊班侯)에게 태극권을 배우고 연구·발전시킨 태극권으로, 전우의 아들인 감천(鑒泉)에 의해 완성된 태극권이다. 이 부자는 중국 문화를 좋아하여 중국성인 '오(吳)' 씨 성을 취하였기 때문에 오가태극권으로 부르게 되었다.

### 3) 무가태극권(武家太極拳)

무가태극권은 무우양(武禹襄, 1812~1880)이 처음에는 양로선에게, 후에는 진가구의 15대인 진청평에게 소가식을 배운 후에, 연구를 거듭하여 변화·발전시킨 태극권이다. 무씨 집안이 부유하여 외부인에게 적극적으로 보급하지 않아 밖으로 널리 퍼지지는 않았으나 태극권의 중요한 유파로 꼽힌다. 특징은 동작과 보법이 매우 경쾌하고 동작은 비교적 작은 편이다. 무우양은 그의 처가 쪽 친척인 이역여(李亦畲)에게 태극권을 전하였고, 이역여는 다시 학위진(郝爲眞)에게 전하게 된다. 이 두 사람에 의해 무가태극권이 세상에 전파되었기 때문에 이씨태극권 혹은 학씨태극권으로도 불린다.

### 4) 손가태극권(孫家太極拳)

손가태극권은 손록당(孫祿堂, 1860~1930)에 의해 창시되었다. 손록당은 원래 팔괘장과 형의권으로 북경에서 유명한 고수였다. 손록당은 태극권에 관심이 많았으나 길이 없어 배우지 못하고 있었다. 같은 시기에 무가태극권의 전인인 학위진이 북경에 왔다가 객지에서 큰 병을 앓게 되는데, 손록당의 도움으로 쾌유하게 된다. 학위진은 이에 대한 보답으로 손록당에게 무가태극권을 전수해 주게 된다. 손록당은 형의권·팔괘장·무가태극권의 정수를 한데 모아 손가태극권을 창시하게 된다.

## 4. 국내 유입

태극권의 국내 유입 과정은 태동기(1989년 이전), 정착기(1989~1999) 그리고 발전기(2000년 이후)로 나눌 수 있다(이지헌, 2011). 태극권은 1989년 대한우슈(武術, Wushu)협회가 대한체육회의 준 가맹단체로 등록하면서 국내 제도권 내에서 시작된 것으로 본다. 우슈, 즉 무술이라는 스포츠 종목은 1990년 북경아시안게임에서 투로종목(Taolu: 장권, 남권, 태극권, 두술, 검술, 곤술, 창술)으로 인정되었으며 우리나라에서는 1990년대 중반이 지나서야 태극권에 대한 연구가 이루어졌다.

태극권의 국내 원로들은 진종백(국내 최초로 태극권 국제 교련자격증 취득 후 태극권 교육 실시 및 보급), 박재홍(태극권을 국내 최초 보급), 이찬(태극권 번역과 일반 대중에게 태극권 보급의 효시 역할) 들을 들 수 있다. 한국 태극권의 탄생과 보급에 일조를 한 단체들로는 대한태극권협회(이찬 선생이 1990년 북경 아시안 게임에 맞추어 창립한 대한민국 최초의 태극권 단체, http://taichi.or.kr), 천진 태극권 총회(태극권 유파별 이론과 실기를 해석하고 그 진수를 구현하는 모임, http://www.s-taichi.com/), 대한민국 진식 태극권 총회(진식 태극권 모임으로 2003년 진가구로부터 대한민국 분교로 인정받음, http://www.tai-ji.co.kr), 조유빈 양식 태극권 총회(2008년 창립된 전통 양식태극권 조직), 밝은 빛 태극권(박종구 선생이 1998년 설립한 태극권 수련단체, http://www. hanheart.com/), 태극권 지도자 연구회(2005년 설립된 태극권 국내 관장, 지도자, 애호가로 구성된 모임으로 수련회와 학술모임 주최), 이 외에도 대한태극권 학회 등 여러 협회와 연맹이 문화관광부에 등록되어 있다. 국내에서 태극권은 대한우슈협회와 국민생활체육회를 통하여 보급되고 있으며 7개 대학의 학부 체육 및 무술 관련 학과에서 실기 및 이론을 겸비한 이들을 양성하고 있다(이지헌, 2011).

## 5. 원리

타이치(태극권)는 "예방은 최선의 치유다"라는 실천적 단계에서 시작하여 인간의 정신적 측면과 육체적 측면 사이에 조화를 이루는 데 기여하며, 인간의 걱정과 불안을 제거하여 호흡을 편안하게 하고 혈액순환을 도와 건강을 증진시켜 준다. 태극권의 핵심적인 원리들은 인간의 가장 본질적이며 잠재적인 능력에 관심을 두었던 고대 중국의 여러 학파의 이론과 실천에서 유래한 것이다(표충실, 1997).

태극권은 태극이론에서 출발하여 그 바탕에 음양오행(陰陽五行) 이론과 동양철학 사상을 바탕으로 하고 있다(나대관 · 오민석 · 송태원, 2001). 태극사상은 우주나 자연을 정(靜)적이며 동시에 동(動)적인 접근방법으로 관찰함으로써 인간 삶의 문제를 풀어보려는 조상들의 지혜이며, 태극음양론의 요체는 자연이 지니고 있는 음양적 속성의 대립과 통일, 상호 의존, 상호 협조, 상호 변화에 대한 물리적 체계가 인간에게도 정립되어 있다는 것이다(방기한, 2008). 태극(太極)은 무형(無形)의 절대로 천지만물을 총괄하는 이(理)의 극치(極致)이다. 그러나 태극은 만물 속에 현현(顯現)되고, 만물 속에 저마다의 이(理)로서 내재(內在)하고 있다. 이는 마치 기독교에서 "모든 사람 속에 하느님이 있다"라고 하고, 불교에서는 "모든 사람 속에 불심(佛心)이 있고, 만물 속에서 불법(佛法)을 찾는다. 부처는 하나이다"라고 한 것과 태극이 만물지리(萬物之理)라고 하는 것이 같은 경지라고 할 수 있다(이지헌, 2011).

태극권의 이론상의 특징은 인체를 태생적인 유체(流體)로 인식하고, 기(氣)와 혈(血)이 관류하고 저장할 수 있는 최적의 장으로 만드는 것을 궁극의 목적으로 삼고 있다는 것이다. 태극권 이론의 대표적 특징은 후천적 결함을 교정하기 위한 몸의 유체화 작업인 '방송(放鬆)'과 인체가 활동하는 외부장인 땅과 공기의 에너지를 유체화한 인체의 최적 경로를 통해 목적점에 도달시키기 위한 방법론인 '전사경(纏絲勁)'을 들 수 있다. 이는 태극권이 인체의 타고난 능력을 극대화하기 위한 최적의 방법론으로서 중요한 단서가 되며, 의학적인 측면에서 일상적인 건강한 신체 유지와 발병 후 재활 등에서 다양한 활용이 가능함을 의미한다(정민섭 · 오민석 · 송태원, 2001). 즉 태극권은 인체 발병의 원인과 병리에 따라 해당 경락을 소통시키고, 혈기를 막힘 없이 잘 통하게 하는 양생적 측면과 무술적 실용성 그리고 미적 분위기를 자아내는 독특한 표현예술을 포함하기 때문에, 그 움직임이 매우 부드럽고, 몸의 외면이 되는 피부, 근육, 골격을 단련하는 외가권이 아니라 내장의 여러 기관을 단련시키는 내가권에 속하게 된다.

이와 같은 태극권에는 여러 가지 명칭이 붙은 형태가 있으나, 그 동작은 처음부터 끝까지 호흡에 맞추어 같은 속도로 움직이며, 절대로 멈추어서는 안 된다. 태극권은 동작이 느리고, 겉보기에는 부드럽게 춤을 추고 있는 듯이 보일 수 있으나 동작과 호흡이 일치하고 있기 때문에 조금도 움직임에 무리가 없다. 따라서 오랜 시간 연습을 해도 피로하지 않는데, 그 까닭은 태극권이 무술로서의 모양을 취함과 동시에 기술을 연마하고 있기 때문이다. 오늘날 태극권은 움직(動)이며 행하는 행선(行禪), 혹은 동기공(動氣功)의 개념으로 받아지며 그 명칭은 주역(周易)의 태극팔괘사상에서 비롯되었고, 그 권법이론도 주역(周易)을 응용하여 풀이되고 있다. 이러한 태극권은 기공의 일종이라고도 할 수 있으며 또한, 중국의 기공 수련자 중 과반수 이상은 태극권 수련자이기도 하다(허일웅 · 이명찬 · 김이수 · 이동욱, 2002).

태극권의 기본 요소와 기본 원리의 10대 요점은 아래와 같다(김창룡 · 박종구, 2004; 이지헌, 2011; 허일웅 등, 2002). 이 외에 시선은 양손과 함께 움직이도록 하며 전방을 응시하고, 입은 가볍게 닫아 침이 마르지 않도록 한다.

### 1) 기본 요소

태극권에서는 3요소인 조신, 조식, 조심을 기본요소로 한다.

#### (1) 조신(調身): 바른 자세

태극권은 원래 무술이기 때문에 부정확한 자세로는 방어 및 공격을 할 수 없게 되므로 바른 자세가 요구된다. 머리, 목, 척추는 항상 일직선이 되게 하여 몸의 균형을 유지하며, 허리는 모든 운동의 주축이 되므로 항상 원활하게 움직이도록 하고, 하체는 정지해 있을 때는 뿌리가 내린 듯이, 이동 시에는 나비와 같이 움직임으로써 바른 자세 및 강한 하체의 힘을 축적하여 운동의 효과를 극대화시킨다.

### (2) 조식(調息): 움직임과 결합하는 자연스러운 호흡

태극권에서 호흡은 매우 중요하다. 호흡은 태극권의 모든 움직임과 결합해야 한다. 움직임을 거두어 들이고 다음 움직임을 위해서 숨을 들이 마신다. 손을 내밀거나 목적이 되는 움직임은 숨을 내쉬면서 하고, 지극히 자연스러우면서도 아무런 힘을 들이지 않고 해야 하며, 편안하고 단정한 마음으로 행한다. 초보자는 가볍게 입을 다물고 입 또는 코로 길게 내쉬고 들숨은 꼭 코로 쉬는 자연호흡을 각 동작에 맞추어 행한다. 숙련됨에 따라 점차 기를 단전에 침잠시킨다.

### (3) 조심(調心): 시간과 공간을 초월한 마음

태극권은 물리적인 힘을 사용하지 않고, 내면적인 기(氣)를 운용하는 것이 특징이라고 할 수 있다. 기(氣)의 운용은 의식(意識), 즉 마음이 하는 것이다. 태극권을 수련하는 동안 수련자의 마음은 매 움직임에 따라서 변화하여야 한다. 모든 동작을 자연스럽게 유도하면서 태극권을 수행하다 보면 머리는 맑아지고 평화로운 깨달음의 상태를 체험하게 된다. 즉 유연한 동작으로 공기를 물과 같이 느끼면서 온몸으로 평형과 조화로움을 맛보게 되면 명상(瞑想)의 효과를 체험할 수 있다.

## 2) 10대 요점

태극권은 도교와 내가권의 장점들을 흡수하였으므로, 어떠한 유파의 태극권이든지 모두 다음과 같은 10대 요점을 준수하게 된다.

### (1) 허령정경(虛靈頂勁)

정경(頂勁)이라 함은 머리를 위로 받치고 정신도 그에 집중하나 힘을 써서는 안 된다는 뜻이다. 정두현(頂頭懸: 정수리를 매달음)이라고도 한다. 머리의 자세를 바르게 하고, 힘을 넣지 않는다. 힘이 들어가면 목이 굳어지고 기혈이 유통되지 못하기 때문이다. 머리는 자연스럽게 위를 향해야 하는데 만약 그렇지 아니할 경우 정신을 집중할 수 없다.

외적(外的)으로는 목의 힘을 빼어 느슨히 하고 머리를 똑바로 세우는 것을 말하고, 내적(內的)으로는 잡념(雜念)을 없애 마음을 신령(神靈)하게 하고 신(神)과 기(氣)가 독맥(督脈)을 통과해 백회(百會)에 다다르게 하는 것을 말한다. 이는 김창룡, 박종구(2004)의 입신중정(立身中正)의 가장 윗부분으로 하단의 미려중정(尾閭中正)·기침단전(氣沈丹田)과 상하에서 호응하는 것이다. 즉 두정, 머리가 허허롭고 영활하여야 입신중정이 완성되고 기가 전신의 사초(四梢: 모발, 치아, 혀, 손발톱)에 실천(實穿)되어 전신이 허령(虛靈)할 수 있음을 말한다.

### (2) 함흉발배(含胸拔背)

함흉(含胸)이라 함은 가슴을 조금 뒤로 당겨 기를 단전에 모아야 한다는 뜻이다. 함흉은 가슴 부위의 힘을 빼고 안쪽을 들여 넣는 것 같은 동작으로, 함흉이 되면 저절로 발배(拔背)가 된다. 즉 자연스럽게 등이 펴진다. 가슴을 앞으로 튀어나오게 하면 기가 가슴으로 치솟아 상중하경(上重下輕: 위는 무겁고 아래는 가볍게 됨)하게 되고 발도 튼튼하지 못하게 된다. 발배라 함은 기를 등에 밀착시키고 가슴을 자연적으로 뒤로 당기는 것이다. 발배하면 내력(內力)을 등으로부터 발생시켜 무적의 경지에 이르게 된다. 함흉과 발배는 흉배부(胸背部)의 중요한 방법으로 실질적으로 분리되기보다는 하나의 통일된 동작이다. 즉 함흉이 되지 못하면 발배가 될 수 없고 발배가 되지 못하면 함흉을 할 수 없게 된다. 함흉발배를 할 수 있어야 기(氣)가 회음혈(會陰穴)에서 장강혈(長强穴)을 거쳐 척추를 타고 상승할 수 있게 된다.

### (3) 침견추주(沈肩墜肘)

침견수주(沈肩垂肘)라고 하기도 한다. 침견(沈肩)은 어깨를 이완시켜 아래로 느슨하게 내리는 것이다. 어깨가 뜨면 기가 위로 치솟게 되어(上氣), 전신에 힘이 빠지게 된다. 추주 혹은 수주는 두 팔꿈치를 이완시켜 아래로 내리는 것이다. 팔꿈치가 들리면 어깨도 당연히 들리게 되어 경력이 끊긴다. 이 침견수주(沈肩垂肘)는 마음과 호흡을 안정시켜 기(氣)가 단전(丹田)에 가라앉을 수 있게 하며, 발경(發勁)을 할 때 발에서 일어난 경(勁)이 다리, 허리, 어깨를 거쳐 손끝까지 도달하게 한다.

### (4) 송요좌과(松腰坐髈)

송요(松腰)는 허리를 느슨히 하여, 가볍고 영활하게 돌리는 것이고, 좌과(坐髈)는 사타구니를 가라앉혀 기반을 안정시키는 것이다. 허리는 상하를 연결시키는 교량 역할을 하기 때문에 모든 것을 지배하게 된다. 허리의 긴장을 풀고 부드러운 상태를 유지하며, 회전 운동을 원활하게 하여 중심을 가라앉혀서 두 발에 힘이 생기게 하고 하반신을 견고해지도록 한다. 즉 송요하게 되면 두 발에 힘이 서게 되고 하지가 완고하다. 허실 변화는 모두 허리에서부터 오는바 명의(命意)의 발원지는 허리에 있고 힘겹게 됨은 허리와 다리에 원인이 있다.

### (5) 분허실(分虛實)

허실분청(虛實分淸), 분명허실(分明虛實)이라고도 한다. 태극권에서 허(虛)와 실(實)의 변화는 공격과 방어의 원동력이 된다. 즉 허실이 분명히 구분되어야 동작과 방향 전환이 가볍고 원활해지며 힘이 들지 않게 된다. 허와 실을 구분함은 태극권의 핵심이다. 만약 허와 실을 구분하지 못하게 되면 걸음이 무겁고 지체되며 자립이 온건하지 못하게 되어 타인에게 의존하게 된다.

### (6) 용의불용력(用意不用力)

용의(用意)는 신체의 모든 활동을 의식(意識)으로 조정한다는 뜻이며, 의식은 정신작용을 가리킨다. 불용력(不用力)은 원래 불용졸력(不用拙力), 즉 졸력(拙力)을 사용하지 말라는 뜻이다. 이는 의(意)를 사용하고 역(力)을 사용하지 않으며, 몸을 부드럽게 이완시키고 힘을 주어서는 안 된다는 뜻이다. 태극권을 수련함에 있어서 전신의 힘을 빼야 하고, 추호도 만력을 사용하지 않아야만, 영활하게 변화할 수 있으며 원전(圓轉)이 자유롭게 된다. 사람의 몸에는 경락이 마치 땅위 지면의 골과 같아 지면에 골이 있어야만 물이 흐를 수 있듯이 경락이 열려 있어야만 기가 통할 수 있다. 만약 전신에 힘을 주어 경락이 넘쳐나게 되면 기혈이 막혀 움직임이 원활하지 못하게 되고 몸의 한 부분이 힘을 받으면 전신에 영향을 미쳐 타인에 의해 움직이게 된다. 그러나 힘을 쓰지 않고 의(意)를 이용한다면 의가 닿는 곳에 기가 닿게 되어 기가 온몸에 자유롭게 흘러 장시간 수련하게 되면 진정한 내력을 얻게 된다. 즉 극(極)은 먼저 연하고 나중에 강력함을 얻게 되는 것이다.

### (7) 상하상수(上下相隨)

'상하상수'라는 것은 권법 수련 시 손, 허리, 다리를 일치시키는 것을 말한다. 한 번 움직일 때 모든 것이 함께 움직이고(一動全動), 한 번 안정할 때 모든 것이 함께 안정하는(一靜

全靜) 것을 말한다. 즉 상하상수라 함은 태극권의 동작에서 뿌리는 발에 있고 다리에서 시작하여 허리에서 통제하며 손가락에서 모습을 보여주어야 하므로, 발에서 다리를 경유하여 허리에 도달하는 완정일기(完整一氣: 모든 것이 하나의 기로 이루어짐)하여야 한다는 것이다. 이는 손의 움직임, 허리의 움직임, 발의 움직임, 눈길의 움직임이 동시에 이루어져야 함을 의미하며, 만약 어느 한 곳이 움직이지 않는다면 전체가 흐트러지게 됨을 말한다.

(8) **내외상합(內外相合)**

정신을 수련함에 태극권의 목적이 있으므로, 의식(意識)이 주체가 되고 몸이 그의 지시에 따르게 됨을 말한다. 따라서 정신이 제기되어야 행동이 가볍고 영활해진다. 즉 수족이 개(開)이면 심의(心意)도 개(開), 수족이 합(合)이면 심의도 합(合)이 되어야 한다. 따라서 개(開)라 함은 손발이 열려야 할 뿐만 아니라 마음과 의(意)도 열려야 한다는 것이며, 합(合)이라 함은 수족이 닫혀야 할 뿐만 아니라 마음과 의(意)도 닫혀 내외(內外)가 하나로 이어져 사이가 전혀 없어야 함을 말한다.

(9) **상련부단(相連不斷)**

상련부단은 태극권의 모든 동작에서 '의식의 집중'과 '경법의 운경(運勁)'이 연속되어 끊임없어야 한다는 뜻이다. 태극권은 시작부터 끝까지 일식(一式: 한 동작)에 다시 일식이 이어져서 전체가 하나의 기(氣)로써 이루어진다. 처음부터 끝까지 끊어짐이 없이 연속적으로 이어져야 하고 끝없이 순환되어야 한다. 즉 강물처럼 도도하게 흘러야 하고 운경(運勁: 힘을 적절하게 사용함)은 가느다란 실을 뽑듯이 하여야 함을 의미한다.

(10) **동중구정(動中求靜)**

동중구정은 태극권 수련 시 정신을 편안하게 진정시키고 동작을 완만하게 하면서 침착하고 안정됨을 추구하는 것이다. 의식을 내면으로 수렴하여 집중함으로써 머릿속의 온갖 잡념을 제거하고, 오관(五官)의 작용을 초월해 이른바 도가(道家)에서 말하는 입정(入靜)과 허무(虛無)의 경지에 이르게 하는 것이다. 즉 태극권은 정(靜)으로 동(動)을 제어한다. 비록 움직이더라도 그것은 정(靜)을 위함이다. 때문에 수련할 때 느리면 느릴수록 좋다. 느리면 호흡이 깊고 길게 되고 기가 단전에 충분히 앉게 된다.

## 6. 기본 동작

심신의 조화라 불리는 타이치, 즉 태극권은 권(拳)의 한 형태이다. 권은 주먹, 어떤 행위, 자신을 조절하는 능력을 의미하지만, 고대 중국에서의 주먹은 집중, 고립, 견제를 의미하는 것으로, 권은 조직화된 조화로운 기술 중 하나이다. 권의 본질은 행위의 연속성이며, 권은 정신과 육체의 공동적인 작용이므로 태극권은 정신에 의해 통제된 운동이다(표충실, 1997).

태극권의 동작은 뿌리는 다리에 두고 대퇴부에서 시작하여 허리에서 주관하며, 손가락에서 형(形)이 나타난다. 태극권은 자세, 힘, 율동, 정신, 구성 등 특유한 요소로서 자체의 독립적 특성을 가지고 있는데, 그것은 무술성, 보건성, 표현예술성 등이 삼위일체가 되어 상호 관련을 맺으며 발전해 왔다. 태극권의 무술성은 유연 속에서 강인함을 담고 있고, 원형을 이룬다. 원은 가장 안정된 구조이다. 보건성은 태극권이 인체 발병 원인과 병리에 따라 해당 경락을 소통시키고, 혈기를 막힘 없이 잘 통하게 하며, 부드럽고, 느리고, 끊임없이 걷고, 도는 형태로 조직적이며, 자연스러운 운동형식을 취하는 도인양생술(導引養生術)이라는 것이다. 표현예술성은 동작의 아름다움을 말하며, 자세를 매우 중요시한다. 이는 구성을 고르고, 바르게 하여 밀고, 뽑고, 벌리고, 굽히고, 펴면서 어느 것도 느슨해서는 안 되며, 건강미의 기세를 나타내야 함을 뜻한다. 이들을 신법, 수법, 호흡법으로 나누어 살펴보면 다음과 같다(이찬, 2011; 정민섭 등, 2001; 허일웅 등, 2002).

### 1) 신법(身法)

태극권을 수련할 때 바른 자세를 유지 · 지탱하며 심신과 함께 동작을 실행하는 것을 신법이라고 말한다. 신법의 주의사항은 10가지이다.

(1) 가슴을 내밀지 않는다.
(2) 등을 편다.
(3) 골반부분으로 상체와 대퇴부를 구분하나 엉덩이를 내밀지 않는다.
(4) 내장의 중심인 명치를 기준으로 유지한다.
(5) 머리를 바르게 해서 목을 구부리지 않는다.
(6) 골반을 벌리고 상체를 바르게 지지한다.
(7) 어깨 근육의 긴장을 풀고 편안히 한다.
(8) 팔꿈치를 활의 모양을 취하고 펴지 않는다.

(9) 민첩하게 실행한다.

(10) 가볍고 자연스럽게 실행한다.

완만한 움직임의 목적은 기민한 몸의 변형과 민감함을 기르는 데 그 목적이 있다. 따라서 태극권은 허실부단(虛實不斷)의 변형에 의존, 끝나는 것이 없는 운동의 수련방식을 이용하게 된다.

## 2) 수법(手法)

태극권에서는 8가지의 수법(手法)으로 붕(掤)·리(履)·제(擠)·안(按)·채(採)·열(挒)·주(肘)·고(靠)가 있다. 태극권에서는 특별히 장의 원상 부위가 대단히 중요하다. 크고 작은 활 모양의 그림을 그리게 되며, 움직임이 크게 변하는 복잡한 동작과 전신의 중간 견관절이 가장 큰 움직임이고 손목도 유연하게 움직이기 때문에 여유 있게 움직이게 되면 팔꿈치가 들리거나 힘을 넣거나 해서 손가락이 뻣뻣해지게 된다. 동작의 원천은 허리에서 시작되므로 허리가 중요하다. 어깨에 힘을 넣지 말고, 손목, 팔꿈치, 어깨의 관절을 동시에 움직여 평상시 어깨에 활 모양의 형태를 만들도록 할 필요가 있다. 이 수법 중 붕, 리, 제, 안 4개 수법은 기본적으로 앞 혹은 뒤로 움직이게 하는 경법으로 합쳐서 사정수라 한다. 이 4개 중에서 대표적인 경법은 붕과 리이다. 나머지 4개 수법은 주로 비스듬히, 옆으로 움직이게 하는 경법으로 사우수라고도 한다(김창룡·박종구, 2004; 정민섭 등, 2001; 허일웅 등, 2002).

다시 말해 태극권은 장권(長拳), 혹은 십삼세(十三勢)라고도 칭하는데, 태극권이라 칭함은 이 권법이 태극음양의 이치를 근본원리로 세우고 음양허실의 순환을 끊임없이 반복하며 태극도의 둥근 형태를 닮았기 때문이다. 장권이라 칭함은 물결과 물결이 끊임없이 연결되어 흐르듯, 십삼세의 동작과 동작이 서로 끊임없이 이어지기 때문이다. 십삼세라 칭함은 태극권이 팔문오보(八門五步), 즉 붕, 리, 제, 안, 채, 열, 주, 고의 팔괘 수법(手法)과 진보, 퇴보, 좌고, 우반, 중정의 오행(五行) 보법(步法)을 합하여 십삼세로 구성되기 때문이다. 이를 이찬(2011)이 제시한 태극, 오행, 팔괘도로 나타내 보면 [그림 2-1]과 같다.

### (1) 붕(掤)

장심은 안으로 향하고, 어깨는 활 모양으로 해서 어깨 앞에 구부리고 어깨의 외측에서 상대의 압력을 받거나 풀거나 한다. 붕의 동작은 방어의 수법이다. 전신의 힘의 중심점을 손의 상대와 접촉하는 데 가져가지만 팔에 의해 항상 변화시킨다. 또한 손과 팔이 위로 향하거나 외부로 향하는 회전(이 같은 나선 운동을 전사라 한다)을 동반한 활 모양을 하고 마치 스프링 같이 작용하는 것을 태극권에서는 경(勁)이라고 한다. 태극권에서 가장 중요한 경은 전진, 후퇴, 회전 어느 동작을 하든지 포함된다.

(2) 리(履)

양 손바닥을 기울여 반대로 일치시켜, 전방에서 끌어당겨 상대의 힘을 살짝 받아넘긴다. 허리의 회전을 이용하여 팔의 척골측 전체를 사용하는 경이다. 상대방이 내는 힘의 방향을 기술적으로 이용해 자연스럽게 받아 흐르게 하는 수법이다. 일반적으로는 상대의 손목과 팔꿈치의 관절을 취하는 형태로 되어 있지만 힘을 변화하는 동작은 '리'의 예이며, 한 손으로도 사용한다. 허리를 안정시키며, 허리를 회전하고 손을 회전시키면서 끌어당기지 않으면, 상체가 휘어지기 쉽게 된다.

(3) 제(擠)

한쪽 팔은 붕 동작이 되고 다른 한쪽 손은 손목의 내칙에 의해서 양손을 가슴의 높이로 내민다. 상대의 힘의 방향을 바꾸어 공격하는 방법이고, 붕근과 양편 손을 동시에 행하지만 주된 동작은 손바닥이 지면을 향해 누르는 형태이다. 상대의 관절을 취하도록 할 때나 상대를 잡아당긴 후에 사용한다. 제에는 본래의 뜻으로 "조르기 시작한다, 압력을 가한다"의 의미가 있으나 태극권에서 제는 될 때 그것에 맞추어 밀고 들어가는 경법을 말한다. 양팔은 옆으로 뻗는 듯이 하나 팔꿈치는 올리지 않는다.

(4) 안(按)

안(按)은 아래쪽 앞으로 손을 누르는 경(勁), 즉 "안(按)은 허리로 공격한다"고 말하며 신체는 앞으로 향한다. 양손은 전방으로 향하고 어깨 넓이로 내미는 방법으로서 상대를 끌기 위한 기회를 갖고, 팔꿈치와 손목부분을 누른다. 정면에서 상대를 강력하게 누르는 수법이며, 아래의 흐름을 막는 듯한 기분을 갖는다. 평면으로 제압하는 쪽의 손은 전부 안(按)으로 누르는 경법이다. 한쪽 손을 전방에 두고 다른 한쪽 손은 밑으로 하거나, 양손이 서로 다른 방향으로 안(按)하는 경우와 붕근의 한쪽 손이 누르고 하수로서의 힘을 첨가시키는 경우도 있다.

(5) 채(採)

공격해 오는 상대의 손목과 팔꿈치의 관절을 손가락으로 잡고 끌어당겨, 긴 동작에서 한쪽 손바닥은 펴야 하지만 끌었다 밀었다가 할 때에는 언제라도 응용할 수 있다. 예를 들면 손목과 손가락의 힘을 사용하여 짐승이 발로 잡아채는 동작의 일종이다. 더 자세하게 설명하면 상대의 손이나 팔꿈치를 잡고 위로부터 아래로 눌러 가라앉히는 경법이 이와 가깝다. 제(擠)는 모으는 경법인 것에 비해 채(採)는 나누는 역법이다.

(6) 열(挒)

빠른 변화를 유도해, 상대의 공격을 유도하는 수법이다. 예를 들면 붕근을 사용하여 빠르게 밀 때에, 빠르게 치는 것이 그 수법이며, 한쪽 손으로는 잡아당기고, 다른 한쪽 손으로는 팔꿈치 관절의 한 지점을 비튼다. 아래로 기울이는 곳에서 위로 향하여 친지(親指)와 손목의 부분으로 상대의 얼굴을 보고 치는 것이다. 상대의 동작을 제압하는 데 있어서 상대의 목을 비틀거나 가슴을 치거나 하는 것 등 여러 가지로 사용할 수 있다. 열경(挒勁)은 자세히 말하면 옆으로 누르는 경법을 말한다. 또한 열은 '전회하다, 전환하다'의 의미로 리, 채에서 변화한 누르기를 시작하는 경이나, 상대를 뒤로 뒤집는 경법도 이 범주에 든다.

(7) 주(肘)

팔꿈치를 선회시켜, 혹은 주선을 이용하여 앞, 뒤, 옆, 위, 아래로 움직이게 하는 경법을 말한다. 후방에서 접근하는 상대에게 순간적인 타격을 팔꿈치로 행하는 수법이다. 위험한 방법이기 때문에 옛날에는 비전으로 전해온 것이다. 일종의 팔꿈치 권법이다.

(8) 고(靠)

양손으로 몸의 전방을 지지하고, 어깨, 등, 허리를 사용해 밟아 부딪치는 동작이다. 주(肘)의 방법과 동일하며 위험성이 높고, 좋은 기회를 취하지 않으면 실패할 수 있으며, 반격이 이어지지 않는 위험이 있는 기술이다. 어깨(앞으로 혹은 옆으로)나 등, 엉덩이로 누르는 경법을 말한다. 주경(肘勁)이 벗어난 경우, 견고(肩靠)가 이용된다.

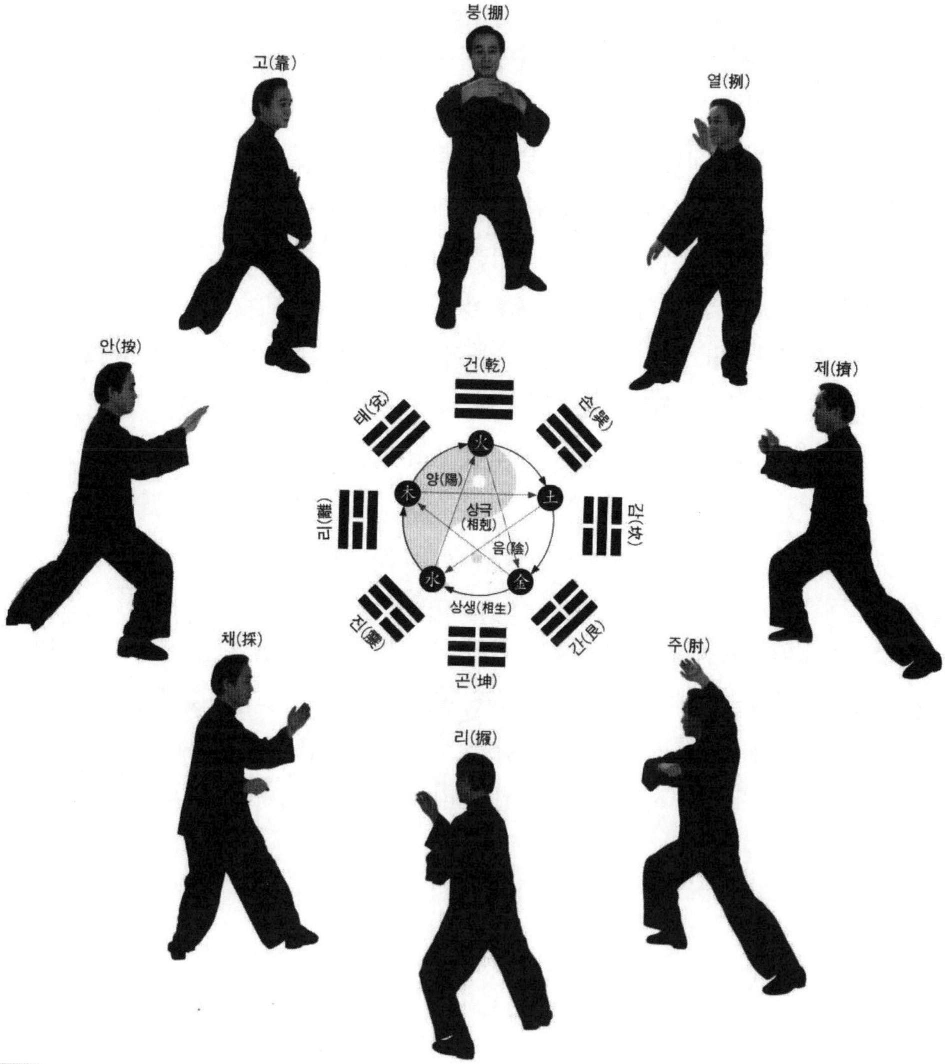


| | | |
|---|---|---|
| 음(陰) | 허(虛) | 유(柔): 약하고 부드러움 |
| 양(陽) | 실(實) | 강(剛): 강하고 딱딱함 |

| | | | |
|---|---|---|---|
| 금(金) | 쇠 | 도(刀) | 좌고(左顧): 좌로 돌아봄 |
| 목(木) | 나무 | 곤(棍) | 우반(右盼): 우로 돌아봄 |
| 수(水) | 물 | 검(劍) | 퇴보(退步): 뒤로 물러남 |
| 화(火) | 불 | 창(槍) | 진보(進步): 앞으로 전진함 |
| 토(土) | 흙 | 권(拳) | 중정(中定): 안정됨을 잃지 않음 |

| | | | | | |
|---|---|---|---|---|---|
| 건(乾) | ☰ | 금(金) | 하늘 | 남 | 붕(掤): 위로 올려 막거나 방비함 |
| 곤(坤) | ☷ | 토(土) | 땅 | 북 | 리(履): 적의 힘을 흘려냄 |
| 감(坎) | ☵ | 수(水) | 물 | 서 | 제(擠): 밀어제침 |
| 리(籬) | ☲ | 화(火) | 불 | 동 | 안(按): 밀거나 누름 |
| 진(震) | ☳ | 목(木) | 천둥 | 동북 | 채(採): 잡아챔 |
| 손(巽) | ☴ | 목(木) | 바람 | 서남 | 열(挒): 적의 힘을 차단함 |
| 간(艮) | ☶ | 토(土) | 산 | 서북 | 주(肘): 팔꿈치로 공격함 |
| 태(兌) | ☱ | 금(金) | 호수 | 동남 | 고(靠): 어깨로 들이받음 |

[그림 2-1] 태극 · 오행 · 팔괘도

출처: 이찬(2011), 30분 태극권, 테라피 타이치, 71쪽의 도해를 승인받은 후 인용함.

### 3) 호흡법(呼吸法)

호흡법은 모든 병기 치료법(病氣治療法)에서 중요시하고 있다. 태극권에서도 호흡법이 중요하지만, 태극권은 호흡법만을 주로 하여 운동하는 방법만은 아니며 무술에서 시작된 체조라 할 수 있다. 따라서 자세에는 일정한 자연의 법칙이 있고, 형식도 매우 복잡하기 때문에 최근에는 호흡법을 중시하는 것에 무리가 있을 수 있다. 호흡은 자연스럽게 하며 축경(畜勁)의 단계에서는 들이마시고(吸), 발경(發勁)의 단계에서는 내쉰다(呼). 발경에는 상대에게 순응하는 인경(引勁)과 인경을 한 후, 공격을 이룰 수 있는 나경(拿勁)이 있다. 연습이 쌓이면 자연적인 힘과 의식으로서 동작을 조절하는 것이 가능해지며, 의식과 호흡을 동시에 조절하는 것이 가능해진다. 횡격막의 상하 운동이 연결되고 긴장, 수축, 이완에 대한 감각이 생기게 된다. "동(動)에서 정(靜)을 찾는다"라는 것도 호흡이 의식에 의해 조절되는 것을 말한다. 또한 허실을 나누는 기점, 일정의 속도를 유지하는 것도 전부 호흡과 연결되어 있다.

#### (1) 자연 호흡

초심자는 자연 호흡법을 실행한다. 자연적이라고 말해도 일상생활 중에서 무의식적으로 숨 쉬고 있는 호흡과는 다르며, 누워서 안정을 취할 때의 호흡법과 비슷하다. 그때의 깊고, 길고, 천천히 같은 비율의 속도를 지키기 위한 호흡법을 전신 운동 중에 실행하는 것이다. 흡기(吸氣)는 가늘고 가볍게, 호기(呼氣)는 길고 깊게 하며, 나머지는 자유호흡을 하며 실행하는 것이 좋다.

#### (2) 복식 호흡

깊게 들여 쉴 때에는 하복부를 천천히 안으로 당기면서 가늘고 길게 들이마시고, 내쉴 때에는 흡기(吸氣)한 길이만큼 천천히 내쉬는 호흡법이다. 이것은 일종의 복부를 단련시키는 방법으로 일회 동작의 마지막은, 충실한 복부 안정을 취하고 기를 단전에 침잠(沈潛)시키는 데 도움을 주는 것이다. 익숙하지 않은 사람이 무리하게 복식 호흡을 하게 되면 고생하기 때문에 주의할 필요가 있다. 처음부터 복부의 요철(凹凸: 하단전을 집어넣고 볼록하게 나오게 하는 것) 등을 신경 쓰지 말고 시종 긴장하지 않도록 하면서 코로 들이마시고, 코로 내쉬는 동시에 흡기(吸氣)할 때 항문의 괄약근을 닫고, 호기(呼氣)로 가라앉히는 것을 실행하면서 폐활량을 증가시켜 가는 것이 좋다.

### (3) 호흡과 동작의 배합

자신의 호흡에 맞춰서 행동을 하는 것이기 때문에 자연스럽게 행동하는 것이 가능하지만 호흡만 신경 쓴다면 아직 초심자이다. 태극권의 동작은 수련을 계속하는 사이에 자연스럽게 호흡과 결합되는데, 그것은 정신을 집중하여 동작을 의식과 결부시켜 나갈 때에 자신의 호흡이 내면의 움직임으로써 맞추어 나가기 때문이다.

1회 동작은 허(虛)의 동작으로 시작하고 실(實)의 동작으로 마친다. 허(虛)의 흡기(吸氣)를 실(實)의 호기(呼氣)와 맞추어 간다면 좋을 것이나, 이것은 그렇게 단순하지는 않다. 태극권으로서 힘을 쌓아 갈 때에는 흡기(吸氣), 힘을 발할 때에는 호기(呼氣)로 호흡한다. 이것을 권세 호흡(拳勢呼吸)이라고 부르는데, 그 사이에 자연 호흡으로 조절하면서 동작에 맞추도록 하여 무리하지 않도록 한다. 이러한 태극권의 동작을 요약하면 다음과 같다.

첫째, 태극권 동작은 시작부터 끝까지 시종일관 이어져 끊어짐이 없다. 한 동작의 완성은 바로 다음 동작이 되기 때문에, 옛 사람들은 태극권을 마치 장강대해(長江大海)가 도도히 넘실거리는 듯 끊어짐이 없는 권법이라고 했다. 또한 한 동작이 일어나면 전신의 모든 관절이 함께 움직인다고 했는데, 이는 태극권이 손끝 하나의 움직임에도 온몸의 모든 부분이 협조 일치하여 전신적인 힘을 발휘하는 것을 의미한다.

둘째, 태극권은 흔히 솜과 같이 부드러운 권법, 즉 면권(綿拳)이다. 이는 부드러움이 능히 강함을 이긴다는 역경의 사상을 구현한 것으로, 태극권의 외형적 동작이 극히 유연함을 표현한 말이다.

셋째, 태극권의 모든 동작은 원 운동의 연속이다. 원 운동은 신체의 뼈, 관절의 움직임과 자연스럽게 조화되어 신체의 기능을 고도로 발휘할 수 있게 하고, 원형의 동작을 통해 자연스러운 힘이 발휘될 뿐만 아니라 조직의 강화가 쉽게 이루어진다.

넷째, 태극권은 정신과 신체의 사지백해(四肢百骸)가 서로 부합하여 조화되어야 한다. 정신과 신체의 부합을 육합(六合)이라고 하는데, 이것은 다시 내삼합(內三合)과 외삼합(外三合)으로 나뉜다. 내삼합은 심의(心意), 기력(氣力), 근골(筋骨)의 내면적 요소가 서로 부합함을 의미하고, 외삼합은 수족(手足), 주슬(肘膝: 팔꿈치와 무릎), 견과(肩胯: 어깨와 사타구니)의 외형적 요소가 서로 상합됨을 의미한다.

이 외에도 태극권을 느리게 수련하는 궁극적인 목적은 기혈의 흐름, 동작, 의식을 결합하여 내경(內勁)을 기르기 위한 것이다. 동작을 빠르게 하면 의식이 동작을 따르지 못하여 결국 기혈의 흐름과도 어긋나게 된다. 따라서 동작을 완만하게 수련하는 가운데 심신을 일치시켜야 태극권 특유의 내경이 만들어진다고 할 수 있다. 내경이 형성되지 않으면, 비록 태극권이 건강 운동으로서의 효과는 나타낼지 모르지만, 무술로서의 기능은 기대할 수 없게 된다. 또한 태극권 동작을 웅장하게 하는 것은, 기혈의 소통을 강화시키고, 내경을 배양하며, 초식(招式)의 정확도를 높이기 위함이다. 태극권의 수련은 이해를 바탕으로 하여 심신으로 체득하고, 실천해야 하는 실천적 기예(技藝)이며, 도(道)이다. 그러므로 태극권의 요체를 심신으로 터득하지 못한다면 아무 가치가 없게 된다.

### 4) 특징과 자세

타이치, 즉 태극권은 체력 향상과 미용, 노화방지 그리고 여성의 호신술로 적합하다고 주장하는 민정암과 김종섭(2005)은 태극권의 특징과 자세를 다음과 같이 제시하였다.

#### (1) 특징

태극권의 기본이 되는 것으로 특히 중요한 것은 '송(鬆)'과 '정(靜)'이므로 수련을 할 때 송과 정에 주의하여야 한다. '송'은 느긋하고 편안한 것을 의미하는 것으로 동작을 진행할 때 긴장하거나 불편한 자세를 취하지 말고 자연스럽고 편안한 상태를 유지하라는 것이다. '정'은 정신과 움직임의 통일을 꾀하라는 것이다. 몸을 느긋하게 한 다음 잡념을 버리고 마음을 안정시켜 하나하나의 동작에 의식을 모아야 한다. 이러한 태극권은 유연한 움직임, 동작의 연속성, 원형의 움직임, 정신 통일, 조화 운동, 예술적인 움직임 등의 특징을 가진다.

#### (2) 자세

몸에 힘을 빼고 느긋하고 기분 좋은 자세가 우선되어야 한다. 태극권은 몸과 마음의 바른 자세가 요구되며 각 부분의 자세도 적합하여야 한다.

① 두부

'두정현(頭頂懸)'이라는 말처럼 머리를 위에서 매단 것과 같이 목의 근육을 이완시키고 앞뒤 좌우로 기울거나 휘청거리지 않게 똑바로 유지한다. 머리의 움직임은 몸의 방향에 따라 전환하고 몸통의 회전이나 손발의 움직임과도 조화를 이루어야 한다. 얼굴표정은 온화하게 유지하며 턱은 약간 당기고 입은 자연스럽게 다문다.

② 상지부

어깨를 낮추고 팔꿈치를 늘어뜨려 어깨와 팔꿈치의 관절을 이완시킨다. 초보자는 상반신이 안정되지 않기 때문에 어깨에 힘이 들어가고 끌려 올라가기 쉽다. 태극권은 곡선 중심이므로 팔도 완전히 곧게 펴지 말고 일정하게 원형을 유지해야 한다. 태극권의 손 자세는 장(掌: 편 모양), 권(拳: 주먹 쥔 모양), 구(鉤: 매달린 모양) 세 가지이다. 손은 자연스럽게 하고 의식을 충분히 모아 주는 것이 중요하다.

③ 몸통부

태극권은 복식 호흡을 하기 때문에 가슴에 여유를 주는 자세여야 한다. 척추는 곧고 반듯해야 한다. 배는 '기침단전(氣沈丹田)'이라 하여 중요한 부분이다. 기는 '생명 에너지'라 하여 배꼽 아래 '기해(氣海)'라고도 하는 단전에 축적된다고 여겨진다. 기침단전은 복식 호흡과도 밀접한 관계가 있는데 단전호흡으로 복압을 조절하고 자율신경의 조화와 내장의 기능을 활발하게 해준다. 김창룡과 박종구(2004)는 기침단전을 음양의 에너지 중에서 음의 에너지를 내려 보내고 에너지를 적절하게 사용하는 방법을 단련하는 기법으로 제시하였다.

허리는 느긋하게 하여 자연스러운 상태가 되도록 한다. 무리하게 앞뒤로 내밀거나 좌우로 기울게 하여 가슴이나 복부 근육에 긴장을 주지 않도록 한다. 둔부는 필요 이상으로 내밀지 않도록 한다. 둔부를 내밀면 허리와 어깨가 굳고 머리도 내려와 자세가 흐트러진다.

④ 하지부

태극권은 "발을 기반으로 하여 다리에서부터 시작하여 허리를 중심으로 하고 손으로 모양을 만든다"라고 전해지고 있다. 상반신의 힘을 빼고 하반신에 중심을 두어 신중하게 발을 움직인다. 특히 태극권은 한쪽 다리에 체중 전체가 실리는 동작이 대부분이기 때문에 무릎에 실리는 무게가 커서 다리 운동량이 넘칠 수도 있다. 초심자는 무릎을 덜 구부리고 허리 높이를 조절하여 무릎에 실리는 무게를 조절할 수 있다. 동작은 가볍게 하며 앞으로 걸을 때에는 뒤꿈치부터 디디고 뒤로 나아갈 때에는 발끝부터 디딘다. 이때 양다리는 '분청허실(分淸虛實)'의 원칙에 따라 중심을 항상 어느 한쪽 다리에 두며 중심이 실려 있는 다리(實)와 그렇지 않은 다리(虛)를 명확히 하여 흔들림을 방지한다.

⑤ 발

발 자세의 기본은 궁보(弓步), 허보(虛步), 독립보(獨立步), 부보(付步), 마보(馬步)이다. 궁보는 다리를 앞뒤로 하여 앞쪽 다리의 무릎을 구부려 중심을 두고 뒤쪽 다리는 편 자세로 한다. 이때 체중 배분은 7 : 3으로 한다. 허보는 뒷다리에 중심을 두고 앞발의 뒤꿈치나 발끝을 가볍게 땅에 대는 자세이다. 독립보는 한쪽 다리로 체중 모두를 지탱하고 다른 한쪽 다리는 들어 주는 자세이다. 부보는 한쪽 다리를 구부려 중심을 두고 다른 다리는 옆으로 길게 펴서 자세를 낮춘 형태이다. 마보는 두 다리를 어깨 너비만큼 벌리고 중심을 양다리에 사이에 둔 자세이다([그림 2-2]).

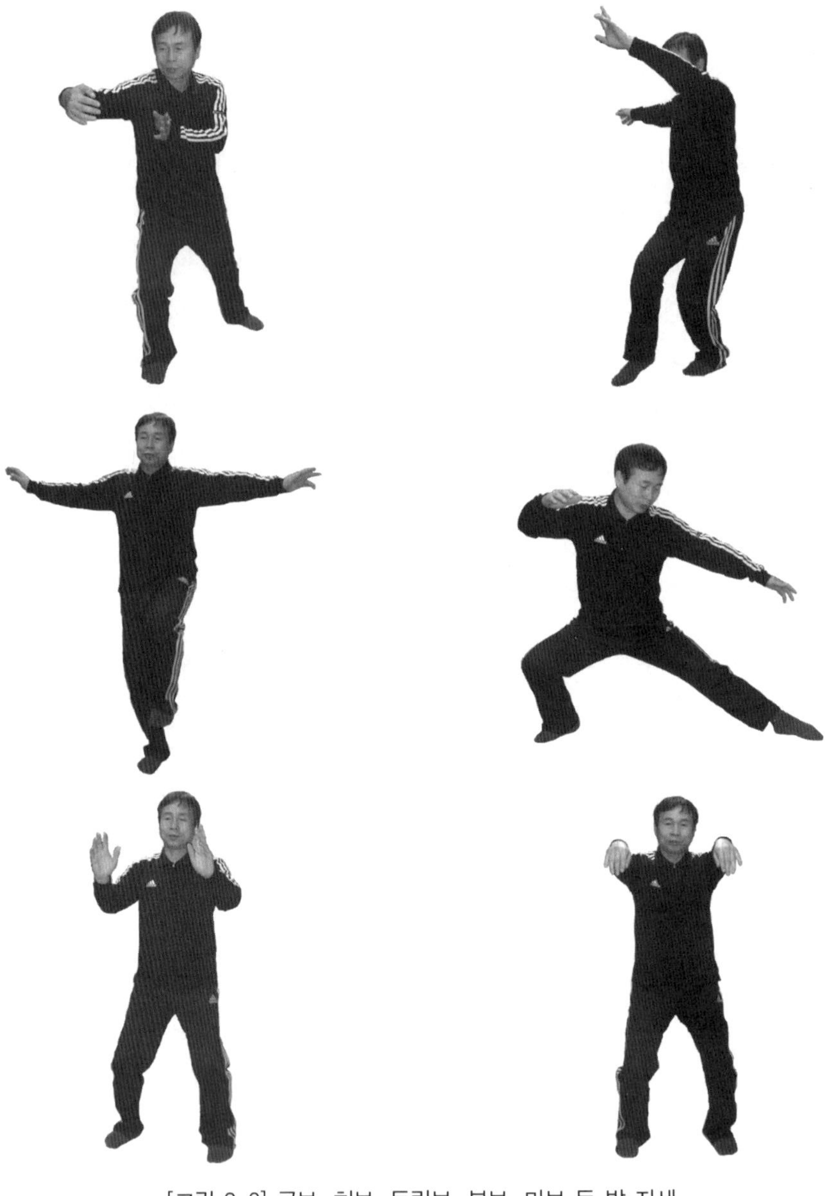

[그림 2-2] 궁보, 허보, 독립보, 부보, 마보 등 발 자세

발을 떼어 옮길 때, 움직이는 발이 완전히 땅에 닿을 때까지는 반대쪽의 발로 최대한 체중을 유지해야 한다. 앞으로 발을 내디딜 때는 뒤꿈치부터 가볍게 디딘 후 발바닥 전체가 닿도록 하나, 뒤로 발을 끌어 움직일 때는 경우에 따라 발끝이나 뒤꿈치를 함께 쓸 수 있다. 허보를 만들거나 한 발을 다른 발 옆으로 끌어올 때는 발끝부터 디디게 되며 독립보에서 발을 내릴 때에도 발끝부터 디디게 된다.

## 7. 12요결

앞에서 제시한 태극권의 10가지 요점에 대해 이찬(2011)은 좀 더 상세하게 12요결로 설명하고, 태극권을 천(天), 지(地), 인(人)의 세 단계로 구분하여 태극권의 이해와 접근을 보다 용이하게 하였다. 태극권의 단계와 12요결의 내용 그리고 12요결의 도해([그림 2-3])는 다음과 같다.

### 1) 단계

태극권에서 인의 단계인 1단계는 근육을 풀고 혈액순환을 원활히 하는 운동을 한다. 이는 등급에 따라 어깨에서부터 손가락까지의 근육 풀기, 사타구니에서 용천(湧泉)까지의 근육 풀기, 미려(尾閭)에서부터 니환(泥丸)까지의 근육 풀기를 적용한다. 지의 단계인 2단계는 관절을 열고 기(氣)를 전신에 유통시키는 것이다. 등급에 따라 기를 단전에 침잠시키거나 니환에 도달시키거나 혹은 용천에 도달시킨다. 천의 단계인 3단계는 지각작용(知覺作用)의 운동이다. 이 단계도 등급에 따라 청경(聽勁), 동경(懂勁), 신명(神明)의 단계에 이른다.

## 2) 12요결의 내용

### (1) 심신방송(心身放鬆: 마음과 몸을 느슨히 함)

마음의 송(鬆)은 잡념이 없고 마음의 동요도 없는 진정한 평화와 안정을 찾는 것이다. 육체의 송은 온 몸의 근육과 경락을 풀어 느슨히 하고 관절을 여는 것이다. 이 심신방송은 몸과 마음이 추호도 긴장하지 않은 가장 편안한 상태이지만 자는 것처럼 무기력하게 늘어지는 것이 아니라 생기로 가득 차 있는 상태를 이루는 것이다.

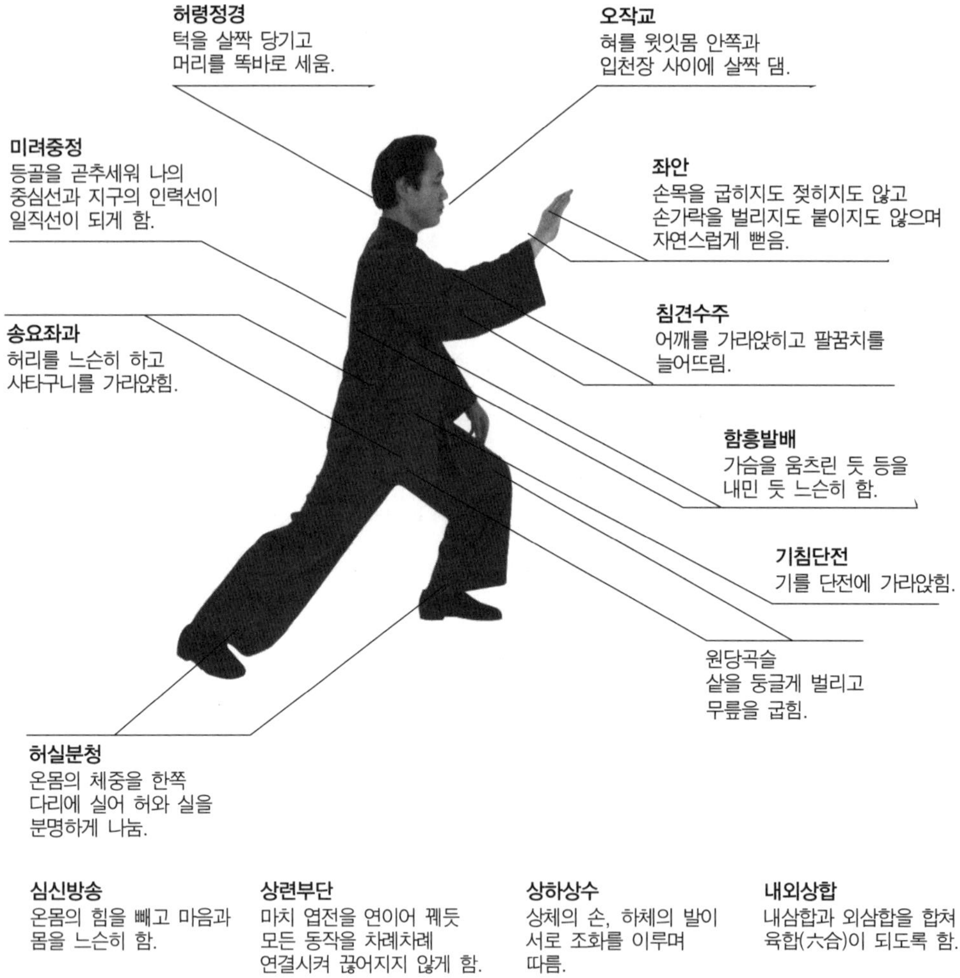


[그림 2-3] 12요결 도해

출처: 이찬(2011), 30분 태극권, 테라피 타이치, 80쪽의 도해를 승인받은 후 인용함.

### (2) 미려중정(尾閭中正: 등골을 곧추세움)

미려중정은 입신중정(立身中正)이라고도 하며, 정평(正平)으로 선 천칭처럼 멈추든 움직이든 등골과 머리가 수직이 되도록 곧추세우고 양어깨는 수평이 되도록 반듯하게 하는 것이다. 이렇게 되면 자신의 중심선과 지구의 인력선이 일치하므로 중심이 안정되어 편안한 자세를 유지할 수 있으며 원활하게 움직일 수 있다.

### (3) 허령정경(虛靈頂勁: 목의 힘을 빼고 머리를 곧추세움)

머리를 숙이거나 젖히지 않으며 좌우로도 기울이거나 돌리지 않는다. 이러한 자세가 되지 않으면 미려를 통과해 올라오는 신과 기가 목에서 끊어져 정수리를 관통하지 못하게 된다.

### (4) 참견수주(沈肩垂肘: 어깨와 팔꿈치를 가라앉힘)

어깨와 팔꿈치의 힘을 빼고 가라앉혀 자연스럽게 늘어뜨리는 것이다. 팔꿈치를 늘어뜨릴 때 겨드랑이에 달라붙게 하면 안 되고 주먹이 하나 드나들 정도의 여유가 있어야 한다. 참견수주는 마음과 호흡을 안정시켜 기가 단전에 가라앉을 수 있다.

### (5) 함흉발배(含胸拔背: 가슴과 등을 느슨히 함)

가슴을 내밀지 않으며 움푹 들어가게 해서도 안 된다. 함흉은 가슴을 느슨하게 하고 발배는 함흉이 되면 자연스럽게 이루어진다. 함흉과 발배는 겉의 몸 모양은 같지만 속의 뜻을 사용함은 다르다. 즉 함흉은 기를 단전에 가라앉히는 비결이므로 뜻이 임맥(任脈)에 있으며 발배는 기를 미려, 옥침, 니환의 삼관(三關)에 관통시키는 비결이므로 뜻이 독맥(督脈)에 있다. 이 함흉발배는 내장에 목욕과 안마를 해준 것과 같은 효과를 얻게 해주는 중요한 비결 중 하나이다.

### (6) 기침단전(氣沈丹田: 기를 단전에 가라앉힘)

먼저 심신방송, 미려중정, 허령정경, 침견수주, 함흉발배를 갖춘 다음, 혀를 입천장과 윗잇몸 사이에 가볍게 대고 가늘고 길게, 천천히 고요하게 호흡하며 마음으로 기를 인도해

차츰 밑으로 가라앉혀 단전에 도달하게 한다. 이는 처음에는 뜻대로 되지 않으나 꾸준히 노력하면 가능하다.

(7) **송요좌과(松腰坐髖: 허리를 늦추고 사타구니를 가라앉힘)**

송요좌과를 위해서는 반드시 요추를 느슨하게 유지하며 정확히 균형을 맞추어야 하고, 사타구니를 자연스럽게 가라앉히고 걸음을 옮길 때에도 안정을 유지하여야 한다. 위로는 미려중정과 이어지고 아래로는 허실분청과 접하게 되는데 둔부를 추켜올리거나 배를 내밀면 안 된다.

(8) **원당곡슬(圓襠曲膝: 가랑이를 벌리고 무릎을 굽힘)**

원당은 고관절 아래 가랑이 사이를 원형을 이루듯 자연스럽게 벌리는 것이고, 곡슬은 상황에 따라 적절히 무릎관절을 굽히는 것이다. 원당은 다리 힘이 생기게 하고 곡슬은 탄성이 생기게 한다.

(9) **허실분청(虛實分淸: 체중을 한 발에 확실하게 실음)**

온몸의 체중을 오직 한쪽 발에 부과시키는 것이지만, 허실은 부위마다 있게 된다. 예를 들면 양발에서 체중을 싣고 있는 발이 '실'이고 체중을 싣고 있지 않은 발이 '허'이다. 양손에서는 왼발이 실이면 오른손이 실이고 오른발이 실이면 왼손이 실이다. 각 부위의 허실들은 반드시 일관되어 발을 뿌리로 삼은 하나의 주된 허실분청을 이루어야 한다.

(10) **상하상수(上下相隨: 손과 발이 함께 따름)**

손과 발이 서로 조화를 이루어 허리를 따라 움직이는 것을 말한다. 이는 태극권의 모든 동작에 반드시 적용된다. 만일 상하상수를 이루지 못한다면 몸이 안정되지 못하게 된다.

(11) **상련부단(相連不斷: 서로 연결되어 끊어지지 않음)**

엽전을 한 줄로 연이어 꿰듯 모든 동작을 연결시켜 끊어짐이 없게 하는 것이다. 여기에는 내외의 구분이 있어, 내면의 관천은 뜻과 정신, 기와 경이 관통되는 것이고, 외면의 관천은 관절과 관절, 동작과 동작이 서로 연결되는 것이다.

(12) **내외상합(內外相合: 뜻과 동작이 합함)**

내란 마음과 뜻의 합, 뜻과 기의 합, 기와 경의 합인 '내삼합(內三合)'을 말하고, 외란 어깨와 샅(두 다리의 사이)의 합, 팔꿈치와 무릎의 합, 손과 발의 합인 '외삼합(外三合)'을 말한다. 내외상합은 내삼합과 외삼합을 합쳐 육합이 되도록 하는 것이다. 방법은 뜻을 쓰고 힘을 쓰지 않으면서 마음으로 기를 운행하고 기로 몸을 운용하는 것이다. 이는 "뜻이 이르면 기도 이르고, 기가 움직이면 몸도 움직인다"는 것이다.

## 8. 타이치와 건강

타이치 운동은 특별한 기구나 복장이 필요 없고 기후나 장소에 구애를 크게 받지 않는 장점이 있다. 또한 운동 효과로는 체력(근력, 유연성, 균형감 등) 증가, 통증 감소로 일상생활 수행능력의 향상(이혜영, 2005) 그리고 스트레스, 불안, 우울과 정서장애를 감소시켜 심리적 웰빙을 향상시키는(Wang et al., 2010) 등 긍정적인 효과가 커서 이를 시행하는 이들의 건강 유지 및 증진에 도움을 줄 수 있는 보완대체요법이다.

타이치는 기(氣)와 원(圓)의 운동으로 다른 운동과는 달리 음양오행 등을 바탕으로 하는 동정권(動靜功)이며 내기(內氣)를 중시한다. 또한 동작을 지속시켜 경락 운동이 되도록 하고 그 동작은 허실, 강유 등을 사용하며, 마음과 몸, 형(形)과 신(神)을 결합시키도록 한다. 따라서 태극권은 체내의 경기(經氣)와 근육을 함께 단련시켜 신체의 긴장을 풀고 원활하게 유지하므로 건강 증진법으로 활용될 수 있다(허일웅, 2007).

타이치는 음악에서 음계를 섞어 많은 곡을 작곡해 내듯 50여 개의 기본 동작을 다양하게 조합하거나 반복해 수많은 투로(套路: 권법의 틀)를 창조해 내는데, 그 조합된 동작의 숫자에 따라 이십 몇 식, 사십 몇 식, 육십 몇 식 등으로 불리게 된다. 이러한 타이치, 즉 태극권은 동양의 의학과 철학에 기초하여 내장 운동과 경락 운동은 물론 스트레칭, 유산소 운동, 근력강화 운동을 조화롭게 구현해서 단전호흡, 명상, 수영, 등산, 호신술의 효과를 동시에 얻을 수 있는 최상의 운동으로 심신을 치유하므로 테라피 타이치(치유태극권)라고 할 수 있다(이찬, 2011).

타이치는 일종의 기공이다. 건강 타이치(태극권)의 기공에서는 내적 에너지를 기(Qi)와 동일한 것으로 간주한다. 기공의 직접적 효과에 대한 연구는 없으나 건강을 위한 기공의 간접 효과로는 면역증강 효과, 스트레스 관리 효과, 이완 효과, 정서 효과로 우울감소, 삶의 질 향상 들을 들 수 있다. 태극권의 종류는 많으나 건강 태극권으로는 진가태극권, 양가태극권, 손가태극권을 들 수 있으며 그 유형은 관절염을 위한 태극권으로 손가태극권 12동작, 당뇨를 위한 손가태극권 및 양가태극권 19동작 그리고 골다공증을 위한 태극권으로 양가태극권, 손가태극권 중에서 기 동작이 속한다(송라윤, 2007).

대한류마티스건강전문학회(2005), 현 대한근관절건강학회에서는 손가(Sun style) 타이치를 이용한 관절염 타이치를 보급하고 있는데, 그 내용을 소개하면 다음과 같다.

### 1) 손가 타이치가 관절염 환자에게 적합한 이유는 경쾌한 발 모양, 여러 가지 기공 동작, 높은 자세와 예술적 깊이 등이다.

- 경쾌한 발 모양: 한 발로 앞쪽, 뒤쪽으로 나아갈 때마다 다른 발이 따라간다. 이것은 많은 전진, 후진 동작이 있다는 뜻이고 그래서 운동성이 향상된다.
- 많은 기공 동작: 호흡과 이완을 돕는다. 기공은 특히 연골, 염증이 진행 중인 관절과 건 등의 신체 손상을 치유하고 복구시키는 데 효과적이다.
- 높은 자세로 구성: 노인들이나 운동성 장애가 있는 사람들도 낙상의 위험 없이 수행할 수 있다는 특징이 있다.
- 예술적인 깊이: 사람들이 배워서 능력이 향상될수록 흥미를 유발시켜 운동을 지속할 수 있도록 도와준다.

### 2) 관절염 타이치의 효과

관절염 환자에게는 감염과 염증으로 인한 증상이 더 악화되지 않도록 저강도 운동을 병행하도록 하는 것이 치료에서 가장 강조되는 원리이다. 타이치는 몸의 자세를 바르게 해주고 기(氣: 건강과 활력에 필요한 몸의 모든 기능을 다스리는 삶의 에너지)를 증가시키며, 배우기 쉽고, 비용이 거의 들지 않으며, 장소에 구애받지 않고 언제 어디서든 할 수 있는 저강도 운동이므로 관절염 환자에게 적절하다. 관절염에서 타이치의 효과는 유연성과 근력 강화, 체력 증진, 자세 교정, 몸·마음·영의 통합, 기의 흐름 개선이다.

### 3) 관절염 타이치의 운동지침

타이치 운동을 연습하기 전에 항상 부드러운 준비 운동을 하고 본 운동 후에는 마무리 운동을 한다.

#### (1) 준비 운동을 위한 지침

- 운동을 하기 전에 몇 분간 평소 속도대로 주위를 걷는다.
- 운동 시 몸이 반응하는 것에 주의하면서 부드럽고 느리게 움직인다.
- 각자 자신의 신체 상태에 맞게 편안하게 걷는다. 만약 운동 중에 불편을 느낄 경우 그 운동의 지속 여부를 의사와 상담한다.
- 어려운 동작은 자기 수준에 맞게 시행하고 무리하게 남을 따라 하지 않는다.
- 몸의 윗부분에서 아랫부분까지 각 부분별로 3~5회 정도 반복하여 스트레칭한다. 처음에는 정상 운동 범위의 80퍼센트 정도로 스트레칭을 제한하고, 몸이 점점 유연해지면 스트레칭 범위도 점점 증가시킨다.
- 근육이 이완되도록 쭉 펴고 잠깐 정지한다. 이때 스트레칭의 정도를 증가시키기 위하여 '반동'을 주지 않는다. 반동은 조직의 손상을 유발할 수 있고, 이완을 원하는 근육을 긴장하게 할 수 있다. 오른쪽과 왼쪽 모두를 3~5회 정도 반복한다.

#### (2) 타이치 준비 운동

타이치 운동의 올바른 자세는 몸을 똑바로 세우고, 긴장을 푸는 것이다. 두 발의 앞부분을 가볍게 벌리고, 무릎은 편안하게 한다(이때 턱을 가볍게 뒤쪽으로 당기고, 양쪽 어깨의 긴장을 풀고, 마음을 가다듬는다). 준비 운동은 주먹을 가볍게 쥐며 걷기, 목 운동으로 두 턱 만들기와 머리 숙이기와 머리 돌리기를 하고, 어깨 운동으로 어깨를 앞뒤 쪽으로 돌리기 3~5회와 기 모으기, 척추 운동으로 척추 펴기와 척추 돌리기, 둔부 운동으로 다리 앞뒤로 뻗기와 다리 옆으로 뻗기를 3~5회 반복하고, 무릎 운동으로 다리 들어 무릎 펴기와 한발 옆으로 내딛고 무릎 굽히기, 발목 운동으로 발목 위아래로 움직이기, 발바닥 안팎으로 움직이기를 3~5회 반복한다.

대한근관절건강학회에서 시행하고 있는 관절염 타이치 과정에는 기초과정과 상급과정이 있다.

### 4) 기초과정

관절염 타이치의 기초과정은 12동작으로 이루어진다(대한류마티스건강전문학회, 2005).

- 시작하는 동작
  두 팔을 양 옆으로 늘어뜨리고, 시선은 정면을 바라보며, 턱은 살짝 뒤쪽으로 당기고, 두 발의 뒤꿈치는 서로 붙이고 앞부분은 벌려, 두 발이 90도가 되도록 한다. 그 후 숨을 들이마시면서 두 손의 손바닥은 서로 마주보게 하고 편안히 두 팔을 나란하게 어깨 높이까지 들어 올린 후 숨을 내쉬면서 두 팔을 아랫배(단전 위치)로 내리고 양쪽 무릎을 가볍게 굽힌다.
- 두 손 열고 닫기
- 오른쪽으로 한 획 긋기
- 오른쪽으로 구름 속에서 두 손 수평으로 움직이기 3회 실시
- 두 손 열고 닫기
- 왼쪽 무릎 쓸기
- 류트(악기) 연주하기
- 발 앞으로 내딛고 슬쩍 피하면서 주먹으로 치기
- 방어하기
- 산 밀기
- 두 손 열고 닫기
- 끝내기
  두 손을 가슴 부위에서 서로 마주 보게 한 상태에서 두 팔을 앞으로 부드럽게 뻗은 후, 숨을 내쉬며 두 손을 대퇴 부위까지 천천히 내리면서, 무릎을 편다.

타이치 운동을 마친 후에는 근육의 긴장을 풀고 근육통이 나타나지 않도록 하기 위하여 마무리 운동을 하여야 한다. 허벅지 두드리기, 온몸의 긴장과 이완, 기(氣) 모으기를 3~5회 실시한다.

### 5) 상급과정

관절염 타이치에는 기초과정의 12식 이외에 상급과정의 31식을 활용한다. 타이치 상급과정은 31동작으로 이루어지며 3파트로 나뉜다(대한근관절건강학회, 2006).

첫 번째 파트는 11개 동작으로 시작 자세, 두 손 열고 닫기, 한 획 긋기(오른쪽), 구름 속에서 손 젓기(오른쪽), 두 손 열고 닫기, 왼쪽 무릎 쓸기, 루트 연주하기, 발 앞으로 내딛고 피하면서 주먹으로 치기, 호랑이 끌어안기, 산 밀기, 두 손 열고 닫기로 구성된다.

두 번째 파트는 9개 동작으로 한 획 긋기(왼쪽), 구름 속에서 손 젓기(왼쪽), 두 손 열고 닫기, 오른쪽 무릎 쓸기, 루트 연주하기, 피하면서 주먹으로 치기, 호랑이 끌어안기, 산 밀기, 두 손 열고 닫기 동작이 해당된다.

세 번째 파트는 11개 동작으로 오른쪽 무릎 쓸기, 옷깃 느슨하게 여미기, 두 손 열고 닫기, 한 획 긋기(왼쪽), 팔꿈치 아래로 주먹치기, 원숭이 격퇴하기(왼쪽), 원숭이 격퇴하기(오른쪽), 왼쪽 무릎 쓸기, 옷깃 느슨하게 여미기(오른쪽), 두 손 열고 닫기와 마치기가 속한다.

이때 아래의 타이치의 기본 원리를 적용한다(대한근관절건강학회, 2006).

### 6) 초급자 기본 원칙

이 기본 원칙은 모든 종류의 타이치에 적용되므로, 어떤 종류의 타이치든 이 원칙에 주의를 기울여 연습하면 타이치의 기술이 빠르게 향상되고 개선될 것이다.

- 느리고, 속도가 같고, 연속성이 있어야 한다. 즉 동작을 조절해야 한다.
- 부드러운 저항이 있는 것처럼 움직인다. 주변에 고밀도의 공기가 있으며, 이 고밀도의 공기에 대항하여 움직여야 한다고 상상하라. 이것은 내적 에너지를 기르는 데 도움이 될 것이다.
- 체중 이동은 앞, 뒤 또는 옆으로 움직일 때 먼저 자신에게 집중하고, 그 다음에 평형을 조절하고, 신체 선열을 유지하면서 먼저 발을 대고, 그 다음에 점차적이고 의식적으로 체중을 앞, 뒤, 옆으로 이동한다.
- 신체 선열은 몸을 똑바로 유지한다.
- 이완을 한다. 이완은 근육이 늘어뜨리는 것을 의미하는 것이 아니라, 모든 관절을 신장하면서 힘을 빼서 열어줌으로써 느슨하게 하는 것을 말한다.
- 내적 집중을 한다. 마음을 흩뜨리지 않고 동작에 집중함으로써 내외적으로 통합을 이룰 수 있다.

### 7) 중급자 기본 원칙

· 머리를 똑바로 유지한다.
· 가슴을 이완하고 등의 상부를 세운다.
· 허리를 느슨하게 한다.
· 허보(虛步)와 실보(實步)를 구분한다.
· 어깨와 팔꿈치를 느슨하게 한다(松).
· 힘을 사용하지 않고 마음을 사용한다.
· 상체와 하체의 움직임에 조화를 이룬다.
· 내적인 움직임과 외적인 움직임을 통합한다.
· 동작의 연속성을 유지한다.
· 고요함(靜: 동작에서의 고요함)을 찾는다.

## 9. 연구

타이치, 즉 태극권 운동에 대한 연구는 국내·외에서 다양하게 진행되었다. 태극권의 바른 이해와 보급을 위한 태극권 자체에 대한 연구는 물론 노인 및 환자에게 실제 태극권을 적용한 후 그 효과를 입증하려는 연구 등이 신체적, 심리적 측면에서 이루어졌다.

국내에서 태극권 자체에 대한 연구로는, 태극권의 원리에 대한 연구(나대관 등, 2001; 김창룡·박종구, 2004; 박종구, 2002; 허일웅 등, 2002), 태극권의 기원과 발전과정에 대한 연구(남기영, 2005; 이지헌, 2011; 지동철, 2006), 태극권 동작에 관한 연구(정민섭 등, 2001; 허일웅 등, 2002) 등이 있다. 태극권은 건강기공(허일웅, 2007)으로 간주되며 국내 학위논문 155건 중 110건에서 태극권 수련은 건강에 유익하다는 결과가 제시되었고 그중 41건에서 노인 건강에 유익하고 14건에서 정신건강에 긍정적인 영향을 미치는 것으로 나타났다(이지헌, 2011). 최근 환자와 노인은 물론 다양한 이들을 대상으로 태극권을 시행한 후 효과를 입증하려는 연구는 세계적인 추세이다.

타이치(태극권)를 2년 이상, 주 5회, 1일 3시간 이상 수련한 20대 남성은 과거 병력이 없는 20대 일반인에 비해 체력요인 중 근지구력, 유연성, 민첩성, 평형성과 순발력이 증진되었으며 최대 산소 섭취량도 높았고 휴식 시 심박수는 낮았다. 그러나 체격, 체지방률, 지방량, 신체구성이나 폐 기능에는 큰 영향을 미치지 않았다(함인엽·유승희·이만균, 2004). 또한 타이치 수련은 일반인에서 명상, 전신떨기, 기마 자세보다 많은 열을 발생시키고 오랫동안 유지시켰으며(김병화 · 신승중 · 홍유식, 2007) 여성에게는 신체건강, 웰빙, 자기효능감을 증진시키는 데 효과적이었다(김윤경 · 이경리 · 강희영, 2010). 박현옥, 권종숙과 송경희(2000)의 연구에서, 태극권 수련자는 개안 시에는 머리의 전 부위에서 β파가 출현하였고 전두부에서 가장 빠른 활동파가 나타났으나 중심부에서는 α파가 출현하였다. 폐안 시에는 전두부에서 β파가 나타났으나 그 이외 부위에서는 α파가 나타났다. 수련자들의 뇌파는 전 부위에서 진폭이 얕은 일정한 파형의 α파가 꾸준히 증가했으며 일부에서는 θ파가 나타나고 있어 건강 증진이나 심리 안정에 타이치가 도움이 됨을 알 수 있었다. 타이치 운동과 녹차를 폐경 후 골감소증 여성에게 6개월 동안 제공한 결과, 3개월 뒤에 뼈의 알카라인 포스포타제와 산성 알카라인의 비율이 유의하게 증가하였으며 6개월 뒤에는 근력이 좋아졌다. 또한 타이치 운동 실시 후 1개월과 3개월에 부갑상샘 호르몬이 증가되어 타이치 운동에 녹차를 첨가하는 것의 효과가 입증되었다(Shen et al., 2011). 따라서 향후 타이치 운동에 다른 요법을 병행하는 보완대체요법 개발의 가능성이 시사되었다고 볼 수 있다.

노인을 위한 타이치의 적용 가능성은 건강 상태에 상관없이 안전하며, 날씨나 환경에 영향을 받지 않고 편안하고 이완된 느낌으로 천천히 할 수 있다는 데에 있다(송라윤, 2007). 노인을 대상으로 타이치 운동의 효과를 검증한 37편의 논문을 분석한 이혜영과 김금자(2008)의 연구에서는 주로 건강한 노인을 연구 대상자로 하고 있었으나 최근에는 질환이 있는 노인을 대상으로 하고 있었다. 운동의 종류는 손가(Yang style) 타이치를 많이 적용하고 있었고 운동 중재기간은 3개월에서 6개월 사이가 가장 많았다. 측정변수에는 생리적 계측과 사회적, 심리적 계측 중에 생리적 계측(균형, 보행, 근력, 유연성, 심폐 기능, 혈액)이 많았고 다양한 측정변수 중 보행과 기동성은 상당수에서 유의한 결과를 보였다. 타이치 운동 프로그램을 시설노인에게 12주간 주 2회씩 실시한 결과 유연성, 평형성(균형감) 등 체력이 증가하였고, 낙상에 대한 두려움이 감소하였으며 건강 상태를 증진시켰다(류명인 · 소희영, 2008). 또한 맞춤형 태극권 운동 프로그램은 고령자들의 근력, 근지구력, 유연성, 평형성, 민첩성, 협동력과 같은 활동 체력에 긍정적인 영향을 미쳤다(송정학 · 김기학, 2009).

타이치는 노인 수면의 질에 효과적이며(Hosseini, Esfirizi, Marandi, & Rezaei, 2011) 노인의 하지 근력 향상(Liu, Liu, Zhu, Mo, & Cheng, 2011)과 악력 증진에 효과적이었다(이은희, 2010). 타이치는 약물 치료를 받는 노인 우울증 환자의 증상 개선에 도움을 주는 보완대체요법이며(Lavretsky et al., 2011), 노인의 균형감을 향상시키는 경제적이고 효과적인 운동 프로그램으로(Liu & Frank, 2010) 낙상 위험과 낙상 경향을 감소시키고 체력을 향상시킨다(Choi, Moon, & Song, 2005). 또한 2000년 이후 메드라인(Medline)에 제시된 타이치의 노인 균형감에 대한 효과를 분석한 연구(Maciaszek & Osiński, 2010)에서는 타이치가 다른 방법보다 효과적인 신체 운동임이 제시되었으며, 타이치는 노인의 움직임을 증진시키고 낙상에 대한 두려움을 감소시켰으며, 삶의 질을 높였다(Huang, Yang, & Liu, 2011). 그러나 노인의 낙상과 균형에 대한 타이치의 효과에 대한 연구들을 분석한 Wu(2002)의 보고에서는 타이치가 낙상과 균형에 미치는 효과는 크지 않은 것으로 제시되어 대상자를 확대하여 실험군과 대조군을 비교하는 연구가 필요하다고 하였다. 1988년부터 2009년까지 낙상과 낙상 두려움, 균형에 대한 네덜란드의 연구들을 메타 분석한 Logghe 등(2010)의 연구에서도 타이치는 낙상 두려움 감소에 도움이 되지만 50세 이상 노인군에서는 낙상 예방과 낙상 두려움 감소에 효과적이라는 증거가 충분하지 못함을 보고하였다. 반면, 타이치군은 노인의 균형감에서 수영군이나 대조군보다 효과가 컸으며(Wong et al., 2011), Wooton(2010)은 타이치 연구들을 분석한 결과 타이치는 노인의 균형감과 낙상 위험 개선에 도움이 되는 전략이라고 하였다.

타이치는 일본의 혈관성 뇌졸중 환자의 재활에서도 비약물요법으로 인지 기능 유지에 유용한 방법으로 이를 주 1회 12주간 적용한 군이 일상적인 재활을 적용한 군보다 수면의 질이 향상되었고 우울 증상 개선에 더 효과적이었다(Wang et al., 2010). 타이치를 서양 운동군 그리고 대조군과 비교한 미국 지역사회 거주 노인 연구(Taylor-Piliae et al., 2010)에서는 운동 6개월 후 서양 운동군은 타이치 및 대조군보다 상체의 유연성이 더 좋아졌으나, 타이치 군은 서양 운동군과 대조군보다 균형감이 커지고 인지 기능이 더 향상되었다. 특히 이러한 인지 기능의 향상은 타이치군에서 12개월간 유지되어 타이치는 건강한 노인에서 신체 기능과 인지 기능 증진에 효과적이었다.

2009년까지 329개의 기존 연구를 검토한 Lee, Lee, Kim과 Ernst(2010)는 노인에게 미치는 타이치 운동의 혈압 강하 효과에 대한 증거가 제한적이며 타이치 효과를 입증하는 연구들은 대상자의 수와 실험 연구가 많지 않음을 제시하였다. 타이치 운동을 원격 통신 운동군, 지역사회 운동군, 가정 운동군으로 나누어 노인 낙상에 대한 효과를 비교한 연구(Wu, Keyes, Callas, Ren, & Bookchi, 2010)에서는 원격통신군과 지역사회군이 가정군보다 낙상 감소, 균형감과 건강 증진에 더 효과적이었으며, 이중 원격통신군의 효과가 커서 생방송으로 양방향의 타이치 원격통신방법이 낙상 경험이 있는 노인을 위한 운동으로 적합한 것으로 보고하였다.

홍콩 요양원 노인들에게 26주간의 타이치 운동 적용군을 일상적 활동을 하는 대조군과 비교한 결과, 사회적 지지에 대한 효과는 입증하지 못하였으나 자아존중감과 심신의 건강은 유의하게 좋아져, 타이치 운동을 요양원의 건강, 즉 심리적 돌봄 차원에서 추천하였다(Lee, Lee, & Woo, 2010).

타이치는 체중부하가 되지만 과부하의 위험이 적은 저강도 운동이므로 관절염 환자에게 적절한 운동이다. 이혜영과 김홍인(2004)은 골관절염 환자에게 24동작의 선스타일 타이치 운동을 주 2회, 8주간 적용한 결과 통증과 뻣뻣함이 감소되었고 상, 하지 근력과 좌, 우 근력 모두 균형 있게 강화되었다. 이는 최건식(2007)이 여성 골관절염 환자에게 6주간 주 2회씩 태극권 12동작을 실시한 결과 신체 증상인 통증과 뻣뻣함이 감소하였고 일상생활에서 신체적 기능의 향상과 근력이 균형 있게 강화되었다는 보고로도 효과가 입증되었다. 또한 주 2회 1시간씩 8주간 타이치와 수중 운동을, 그리고 자조관리 프로그램을 주 1회 2시간씩 슬관절염 환자에게 실시한 결과 관절의 통증, 뻣뻣함, 근력, 일상생활과 악력에 대한 효과에서 타이치 운동군이 우월한 효과를 보였다(이혜영, 2005). 퇴행성관절염(골관절염) 노인에게 12주간 주 2회 회당 1시간씩 실시한 결과 실험군은 대조군보다 악력, 유연성, 평형성 같은 신체적 기능의 증가, 생리적 지수 중 혈압의 감소에 효과적이었다(이윤정, 2009). 또한 최정숙, 소애영, 이경숙, 이은희와 이인옥(2008)은 8주간 주 1회 2시간씩 골관절염 환자에게 자조타이치 프로그램을 실시한 결과, 어깨 관절의 유연성과 악력이 증가했고 복부비만은 감소했으며, 현 건강 상태에 대한 지각을 향상시켰다.

그러나 타이치 운동의 효과를 관절염 환자에서 입증하는 데 측정한 변수들에서 유의미한 결과를 얻지 못한 연구들도 있다. 9주 동안 주당 2회, 회당 60분씩 타이치 운동 프로그램을 적용한 결과 골관절염 환자의 체력 중 근력, 민첩성, 평형성이 유의하게 증가하였고 관절 통증의 감소와 자기효능감의 증진을 보였으나 심폐지구력, 유연성, 순발력은 증가하지 않았다(이윤정 · 임난영, 2009). 자조타이치 프로그램으로 55세 이상 남녀 골관절염 대상자에게 타이치 기본 동작 8가지와 교육을 주 1회 각 1시간씩 8주간 실시하면서, 예약전화 음성 메시지를 같이 적용한 결과 건강지각과 운동, 삶의 질이 좋아졌다. 그러나 통증이나 악력 등은 실험군에서 증가되었으나 대조군과 유의한 차이를 나타내지는 않았다(이은희 등, 2007). 골관절염 중년여성에게 타이치 운동을 12주간 주 2회, 90분씩 실시한 결과 체력의 하부 영역인 하지근력, 평형성, 유연성 및 악력이 유의하게 증가하였고 일상활동 수행의 어려움과 우울도 유의하게 감소하였으나, 관절의 통증, 뻣뻣함과 스트레스는 유의한 감소를 보이지 않았다(이숙련 · 박형숙 · 조규영, 2010). 이경숙, 소애영, 최정숙, 이은희와 유보비(2008)의 연구에서도 여성 골관절염 환자에게 12주 타이치 운동 후 통증, 피로, 인지된 건강 상태, 관절 뻣뻣함, 일상 활동 장애 및 우울의 변화를 살펴본 결과, 통증은 8주 후 감소하였으나 다른 변수들은 유의한 변화를 보이지 않았고, 최정현과 유인영(2007)의 6주간 주 1회 2시간씩 타이치 프로그램을 적용한 결과에서도 여성 노인의 골관절염 통증과 피로는 유의하게 감소하였으나 뻣뻣함, 신체 기능장애 및 낙상공포는 유의한 변화가 없어 추후 연구에서 대상자 수를 보다 확대하여 그 효과를 확인할 필요성이 제시되었다. 이러한 방법 중 일안으로 골관절염 환자에게 자조타이치 프로그램에 웃음요법을 병행한 군과 자조타이치요법군을 비교 연구한 결과, 웃음요법 적용 타이치군이 자조타이치군보다 신체 기능, 피로, 6m 걷기에서 유의한 차이를 보였으며 우울에서도 상당한 효과가 있어(김금순 · 유정아 · 김진아 · 이임선 · 이인옥, 2010), 자조타이치 프로그램에 웃음요법을 적용하는 방안의 검토를 고려해 볼 수 있다. 한편, 골관절염에 대한 타이치의 효과를 메타분석한 연구(Kang, Lee, Posadzki, & Ernst, 2011)에서는 타이치가 무릎 골관절염 환자의 통증과 신체 기능 향상에 효과적이었다. 그러나 이 효과에 대한 증거는 제한적이었다.

타이치는 골관절염 환자뿐 아니라 류머티즘 환자에게도 권장된다(Wang, 2011). 타이치 운동을 류머티즘 환자에게 적용한 연구에서는 12주간 주 1회씩 50분간 타이치 운동을 적용한 결과 류머티즘 환자의 통증과 피로는 감소하였으며 균형감이 증가하였고 우울은 감소하였으나 자기효능감은 유의하게 증가하지 않았다(이강이 · 정옥연, 2006; 이강이, 2008). 류머티즘 환자에게 12주 동안 실시한 후 나타난 타이치 운동의 효과는 하지 근육 기능의 향상이었고 질적 조사에서는 환자들의 신체 상태, 이동 시 자신감, 균형감이 향상되었으며 일상생활과 운동 시 통증과 스트레스가 감소하였다(Uhlig, Fongen, Steen, Christie, & Ø degård, 2010).

비만 여성에게 양식 타이치와 12식 건신 타이치를 적용한 결과 혈액변인, 불면증 및 스트레스가 두 군에서 감소되었으나 양식 타이치군이 건신 타이치보다 중성지방 감소, 정신기분 상태의 증진에서 더 효과적이었고 평형성은 건신 타이치에서 보다 효과가 있었다(김영일 · 곽이섭, 2009). 10주 타이치는 만성 요통 조절에서 90% 이상의 효과를 보였고(Hall, Maher, Lam, Ferreira, & Latimer, 2011), 12주 타이치 운동은 전립선비대증이 있는 노인의 하부 요로계 증상과 삶의 질을 개선시켰다. 이 타이치 운동은 테스토스테론에는 효과가 있었으나 인슐린이나 혈당에는 효과가 없었으며 운동 중 부작용은 없었다(Jung, Lee, Lee, Kim, & Lee, 2011). 말초신경증이 있는 환자들에게 24주 동안 타이치 중재를 한 결과 6주 후 6분간 걷기, 일어서 걸어가기의 소요시간과 다리근력에 효과가 있어 타이치는 말초신경증 재활에 안전하고 적용 가능하며 효과적인 중재임이 제시되었다(Li & Manor, 2010). 신경증이 있는 제2형 당뇨병 환자에게 12주간 회당 1시간씩 주당 2회 타이치 운동 프로그램을 적용한 결과 운동 실시군이 대조군보다 당화혈색소가 유의하게 감소하였고 지각된 건강 상태가 개선되어 당뇨에도 타이치 운동이 효과가 있음을 제시하였다. 그러나 대상자의 말초신경전달도에 대한 객관적 신경증의 점수는 운동군에서는 감소하였고 대조군은 증가하였으나 두 군 간의 차이는 유의하지 않았다(황인욱 · 안숙희 · 송라윤, 2010). Chen, Ueng, Lee, Sun과

Lee(2010)의 연구에서는 제2형 당뇨병 환자에게 12주간 타이치 운동을 실시한 결과 체지방지수, 중성지방, 산화스트레스 효소와 C형 반응 단백질(CRP)이 유의하게 감소되었고 고밀도지질(HDL)은 증가하였으나 당화혈색소는 유의한 변화가 없었다. 이로써 추후 운동의 보완이나 다른 보완대체요법과의 병용에 대해 고려할 필요가 있다고 본다.

이러한 타이치 운동은 관상동맥질환자에게도 안전한 운동으로 혈청 지질, 혈압, 심박수의 개선에 도움을 주고 심질환의 진전 예방에도 도움을 줄 수 있음이 분석연구에서 제시되었다(Dalusung-Angosta, 2011). 일본 연구(Sato, Makita, Uchida, Ishihara, & Masuda, 2010)에서는 타이치 운동을 주당 3회씩 1년간 관상동맥질환자에게 실시한 결과 압수용기의 민감도는 증진되었으나 심박수 변동에는 영향을 미치지 않았음을 보고하면서 타이치가 미주신경 반사조절을 하여 심장재활에 함께 적용할 수 있음을 제안하였다. 이러한 관상동맥질환자의 심장재활에 타이치의 적용이 바람직하다는 주장은 Chang 등(2010)의 연구에서도 찾을 수 있었다. 이들은 양식 타이치 운동을 주당 90분간 6개월 동안 실시한 결과 Bruce 수정 트래드밀 검사에서 운동군이 양호한 변화를 보여 심장재활에서의 타이치 적용 가능성을 높였다.

폐경기 여성에게 12주간의 타이치 운동은 골량 감소를 지연시키는 데 효과적이었으나 골 대사지표에는 유의한 변화를 일으키지 못하였다(이은남, 2011). 또한 폐경기 여성에게 주 2회씩 6개월간의 타이치 운동은 심혈관질환 발생 위험도를 낮추고 총콜레스테롤과 중성지방, LDL콜레스테롤 수치를 대조군보다 유의하게 감소시켰으며 삶의 질은 유의하게 증가하였다(송라윤 등, 2009). 타이치 운동은 지역사회에 있는 뇌졸중 환자에게도 안전하고 유용한 운동으로 28명을 대상으로 한 일 예비연구(Taylor-Piliae & Coull, 2011)에서 12주간 주당 150분 이상의 타이치 운동을 실시하는 동안 낙상이 발생하지 않았으며 모두 잘 시행하였고 만족도는 10점 만점에 8.3점으로 높게 나타났다.

태극권 운동을 6주간 주 2회 한 시간씩 실시하고 가정에서 일 2회 자율적으로 시행하도록 한 프로그램은 본태성 고혈압 환자의 수축기 혈압과 이완기 혈압을 유의하게 낮췄다. 그러나 총콜레스테롤과 코르티솔은 유의한 감소를 보이지 않았다(이은남, 2004). 만성심부전 환자 50명에게 12주간 타이치 운동을 실시하고 50명의 대조군과 효과를 비교한 연구(Yeh et al., 2011)에서는 6분간 걷기와 최대 산소 섭취량은 차이가 없었으나 삶의 질은 타이치군이 높았음을 보고하였다. 타이치는 호흡기질환자에게도 유용하였다. 타이치 운동을 3개월 동안 실시한 만성 폐쇄성 폐 질환자들은 노력 폐활량과 노력 호기량, 걷는 거리와 악화율에 긍정적인 영향이 있었고 대조군은 폐 기능이 떨어졌으나 운동군은 변화가 없어, 타이치 기공은 호흡기 기능 개선의 가능성을 보였다(Chan, Lee, Suen, & Tam, 2011). 12주간 타이치 운동을 만성 폐쇄성 폐 질환자에게 적용한 Yeh 등(2010)의 연구에서는 운동 후 만성 호흡기 질문지의 점수가 향상되었으나 6분 걷기 시간, 우울 정도, 호흡곤란 점수, 최대 산소 섭취율은 변화가 없어 이에 대한 추후 보완 연구가 요구되었다. 반면, 3개월간 타이치 기공을 적용받은 만성 폐쇄성 폐 질환자들은 사회적 지지에서는 차이를 보이지 않았으나 호흡기 증상과 활동에서 개선을 보였다(Chan, Lee, Suen, & Tam, 2010). 또한 타이치 운동은 손바닥과 얼굴 온도, 혈액순환에 영향을 주어 이완 반응을 가져올 수 있다고 본다(Iuliano, Grahn, Cao, Zhao, & Rose, 2011).

엄애용(2007)은 유방암 수술 후 2주~3개월 된 대상자에게 타이치 운동을 12주간 실시한 다음 어깨관절 가동범위, 상지 기능, 정서 상태에서 나타난 효과적인 결과를 근거로 타이치의 유방암 조기 재활 프로그램으로서의 가능성을 제시하였으며, 주 4회 12주간 규칙적으로 태극권을 실시한 유방암 수술 환자들은 어깨 가동범위와 어깨 유연성을 보였고, malondialdehyde(MDA) 감소와 soperoxide sismutase(SOD)의 증가를 가져와 생리적 기능의 향상을 보였다(황인수 · 곽이섭, 2009). 유방암 환자에게 12주간 타이치 운동을 적용한 결과 타이치군의 인슐린은 안정적이었으나 심리적 지지군은 인슐린이 증가되었다. 또한 신체 제지방의 유지에 중요한 사이토카인, 즉 IL-6 증가 및 IL-2 감소에도 관여하는 것으로 보고되어(Janelsins et al., 2011) 유방암 환자의 호르몬 관리에도 타이치가 유효한 것으로 볼 수 있다.

여러 집단을 대상으로 타이치에 대한 심리적 효과를 분석한 결과 이에 대한 연구들은 연구 설계의 부적절성, 대조군 결여, 소수의 대상자, 부정확한 통계 처리의 적용, 엄격한 심사를 거치지 않고 출판하는 문제 등이 있음을 보고하였다(Zhang, Layne, Lowder, & Liu, 2011). 그러나 타이치의 심리적 안녕에 대한 메타분석 연구에서는 스트레스, 불안, 기분장애에 효과적이었으며 타이치와 심리적 건강은 유의한 관계를 보였다(Wang et al., 2010). 이는 타이치가 운동이면서 명상 기능을 하여 여러 가지 의학적 질환자의 삶의 질에 긍정적으로 영향을 주는 것으로 생각된다. 따라서 1차 건강 제공자들이 만성질환자들을 타이치에 참여하도록 하여 치유 경험과 신체 기능, 나아가 삶의 질 향상을 위해 중요한 역할을 담당해야 한다고 본다(Allen & Meires, 2011).

이 외에도 타이치 수련은 중년 여성의 심리적 행복감에 긍정적 영향을 미쳤으며(강현숙 · 김백윤 · 박미진 · 신영호, 2005) 타이치 참여자는 비참여자보다 교육적 만족이 높았을 뿐만 아니라 서울 지역 거주자가 상해 지역 거주자보다 심리적 · 사회적 · 생리적 만족이 더 컸다(임성협, 2009).

타이치 운동은 정신분열증 환자에게도 도움을 주는 것으로 나타났다. 12주간의 타이치 운동 프로그램은 만성 정신분열증 환자의 신체적 기능 중 유연성과 평형성의 유의한 증가,

자아존중감의 향상 그리고 사회적 행동을 유의하게 증진시켰다(오경옥 등, 2010). 주 2회 12주간 타이치 운동을 만성 정신분열증 환자에게 적용한 결과 운동군의 유연성, 민첩성, 평형성이 유의하게 증가되었고 자아존중감이 증진되었다. 그러나 악력과 근지구력은 유의한 증가를 보이지 않았다(최미경, 2007). 주 2회씩 12주간 총 24회의 타이치 운동 프로그램을 실시한 후 효과를 검증한 박영희(2007)의 연구에서는 체력 중 근지구력과 근력을 제외한 유연성, 민첩성, 평형성이 유의하게 좋아졌고 인지 기능과 행동에는 변화가 없었다. 한편, 치매를 포함한 인지 기능 손상이 있는 이들에게 타이치 운동을 실시한 결과 인지 기능검사에서 안정된 결과를 보였으며(Lam et al., 2011), 건강한 여성의 기분 상태에서 타이치 운동의 효과는 A형 성격에서는 기분장애가 유의하게 감소하였으나, B형 성격에서는 변화가 없었다(Toda, Den. Hasegawa-Ohira, & Morimoto, 2011). 이러한 타이치 운동은 노인 우울에도 효과적이었다(Lavretsky et al., 2011).

이상으로 타이치는 Hasegawa-Ohira, Toda, Den과 Morimoto(2010)의 주장과 같이 운동, 이완, 복식 호흡과 명상을 통하여 대상자의 건강 증진, 재활훈련 그리고 신체적, 정신적인 측면에서 유의한 효과를 나타내는 보완대체요법으로 볼 수 있다. 그러나 아직까지 타이치 운동의 효과를 입증하는 실험연구는 연구 설계를 보다 발전시킬 부분이 있다고 생각되므로 연구의 질을 높이기 위한 연구자들의 노력이 필요하다. 그 방안으로 이은옥(2004)은 다음을 주장하였다. 대상자의 특성을 고려하여 연구에서는 유연성 있게 그러나 중재는 엄격하게 실시하고, 대상자와의 개별적 접촉을 통해 지지체계 제시와 운동 수준을 확인하고, 운동일지를 작성하며, 연구 대상 집단을 15명 정도의 중간크기로 하여 집단 상호 작용을 도와 탈락률을 낮춘다. 또한 대상자의 자신감이 형성되도록 운동 시 칭찬과 격려로 동작을 단계적으로 하여 동작에 대한 관찰, 따라 하기, 대상자가 보여 주기의 3단계로 반복하도록 하고 운동에 음악을 첨가하여 즐기면서 운동하도록 하는 것을 추천할 수 있다. 연구에서 운동 실시군인 실험군은 물론 효과를 비교하는 대조군에 대해 운동을 실시하지 않는 일반군 이외에 다른 보완대체요법 실시군이나 가능할 경우 의료적 치료군과의 비교도 필요하다. 또한 운동은 일정 기간 이상을 주기적으로 시행하여야 효과가 있으므로 꾸준한 참석이 중요하다. 따라서 대상자들의 참석에 대한 동기유발 방안을 대상자에게 적합한 방법으로 특별히 제안하여야 할 것이다. 추후 이러한 점들을 연구에서 보완을 한다면 타이치의 이론적 근거 확장에 도움이 될 것이다.

■ 참고문헌


강현숙 · 김백윤 · 박미진 · 신영호, 2005, 「태극권 수련이 중년여성의 심리적 행복감에 미치는 영향」, 『한국스포츠리서치』 16(2): 869-875.

김금순 · 유정아 · 김진아 · 이임선 · 이인옥, 2010, 「골관절염 환자를 위한 웃음요법 적용 자조타이치 프로그램과 자조타이치 프로그램의 효과 비교」, 『근관절건강학회지』 17(1): 68-78.

김병화 · 신승중 · 홍유식, 2007, 「태극권 수련에 따른 12경맥의 피부온열 변화에 관한 연구」, 『대한전자공학회학술대회 논문집』 30(1): 473-474.

김윤경 · 이경리 · 강희영, 2010, 「태극권 운동이 여성의 신체건강과 웰빙 및 자기효능감에 미치는 효과」, 『한국사회체육학회지』 42: 1503-1512.

김영일 · 곽이섭, 2009, 「서로 다른 태극권 운동이 비만여성의 혈액성분, 체력변인 및 기분 상태(POMS) 지수에 미치는 영향」, 『한국생활환경학회지』 16(4): 403-411.

김창룡 · 박종구, 2004, 「태극권의 원리에 관한 연구」, 『용인대학교 무도연구지』 15(1): 213-277.

김철환, 2005, 「태극권 수련이 인지된 건강 수준에 미치는 영향」, 대전대학교 보건스포츠대학원 석사학위논문.

나대관 · 오민석 · 송태원, 2001, 「태극권의 원리에 관한 연구」, 『대전대학교 한의학연구소 논문집』 10(1): 287-295.

남기영, 2005, 「태극권의 발생과 변천과정에 관한 연구」, 명지대학교 대학원 박사학위논문.

대한근관절건강학회, 2006, 『관절염을 위한 타이치 상급과정 교재』, 서울: 원기획.

대한류마티스건강전문학회, 2005, 『관절염 타이치 기초과정 강사용 교재』, 서울: 원기획.

류명인 · 소희영, 2008, 「타이치 운동 프로그램이 시설노인의 체력, 낙상관련 지각 및 건강 상태에 미치는 효과」, 『대한간호학회지』 38(4): 620-628.

민정암 · 김종섭, 2005, 『태극권』, 서울: 대원사.

박영희, 2007, 「타이치 운동 프로그램이 만성 정신분열증 환자의 체력, 인지 기능, 행동 및 정신 증상에 미치는 효과」, 충남대학교 대학원 박사학위논문.

박종구, 2002, 「태극권에서의 발경의 원리와 실제」, 『한국정신과학회 학술대회 논문집』 17: 51-58.

박종구, 2004, 「태극권의 역사와 기본 이론」, 『2004년 2월 3일~5일 관절염환자를 위한 타이치운동 강사교육: 기초과정 교재』, 서울: 대한류마티스건강전문학회.

박현옥 · 권종숙 · 송경희, 2000, 「태극권 수련자의 뇌파와 성격 및 식습관에 관한 연구」, 『한국식품영양학회지』 13(6): 602-610.

방기한, 2008, 『왕얼핑의 태극권 강좌, 24식 태극권』, 고양: 동선재.

송라윤, 2006, 「타이치의 간호학적 접근」, 『간호학탐구』 15(1): 106-119.

송라윤, 2007, 「노인 건강관리를 위한 타이치 운동 중재」, 『노인병』 11(부록 3호): 165-171.

송라윤 · 안숙희 · 소희영 · 박인숙 · 김현리 · 주경옥 · 김종성, 2009, 「타이치 운동이 폐경기 여성의 심혈관 위험도와 삶의 질에 미치는 효과」, 『대한간호학회지』 39(1): 136-144.

송라윤 · 이은옥, 2003, 「관절염 환자에게 적용한 타이치 운동의 효과」, 『류마티스 건강학회지』 10(1): 87-92.

송정학 · 김기학, 2009, 「맞춤형 태극권 운동 프로그램의 개발 및 적용이 고령자의 활동체력에 미치는 영향」, 『체육측정평가학 학술대회발표집』 206.
엄애용, 2007, 「유방암 수술 후 조기 환자를 위한 타이치 운동 프로그램의 적용 효과」, 『여성건강간호학회지』 13(1): 43-50.
오경옥 · 박영희 · 소희영 · 김달숙 · 박인숙 · 김종임 · 김태숙 · 김현리 · 송라윤 · 안숙희, 2010, 「타이치 운동 프로그램이 만성 정신분열병환자의 신체적 기능, 자아존중감과 사회적 행동에 미치는 효과」, 『근관절건강학회지』 17(1): 58-67.
이강이, 2008, 「타이치 운동이 류마티스 관절염 환자의 우울 및 자기효능감에 미치는 효과」, 『대전대학교 한의학연구소 논문집』 17(1): 1-7.
이강이 · 정옥연, 2006, 「류마티스 관절염 환자에게 적용한 타이치 운동의 효과」, 『대한간호학회지』 36(2): 278-285.
이경숙 · 소애영 · 최정숙 · 이은희 · 유보비, 2008, 「관절염 환자를 위한 타이치 프로그램 적용 후 통증, 피로, 인지된 건강 상태, 관절뻣뻣함, 일상활동장애, 우울의 변화」, 『근관절건강학회지』 15(1): 53-61.
이숙련 · 박형숙 · 조규영, 2010, 「태극권 운동이 골관절염 중년여성의 신체 기능, 스트레스 및 우울에 미치는 효과」, 『기본간호학회지』 17(2): 159-168.
이윤정, 2009, 「타이치 운동이 퇴행성 관절염 환자의 신체적 기능과 생리적 지수에 미치는 효과」, 『근관절건강학회지』 16(2): 116-124.
이윤정 · 임난영, 2009, 「타이치 운동프로그램이 골관절염 환자의 체력, 통증, 자기효능감에 미치는 효과」, 『근관절건강학회지』 16(1): 26-35.
이은남, 2004, 「태극권운동 프로그램이 본태성 고혈압 환자의 혈압, 총 콜레스테롤 및 코티졸에 미치는 효과」, 『대한간호학회지』 34(5): 829-837.
이은남, 2011, 「12주간의 태극권이 폐경 후 여성의 골밀도 및 골 대사 지표에 미치는 효과」, 『근관절건강학회지』 18(1): 73-82.
이은옥, 2004, 「관절염환자에게 적용한 타이치운동의 효과」, 『2004년 2월 3일~5일 관절염환자를 위한 타이치운동 강사교육: 기초과정 교재』, 서울: 대한류마티스건강전문학회.
이은희, 2010, 「한국계-미국인 여성을 위한 16주간의 자조 타이치 효과」, 『여성건강간호학회지』 16(1): 87-94.
이은희 · 이경숙 · 소애영 · 최종숙 · 이인옥 · 이준동, 2007, 「자조타이치 프로그램이 삶의 질, 건강지각, 관절 유연성, 악력 및 균형감에 미치는 효과」, 『근관절건강학회지』 14(2): 127-136.
이지헌, 2011, 「태극권의 국내 유입과 발전과정에 대한 연구」, 명지대학교 대학원 석사학위논문.
이찬, 2011, 『30분 태극권, 테라피 타이치』, 서울: 동아 E&D.
이혜영, 2005, 「슬관절염 환자를 위한 타이치운동, 수중운동과 자조관리 프로그램의 효과비교」, 서울대학교 대학원 박사학위논문.
이혜영 · 김금자, 2008, 「노인에게 적용한 타이치운동의 논문분석」, 『근관절건강학회지』 15(1): 5-23.
이혜영 · 김홍인, 2004, 「타이치(선스타일) 운동 프로그램이 골 관절염 환자의 근력과 신체 기능에 미치는 영향」, 『한국보완 · 대체요법 간호사회 학술지』 1(창간호): 44-53.
임성협, 2009, 「상해, 서울지역 거주자의 태극권 참여가 여가만족도에 미치는 영향 비교분석」, 『운동사대회 자유연제 학술발표회 자료집』 1: 261-264.
정민섭 · 오민석 · 송태원, 2001, 「태극권의 동작에 관한 연구」, 『대전대학교 한의학연구소 논문집』

10(1): 385-394.
지동철, 2006, 「태극권의 기원과 발전과정에 관한 연구」, 『한국체육철학회지』 14(2): 69-87.
최건식, 2007, 「타이치 운동이 여성 관절염환자의 근력에 미치는 영향」, 『한국스포츠리서치』 18(6): 819-828.
최미경, 2007, 「타이치운동 프로그램이 만성 정신분열병 환자의 체력과 자아존중감에 미치는 효과」, 충남대학교 대학원 석사학위논문.
최윤희, 2000, 「태극권 노인여성 체력요인과 혈청 성장호르몬 및 IGF 1농도에 미치는 효과」, 한국체육대학교 대학원 석사학위논문.
최정숙 · 소애영 · 이경숙 · 이은희 · 이인옥, 2008, 「9동작 타이치운동을 이용한 자조타이치 프로그램의 효과」, 『근관절건강학회지』 15(1): 62-72.
최정현 · 유인영, 2007, 「타이치 자조 프로그램이 슬관절염 여성노인환자의 관절 기능 상태, 피로, 낙상공포에 미치는 영향」, 『한국노년학』 27(4): 913-927.
표충실, 1997, 『완전건강을 위한 108식 양가태극권』, 서울: 학민사.
함인엽 · 유승희 · 이만균, 2004, 「태극권 수련인과 일반인의 신체구성, 체력 및 폐 기능 비교 분석」, 『한국체육학회지』 43(6): 531-541.
황인수 · 곽이섭, 2009, 「규칙적인 태극권의 참여가 유방암 수술환자의 산화-항산화계에 미치는 영향」, 『생명과학회지』 19(4): 543-548.
황인옥 · 안숙희 · 송라윤, 2010, 「12주간 타이치 운동이 신경병증을 가진 당뇨환자의 혈당, 말초감각신경 전달도 및 건강상태에 미치는 효과」, 『근관절건강학회지』 17(1): 35-46.
허일웅, 2007, 「태극권과 건강기공」, 『운동사대회논문집』 1: 135-138.
허일웅 · 이명찬 · 김이수 · 이동욱, 2002, 「태극권의 원리와 기본 동작에 관한 연구」, 『예체능논집』 13: 305-318.

Allen, J., & Meires, J., 2011, "How to prescribe tai chi therapy," *Journal of Transcultural Nursing* 22(2): 201-204.
Chan, A. W., Lee, A., Suen, L. K., & Tam, W. W., 2010, "Effectiveness of a Tai chi Qigong program in promoting health related quality of life and perceived social support in chronic obstructive pulmonary disease clients," *Quality of Life Research* 19(5): 653-664.
Chan, A. W., Lee, A., Suen, L. K., & Tam, W. W., 2011, "Tai chi Qigong improves lung functions and activity tolerance in COPD clients: A single blind, randomized controlled trial," *Complementary Therapies in Medicine* 19(1): 3-11.
Chang, R. Y., Koo, M., Kan, C. B., Yu, Z. R., Chu, I. T., Hsu, C. T., & Chen, C. Y., 2010, "Effects of Tai Chi rehabilitation on heart rate responses in patients with coronary artery disease," *The American Journal of Chinese Medicine* 38(3): 461-472.
Chen, K. M., & Snyder, M., 1999, "A research-based use of Tai Chi/movement therapy as a nursing intervention," *Journal of Holistic Nursing* 17(3): 267-279.
Chen, S. C., Ueng, K. C., Lee, S. H., Sun, K. T., & Lee, M. C., 2010, "Effect of t'ai chi exercise on biochemical profiles and oxidative stress indicators in obese patients with type 2 diabetes," *Journal of Alternative and Complementary Medicine* 16(11): 1153-1159.

Choi, J. H., Moon, J. S., & Song, R., 2005, "Effects of Sun-style Tai Chi exercise on physical fitness and fall prevention in fall-prone older adults," *Journal of Advanced Nursing* 51(2): 150-157.

Dalusung-Angosta, A., 2011, "The impact of Tai Chi exercise on coronary heart disease: A systematic review," *Journal of the American Academy of Nurse Practitioners* 23(7): 376-381. doi: 10.1111/j.1745-7599.2011.00597.x

Fontana, J. A., 2000, "The energy costs of a modified form of Tai Chi exercise," *Nursing Research* 49(2): 91-96.

Hall, A. M., Maher, C. G., Lam, P., Ferreira, M., & Latimer, J., 2011, "Tai Chi exercise for treatment of pain and disability in people with persistent low back pain: A randomized controlled trial," *Arthritis Care & Research (Hoboken)* 63(11): 1576-1583. doi: 10.1002/acr.20594

Hasegawa-Ohira, M., Toda, M., Den, R., & Morimoto, K., 2010, "Effects of Tai Chi exercise on physical and mental health," *Nihon Eiseigaku Zasshi* 65(4): 500-505.

Hong, Y., Li, J. X., & Robinson, P. D., 2000, "Balance control, flexibility, and cardiorespiratory fitness among older Tai Chi practitioners," *British Journal of Sports and Medicine* 34(1): 29-34.

Hosseini, H., Esfirizi, M. F., Marandi, S. M., & Rezaei, A., 2011, "The effect of Tai Chi exercise on the sleep quality of the elderly residents in Isfahan, Sadeghieh elderly home," *Iranian Journal of Nursing and Midwifery Research* 16(1): 55-60.

Huang, T. T., Yang, L. H., & Liu, C. Y., 2011, "Reducing the fear of falling among community-dwelling elderly adults through cognitive-behavioural strategies and intense Tai Chi exercise: A randomized controlled trial," *Journal of Advanced Nursing* 67(5): 961-971. doi: 10.1111/j.1365-2648.2010.05553.x

Iuliano, B., Grahn, D., Cao, V., Zhao, B., & Rose, J., 2011, "Physiologic correlates of T'ai Chi Chuan," *Journal of Alternative and Complementary Medicine* 17(1): 77-81.

Janelsins, M. C., Davis, P. G., Wideman, L., Katula, J. A., Sprod, L. K., Peppone, L. J., Palesh, O. G., Heckler, C. E., Williams, J. P., Morrow, G. R., & Mustian, K. M., 2011, "Effects of Tai Chi Chuan on insulin and cytokine levels in a randomized controlled pilot study on breast cancer survivors," *Clinical Breast Cancer* 11(3): 161-170.

Jung, S., Lee, E. N., Lee, S. R., Kim, M. S., & Lee, M. S., 2011, "Tai Chi for lower urinary tract symptoms and quality of life in elderly patients with benign prostate hypertrophy: A randomized controlled trial," *Evidence-Based Complementary and Alternative Medicine: eCAM*, Published online Oct 3. doi: 10.1155/2012/624692

Kang, J. W., Lee, M. S., Posadzki, P., & Ernst, E., 2011, "T'ai Chi for the treatment of osteoarthritis: A systematic review and meta-analysis," *BMJ Open* 1(1). doi: 10.1136/bmjopen-2010-000035

Kuramoto, A. M., 2006, "Therapeutic benefits of Tai Chi exercise: Research Review," *Wisconsin Medical Journal* 105(7): 42-46.

Lam, L. C., Chau, R. C., Wong, B. M., Fung, A. W., Lui, V. W., Tam, C. C., Leung, G. T., Kwok, T. C., Chiu, H. F., Ng, S., & Chan, W. M., 2011, "Interim follow-up of a randomized controlled trial comparing Chinese style mind body (Tai Chi) and stretching exercises on cognitive function in subjects at risk of progressive cognitive decline," *International Journal of Geriatric Psychiatry* 26(7): 733-740. doi: 10.1002/gps.2602

Lam, P., 2007, History of Tai Chi, http://taichiforhealthinstitute.org/articles/

Lam, P., & Kaye, N., 2007, Essential Tai Chi Principles, http://www.taichiforhealthinstitute.org/articles/

Lavretsky, H., Alstein, L. L., Olmstead, R. E., Ercoli, L. M., Riparetti-Brown, M., Cyr, N. S., & Irwin, M. R., 2011, "Complementary use of Tai Chi Chih augments escitalopram treatment of geriatric depression: A randomized controlled trial," *The American Journal of Geriatric Psychiatry* 19(10): 839-850.

Lee, M. S., Lee, E. N., Kim, J. I., & Ernst, E., 2010, "Tai Chi for lowering resting blood pressure in the elderly: A systematic review," *Journal of Evaluation in Clinical Practice* 16(4): 818-824.

Lee, L. Y., Lee, D. T., & Woo, J., 2010, "The psychosocial effect of Tai Chi on nursing home residents," *Journal of Clinical Nursing* 19(7-8): 927-938.

Li, L., & Manor, B., 2010, "Long term Tai Chi exercise improves physical performance among people with peripheral neuropathy," *The American Journal of Chinese Medicine* 38(3): 449-459.

Liu, B., Liu, Z. H., Zhu, H. E., Mo, J. C., & Cheng, D. H., 2011, "Effects of Tai Chi on lower-limb myodynamia in the elderly people: A meta-analysis," *Journal of Traditional Chinese Medicine* 31(2): 141-146.

Liu, H., & Frank, A., 2010, "Tai Chi as a balance improvement exercise for older adults: A systematic review," *Journal of Geriatric Physical Therapy* 33(3): 103-109.

Logghe, I. H., Verhagen, A. P., Rademaker, A. C., Bierma-Zeinstra, S. M., van Rossum, E., Faber, M. J., & Koes, B. W., 2010, "The effects of Tai Chi on fall prevention, fear of falling and balance in older people: A meta-analysis," *Preventive Medicine* 51(3-4): 222-227.

Maciaszek, J., & Osiński, W., 2010, "The effects of Tai Chi on body balance in elderly people: A review of studies from the early 21st century," *The American Journal of Chinese Medicine* 38(2): 219-229.

Mao, D. W., Li, J .X., & Hong, Y., 2006, "Plantar pressure distribution during Tai Chi exercise," *Archives Physical Medicine Rehabilitation* 87: 814-820.

Sato, S., Makita, S., Uchida, R., Ishihara, S., & Masuda, M., 2010, "Effect of Tai Chi training on baroreflex sensitivity and heart rate variability in patients with coronary heart disease," *International Heart Journal* 51(4): 238-241.

Shen, C. L, Chyu, M. C., Yeh, J. K., Zhang, Y., Pence, B. C., Felton, C. K., Brismée, J. M., Arjmandi, B. H., Doctolero, S., & Wang, J. S., 2011, "Effect of green tea and Tai Chi on bone health in postmenopausal osteopenic women: A 6-month randomized placebo-controlled trial," *Osteoporosis International.* doi: 10.1007/ s00198-011-1731-x

Taggart, H. M., 2002, "Effects of Tai Chi exercise on balance, functional mobility, and fear of falling among older women," *Applied Nursing Research* 15(4): 235-242.

Taylor-Piliae, R. E., & Coull, B. M., 2011, "Community-based Yang-Style Tai Chi is safe and feasible in chronic stroke: A pilot study," *Clinical Rehabilitation.* doi: 10.1177/02692 155114119381

Taylor-Piliae, R. E., Newell, K. A., Cherin, R., Lee, M. J., King, A. C., & Haskell, W. L., 2010, "Effects of Tai Chi and western exercise on physical and cognitive functioning in healthy community-dwelling older adults" *Journal of Aging and Physical Activity* 18(3): 261-279.

Toda, M., Den, R., Hasegawa-Ohira, M., & Morimoto, K., 2011, "Influence of personal patterns of behavior on the effects of Tai Chi: A pilot study," *Environmental Health and Preventive Medicine* 16(1): 61-63.

Tsang, W. W., & Hui-Chan, C. W., 2004, "Effect of 4-and 8-wk intensive Tai Chi Training on balance control in the elderly," *Medical Science of Sports and Exercise* 36(4): 648-657.

Uhlig, T., Fongen, C., Steen, E., Christie, A., & Ødegård, S., 2010, "Exploring Tai Chi in rheumatoid arthritis: A quantitative and qualitative study," *BMC Musculoskeletal Disorders* 11: 43. doi: 10.1186/1471-2474-11-43

Wang, C., 2011, "Tai Chi and rheumatic diseases," *Rheumatic Disease Clinics of North America* 37(1): 19-32.

Wang, C., Bannuru, R., Ramel, J., Kupelnick, B., Scott, T., & Schmid, C. H., 2010, "Tai Chi on psychological well-being: Systematic review and meta-analysis," *BMC Complementary & Alternative Medicine* 10: 23. doi: 10.1186/1472-6882-10-23

Wang, C., Collet, J. P., & Lau, J., 2004, "The effect of Tai Chi of health outcomes in patients with chronic conditions: A systematic review," *Archives Internal Medicine* 164(5): 493-501.

Wong, A. M., Chou, S. W., Huang, S. C., Lan, C., Chen, H. C., Hong, W. H., Chen, C. P., & Pei, Y. C., 2011, "Does different exercise have the same effect of health promotion for the elderly? Comparison of training-specific effect of Tai Chi and swimming on motor control," *Archives of Gerontology and Geriatrics* 53(2): e133-137.

Wooton, A. C., 2010, "An integrative review of Tai Chi research: An alternative form of physical activity to improve balance and prevent falls in older adults," *Orthopaedic Nursing* 29(2): 108-116.

Wu, G., 2002, "Evaluation of the effectiveness of Tai Chi for improving balance and preventing falls in the older population-A review," *Journal of the American Geriatrics Society* 50(4): 746-754.

Wu, G., Keyes L., Callas, P., Ren, X., & Bookchin, B., 2010, "Comparison of telecommunication, community, and home-based Tai Chi exercise programs on compliance and effectiveness in elders at risk for falls," *Archieves of Physical Medicine and Rehabilitation* 91(6): 849-856.

Yeh, G. Y., McCarthy, E. P., Wayne, P. M., Stevenson, L. W., Wood, M. J., Forman, D., Davis,

R. B., & Phillips, R. S., 2011, "Tai Chi exercise in patients with chronic heart failure: A randomized clinical trial," *Archives of Internal Medicine* 171(8): 750-757.

Yeh, G. Y., Roberts, D. H., Wayne, P. M., Davis, R. B., Quilty, M. T., & Phillips, R. S., 2010, "Tai Chi exercise for patients with chronic obstructive pulmonary disease: A pilot study," *Respiratory Care* 55(11): 1475-1482.

Zhang, L., Layne, C., Lowder, T., & Liu, J., 2011, "A review focused on the psychological effectiveness of Tai Chi on different populations," *Evidence-Based Complementary and Alternative Medicine: eCAM.* doi: 10.1155/2012/678107

# 제3장 수기요법

왕명자

**학습목표**

1. 경락을 이해한다.
2. 침법(針法)을 이해한다.
3. 구법(灸法:뜸술 灸術)을 적용할 수 있다.
4. 부항요법(附缸療法)을 적용할 수 있다.
5. 마사지를 적용할 수 있다.
6. 지압요법(指壓療法)을 적용할 수 있다.
7. 이압요법(耳壓療法)을 적용할 수 있다.

## 1. 경락의 이해

### 1) 경락의 의미

'경락'이란 인체에서 생명의 기본 물질인 기혈 및 진액의 운행통로로, 경맥(經脈)과 낙맥(絡脈)의 총칭이다. 인간의 몸에 종행(縱行: 직행)하여 비교적 심층(深層: 속)에 분포된 것이 '경(經)'맥(脈)이고 경맥의 분지로 횡행(橫行: 가로), 사행(斜行: 비스듬히)하여 비교적 표층(表

層: 겉)에 분포된 것이 '낙(絡)'맥(脈)이다. 경맥과 낙맥은 인체 각 부위를 종횡(縱橫)으로 교차하여 그물처럼 분포되어 있는데, 장부(臟腑)에서 피부(皮膚), 기육(肌肉), 근골(筋骨) 등 모든 조직에 이르게 되며, 경락이 그를 관통해서 하나의 통일적 유기체를 구성하고 있다.

즉 기혈(氣穴)이 전신을 순환할 수 있는 것은 주로 경락을 통과함으로써 실현되는 것이다. 따라서 경맥과 낙맥의 분포 경로는 모두 기혈의 운행경로가 된다.

## 2) 경락의 구성

경락계통은 경맥과 낙맥으로 구성되어 있는데 그중 경맥은 십이경맥(十二經脈)과 기경팔맥(奇經八脈) 그리고 십이경맥에 부속되는 십이경별(十二經別), 십이경근(十二經筋), 십이피부(十二皮膚)로 구성된다. 낙맥은 십오락맥(十五絡脈), 부락(浮絡), 손락(孫絡) 등으로 구성된다([그림 3-1], 〈표 3-1〉).

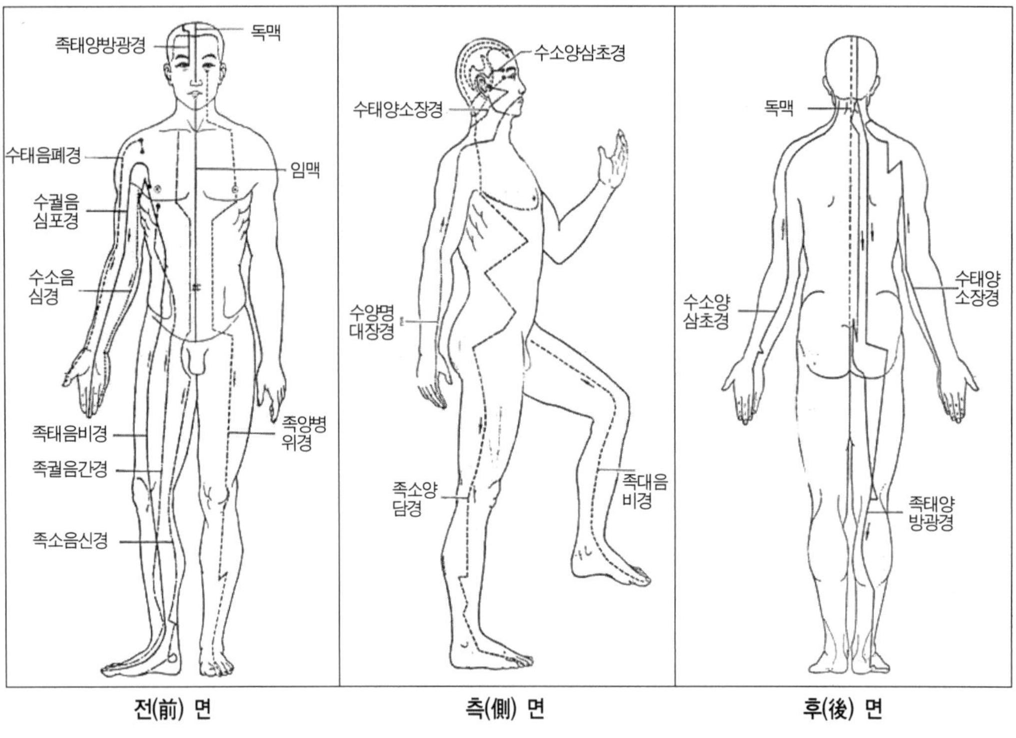


[그림 3-1] 12경맥

〈표 3-1〉 경락계통(經絡系統)

<table>
<tr><td rowspan="18">경락</td><td rowspan="7">연락<br>경로</td><td rowspan="3">경맥<br>(선상분포)</td><td>12경맥</td><td colspan="2">내속(內屬) 장부, 외락(外絡) 관절</td></tr>
<tr><td>12경별</td><td colspan="2">동일 경맥 사지주슬 이상 부위에서 분출, 양경은 동일명의 경맥, 음경은 표리경의 경맥으로 합친다. 순행의 특징은 먼저 천부(淺部)에서 심부(深部)로 진입하고, 다시 심부(深部)에서 천부(淺部)로 나오는 것이다.</td></tr>
<tr><td>기경팔맥</td><td colspan="2">12경맥에서 분출되어 별도를 기행하는 큰 지맥</td></tr>
<tr><td rowspan="4">낙맥<br>(망상분포)</td><td>15낙맥</td><td colspan="2">12경맥에서 분출된 낙맥과 임맥, 독맥의 낙맥, 비지대락, 위의대락을 합하면 16낙맥이다.<br>표리경을 통하게 하고 국부의 기혈에 스며들어 경맥의 순환전주작용을 한다.</td></tr>
<tr><td>손락(孫絡)</td><td colspan="2">낙맥에서 분출된 세소한 분지로 영위기혈 수송, 전신을 삼관 자양하는 작용을 완성. 훼손되면 어혈병증 유발</td></tr>
<tr><td>부락(浮絡)</td><td colspan="2">낙맥에서 체표로 떠올라 존재하는 낙맥</td></tr>
<tr><td>혈락(血絡)</td><td colspan="2">부락(浮絡) 가운데 피부에 노출된 세소한 혈관</td></tr>
<tr><td rowspan="11">내속<br>외연</td><td>내속</td><td colspan="3">장부 경맥 및 일부 낙맥과 연속됨</td></tr>
<tr><td rowspan="10">외연</td><td rowspan="5">12경근</td><td colspan="2">경근은 12경맥과 그 경락 속의 기혈이 자양하는 근육조직으로 기육, 근건, 근막, 인대 등이다. 체표에 분포하며 장부에는 입(入)하지 않는다. 사지말단에서 기하여 구간 또는 두신으로 상달한다. 근육, 관절의 굴신 지체 운동에 대하여 중요한 작용을 하며 증후는 근육의 이완, 강직 추측 경련 구련 등 운동 방면으로 표현된다.</td></tr>
<tr><td>족삼양경근</td><td>모두 안부(眼部)에서 결합</td></tr>
<tr><td>족삼음경근</td><td>모두 음기(陰器)에서 결합</td></tr>
<tr><td>수삼양경근</td><td>모두 액각부(額角部)에서 결</td></tr>
<tr><td>수삼음경근</td><td>모두 흉격부(胸膈部)에서 결</td></tr>
<tr><td rowspan="5">12피부</td><td colspan="2">피부는 12경맥과 그 낙맥이 분포된 부위로 피부 상의 해당 경락분포부위이다. 부락과 밀접한 관계</td></tr>
<tr><td>전체성</td><td>인체의 외면에 노출된 최천표 부근, 위기가 강하면 육음이 침입하지 못한다.</td></tr>
<tr><td>국소성</td><td>12경맥의 분포범위</td></tr>
<tr><td>피부색진</td><td>청자색(통증), 암흑색(비증), 황적색(열증)<br>창백색(허증 또는 한증) 〈소문/피부론〉</td></tr>
<tr><td>상하동법<br>(上下同法)</td><td>진단하고 치료할 때 수족이 상하로 통하기 때문에 상하동법이라 한다.</td></tr>
</table>

### 3) 경락의 기능과 작용

경락은 인체 내의 생리적 기능과 병리적 변화 및 상호 간의 관계를 설명해 주는 이론적 토대로서 질병의 진단, 치료 및 예방에 중요한 의의를 갖고 있다. 경락학설은 한의학의 모든 이론, 방법, 처방, 복약에도 적용됨으로써 분야별 임상 실무를 지도하는 기초이론 중의 하나이다.

#### (1) 생리 기능

경락은 기혈을 운행하고 음양을 결합한다. 장부와 사지를 연결하고 외부의 사기를 방어하여 신체의 조직들이 정상적으로 활동할 수 있게 한다. 경락은 인체의 전신을 운행하는데서 표리를 통달하고 상하를 관통하므로 인체에 있어서 기혈을 운송하고 외부의 사기 제어와 체내의 영양공급에 중요한 기능을 담당한다.

#### (2) 병리적 변화

경락이 정상적인 기능을 하지 못하게 되면 경락 상의 기혈 사지근골은 반드시 경기(經氣)로 영양을 받기 때문에 경락에 질병이 생길 경우 그 경락이 지나는 근(筋), 골(骨), 피(皮), 육(肉)에도 병리적인 변화를 일으키게 된다.

#### (3) 경락 진단

경락은 일정한 운행 부위와 지배 장부가 있으므로 대응하는 장부의 이상(異狀)을 전달해 주기 때문에 진단에도 응용된다.

#### (4) 경락 치료

경락학설은 특히 침구, 마사지, 약물 치료 등 각종 임상 질병의 치료를 지도하는데 응용된다. 침구 치료는 경락 상에 분포된 예민한 부위인 경혈을 자극함으로써 경기를 소통시키고 인체장부의 기혈의 순환을 조절하여 해당 장부의 질병을 치료하게 된다.

### (5) 예방보건

임상에서는 경락을 조리하는 방법으로 질병을 예방할 수 있다. 보건 구(灸: 뜸)법은 예부터 전해온 병을 예방(豫防)하고, 치료하는 기술이다. 예부터 족삼리(足三里)혈은 병을 예방하고, 치료하는 중요한 보건(保健) 강장(强壯) 혈위로 사용되고 있다.

## 4) 십이경락

십이경락(十二經絡)은 수삼음(手三陰: 폐, 심포, 심장), 수삼양(手三陽: 대장, 삼초, 소장), 족삼양(足三陽: 위, 담낭, 방광), 족삼음(足三陰: 비장, 간, 신장)의 총칭이다. 십이경맥은 경락학설의 주요 구성부분으로서 십이정경(十二正經)으로도 불린다.

### (1) 십이경락의 체표면에서의 분포 규율

십이경락은 전신을 관통하는 경락으로서 좌우대칭으로 인체의 두면(頭面), 구간(軀干), 사지(四肢)에 분포되어 있으며 체표면에서 일정한 분포 규율을 보이고 있다. 여섯 개의 음경은 사지의 내측과 흉복부, 즉 상지의 내측은 수삼음경, 하지의 내측은 족삼음경이 분포한다. 여섯 개의 양경은 사지의 외측과 두면, 구간, 즉 상지의 외측은 수삼양경, 하지의 외측은 족삼양경이 분포한다. 수족삼양경은 사지의 분포에서 양명경은 앞부분, 소양경은 중간부분, 태양경은 뒷부분에 분포되어 있다. 수족삼음경은 사지의 분포에서 태음경이 앞부분, 궐음경이 중간부분, 소음경이 뒷부분에 분포되어 있다. 하지만 족삼음경은 다리의 분포에서 궐음경이 앞부분, 태음경이 중간부분, 소음경이 뒷부분에 배열되었다가 발목 부위에서 족궐음경과 족태음경이 교차한 뒤 태음경과 소음경 사이에서 운행되면서 배열순서가 태음경이 앞부분, 궐음경이 중간부분, 소음경이 뒷부분으로 바뀌게 된다.

### (2) 십이경락의 운행 방향과 교접(交接) 규칙

십이경락은 일정한 순역운행 방향으로 호상 연접되므로 하나의 순환적인, 끝이 없는 전수(傳輸)체계를 이루고 있다.

십이경락의 순행 방향은 수삼음경은 흉부(胸部)에서 손으로, 수삼양경은 손에서 머리로, 족삼양경은 머리에서 발로, 족삼음경은 발에서 복(흉)부이다.

십이경락의 교접에도 일정한 규율이 있다. 음경과 양경은 대부분이 사지에서 교접되고, 양경과 양경(수족삼양경)은 두면부에서 교접되며, 음경과 음경(수족삼음경)은 흉부에서 교접된다. 십이경락은 수족음양표리(表里)경의 연접으로 경맥마다 전달되고 있다. 즉 수태음폐경에서 족궐음간경으로 다시 수태음폐경으로 운행되면서 기혈이 경맥을 통하여 안으로는 장부기관까지 외부로는 근육표면까지 전달됨으로써 전신에 영양을 공급한다.

### (3) 십이경락의 표리락속(表裏絡屬) 규칙

십이경락은 장부에 내속된다. 따라서 장부와의 연계 규율은 아래와 같다. 장과 부는 표리상합(相合)의 관계이고 음경과 양경은 표리(表裏)락속(絡屬)의 관계이다. 즉 수태음폐경(手太陰肺經)과 수양명대장경(手陽明大腸經), 족양명위경(足陽明胃經)과 족태음비경(足太陰脾經), 수소음심경(手少陰心經)과 수태양소장경(手太陽小腸經), 수궐음심포경(手厥陰心包經)과 수소양삼초경(手少陽三焦經), 족소양담경(足少陽膽經)과 족궐음간경(足厥陰肝經)이 호상 표리관계이다. 호상 표리관계인 음경과 양경은 체내에서 락속관계를 맺고 있다. 즉 음경은 장(臟)에 락하고 부(腑)에 속하며, 양경은 부에 락하고 장에 속한다. 예를 들면 수태음폐경은 폐에 락하고 대장에 속하며, 족양명위경은 위락 비속, 족태음비경은 비락 위속, 수소음심경은 심락 소장속, 수태양소장경은 소장락 심속, 족태양방광경은 방광락 신속, 족소음신경은 신락 방광속, 소궐음심포경은 심포락 삼초속, 수소양삼초경은 삼초락 심포속, 족소양담경은 담락 간속, 족궐음간경은 간에 락하고 담에 속한다. 그리고 십이경락은 사지에서 경락의 연접으로 표리경사이의 관계가 더욱 밀접해진다. 이렇게 십이경락 장부 음양 사이에 여섯 그룹의 표리락속관계가 생기게 된다. 호상 표리관계인 경맥은 생리 상에서도 밀접한 연계를 맺고 있다. 따라서 질병 시 서로 영향을 주고 치료 시 상호 적용되기도 한다.

### (4) 기경팔맥(奇經八脈)

기경(奇經)은 십이경락 이외의 특수 통로로서 십이경락과는 달리 어느 장부에도 속하지 않고 표리관계도 존재하지 않으므로 별도기행(別道奇行)으로도 불리고 있다. 팔맥(八脈)은 임맥(任脈), 독맥(督脈), 충맥(衝脈), 대맥(帶脈), 음교맥(陰橋脈), 양교맥(陽橋脈), 음유맥(陰維脈)과 양유맥(陽維脈)의 총칭이다. 기경과 팔맥을 총칭하여 기경팔맥(奇經八脈)이라 한다. 기경팔맥은 십이경락의 연계를 강화시키고 십이경락의 기혈축적과 관수에 중요한 역할을 하고 있다.

팔맥 중에 독, 임, 충 삼맥은 포(胞: 자궁 내)에서 기시(起始: 생겨)하여 회음(會陰)으로 시작한다고 하여 일원삼기(一源三)라고 불린다. 그중 임맥은 흉복부의 중간에서 운행하는데 흉중에서 시작하여 회음으로 내려온 후 복부, 흉부 정중선을 따라 상행하여 인후와 하악부에 이르러 신체의 음경을 총 임하므로 음맥지해(陰脈之海)라고 불린다. 독맥은 허리와 등 부분의 중간을 운행하는데 상행하여 두면부에 이르러 신체의 양경을 총 임하므로 양맥지해(陽脈之海)라고 불린다. 충맥은 족소음을 모아서 배꼽을 지나 입술주위를 돌아 십이경락을 회합시키므로 십이경락지해(十二經脈之海) 또는 혈해(血海)라고 불린다. 그중 임, 독 양맥은 상행하여 입술 내에서 상접되어 하나가 되고 다시 두 갈래로 갈라져 운행하므로 자오(子午) 남북의 음양관계를 상징하기도 한다. 임맥과 독맥은 순환하는 특정 부위와 부속된 혈위가 있으므로 십이경락과 함께 십사경(十四經)으로도 불린다.

대맥은 협(脇) 아래에서 시작해서 허리 부위를 횡으로 돌아 종행경을 통속하고, 음유맥은 아래다리의 내측에서 시작해서 상행하여 여섯 음경과 연계되어 후두에서 임맥과 합쳐져 신체의 안쪽을 지배한다. 양유맥은 족부 외측에서 시작되어 무릎 외측을 통해 상행하여 여섯 양경과 연계되어 항후(項后: 등 뒤)에서 독맥과 합쳐져 신체의 표면을 지배한다. 두 유맥은 신체의 표리 음양을 통락한다. 음교맥은 발 내과 하부 조해(照海)혈에서 시작해서 족소음경과 함께 상행하여 눈의 내측에서 양교맥과 합쳐지고 양교맥은 외과 하부 신맥(申脈)혈에서 시작되어 족태양경과 함께 상행하여 눈의 내측 부위에서 음교맥과 합쳐져 족태양경에 따라 이마를 거쳐 항후에서 족소양경과 합쳐진다. 두 교맥은 신체 좌우 음양을 통락하면서 사지의 운동과 눈뜨기, 눈감기 운동을 조절하는 작용을 한다.

### 5) 십오락맥

십오락맥(十五絡脈)은 십이경락 및 임·독 양맥과 다른 낙맥으로서 낙맥 중 중요 구성부분이다. 락(絡)은 망락(網絡)이란 의미이다. 십이경락은 모두 낙맥이 하나씩 동반되어 있고 거기에 임맥과 독맥 그리고 비의 대락(脾之大絡)을 합해서 십오락맥을 구성된다. 낙맥이 경맥의 혈위에서 분리되어 나왔을 경우 그 낙맥은 분리되어 나온 혈위에 근거하여 명명할 수 있다.

십이경락의 별락(別絡)은 사지의 팔굽과 슬개관절 이하에서 분리된 후 모두 표리경맥으로 향한다. 음(陰)별락은 수양경, 양(陽)별락은 수음경, 십이경 별락은 음양표리경락 간의 연계를 강화시킨다. 임맥은 구미(鳩尾)혈에서 분리된 후 흉복부에 분포되어 복부의 경기를 소통시킨다. 독맥은 장강(長强)혈에서 분리된 후 머리 부위에 분포되어 좌우 족태양경과 함께 등부의 경기를 소통한다. 비의 대락(脾之大絡)은 대포(大包)혈에서 분리된 후 흉협부에 분포되어 흉부 양측의 경기를 통솔한다.

### 6) 골도분촌절량표와 골도분촌도

#### (1) 골도분촌절량표(骨圖分寸折量表, Standards for Bone Proportional Measurement)

〈표 3-2〉 골도분촌절량표

| 촌수 | | 부위 |
|---|---|---|
| 수지동신촌법 | 1촌 | 무지동신촌, 중지동신촌(근위~원위지관절) |
| | 1.5촌 | 식지와 중지의 횡거리(중지근위관절 횡문) |
| | 2촌 | 식지첨~근위지관절(식지 마지막 두 마디) |
| | 3촌 | 횡지동신촌(2, 3, 4, 5지의 중절횡문) |
| 3촌 | | 대추~후발제 |
| | | 미심(인당)~전발제 |
| | | 외과고첨~족저 |
| | | 견갑골과 독맥라인 |
| | | 선장골 관절 사이 거리 |
| 5촌 | | 제중(배꼽)~치골결합상연 |
| 6촌 | | 양쪽 견갑골 내측연지간 |
| 8촌 | | 흉검연합~제중 |
| | | 兩유두지간, 兩복직근 사이 |
| | | 임맥에서 견봉단까지, 양쇄골 중앙 사이 |
| 9촌 | | 액각지간(兩두유 사이) |
| | | 귀뒤 양쪽 유양돌기 지간(완골 사이) |
| | | 계륵(11늑단)~대전자 |
| | | 액전문두~주횡문 |
| 12촌 | | 액하~계륵(11늑단), 주횡문~완횡문<br>전발제~후발제까지 |
| 13촌 | | 경골내과~내과 고점 |
| 14촌 | | 둔횡문下~슬중(슬와횡문) |
| 15촌 | | 내과고점~슬중 |
| 16촌 | | 슬중~외과고점 |
| 18촌 | | 치골결합상연~대퇴골 내상과 |
| | | 대추~미심(양미간 사이) |
| 19촌 | | 대퇴골대전자~슬와(위중) |

### (2) 골도분촌도(骨度分寸圖, Bone Proportional Cun or Units)

경락에 사용되는 골도분촌도는 [그림 3-2]와 같고, 수지동신촌은 [그림 3-3]과 같다.

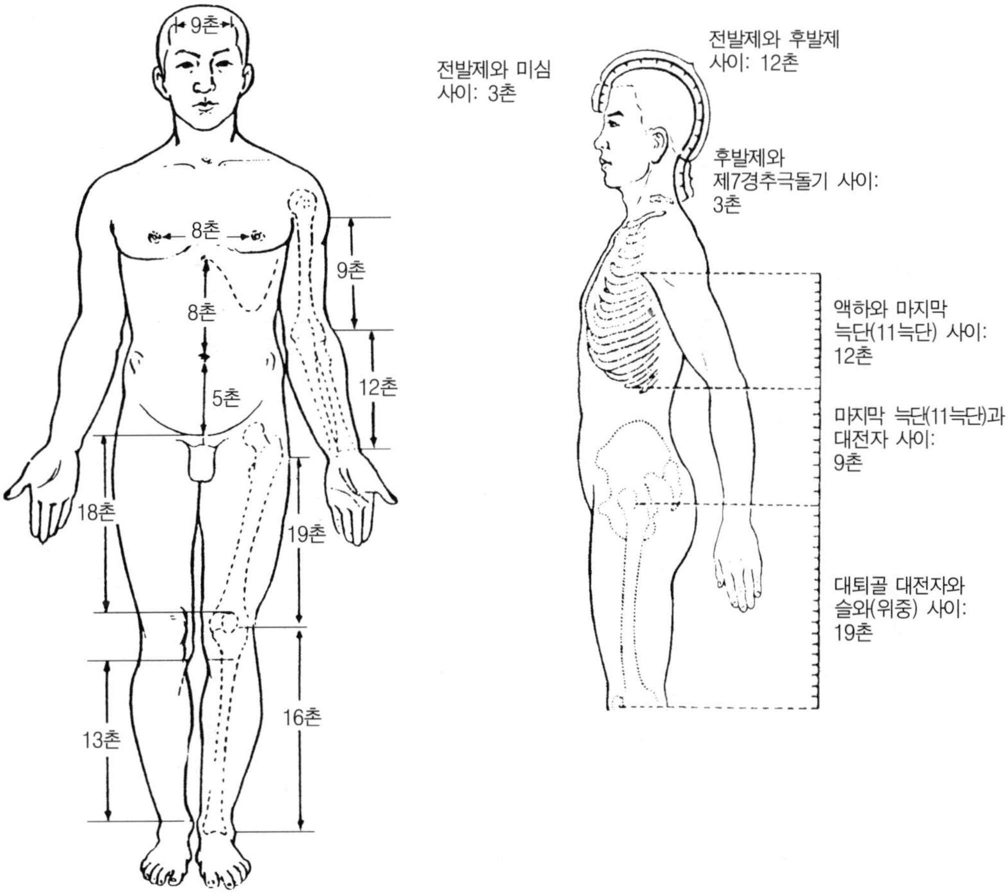


[그림 3-2] 경락에 사용되는 골도분촌도(骨度分寸圖)

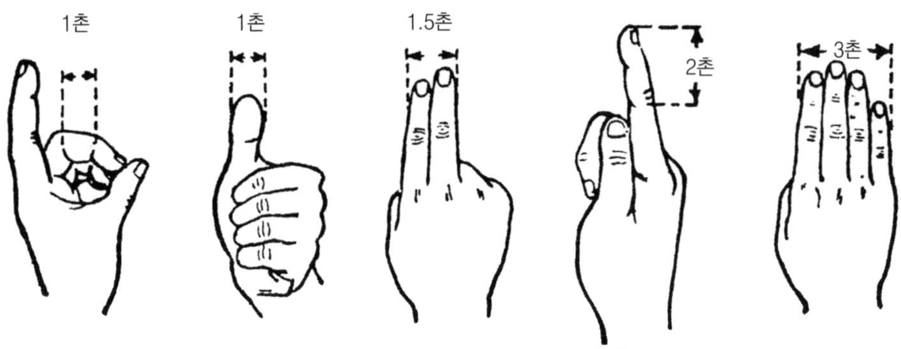


[그림 3-3] 수지동신촌(手指同身寸)

## 7) 주요 경혈 부위

### (1) 머리와 목 부위의 주요 경혈

〈표 3-3〉 머리와 목 부위의 주요 경혈

| 혈명 | 위치 | 주치 |
|---|---|---|
| 인당(印堂) | 양 눈썹 사이 연결선의 중앙점 | 두통, 비출혈, 비염, 어지러움, 실면 |
| 찬죽(攢竹) | 머리, 눈썹 안쪽 끝의 오목한 곳 | 안질환, 두통, 삼차신경통, 안면신경마비 |
| 거료(巨髎) | 얼굴, 동공의 바로 아래, 콧방울 아래쪽 모서리와 같은 높이 | 안면(삼차)신경통, 코감기, 비출혈 |
| 사백(四白) | 얼굴, 눈확 아래 구멍 | 안질환, 구완와사, 삼차신경통 |
| 관료(顴髎) | 얼굴, 광대뼈 아래쪽, 가쪽 눈구석 바로 아래 오목한 곳 | 구완와사, 삼차신경통, 치통 |
| 수구(水溝) | 얼굴, 인중 도랑 중심의 중점 | 실신, 요통, 일사병 |
| 승장(承漿) | 얼굴, 턱끝혀고랑 중심의 오목한 곳 | 구완와사, 삼차신경통, 유연(流涎) |
| 태양(太陽) | 미초와 외안각 사이의 후방에서 약 1촌 되는 요함부 | 편두통, 두통, 구완와사, 삼차신경통, 눈의 질환 |
| 이문(耳門) | 얼굴, 귀구슬위패임과 아래턱뼈 관절돌기 사이의 오목한 곳 | 이명, 난청, 중이염 등 귀 질환 |

### (2) 안면 부위 주요 경혈

〈표 3-4〉 안면 부위 주요 경혈

| 혈명 | 위치 | 주치 |
|---|---|---|
| 아문(瘂門) | 뒤쪽 목 부위, 둘째 목뼈(C2) 가시돌기 아래의 오목한 곳, 뒤정중선 위 | 정신병, 중풍후유증, 농아(聾啞), 후두통, 현운(眩暈) |
| 천주(天柱) | 뒤쪽 목 부위, 둘째 목뼈(C2) 가시돌기의 위쪽 모서리와 같은 높이, 등세모근에서 가 쪽으로 오목한 곳 | 두통, 항강(項强), 비색(鼻塞), 견배통(肩背痛), 인후종통 |
| 풍지(風池) | 앞쪽 목 부위, 뒤통수뼈의 아래쪽, 목빗근 기시와 등세모근 사이의 오목한 곳 | 감기, 두통, 이명(耳鳴), 고혈압, 경항통, 눈병 |
| 예풍(翳風) | 앞쪽 목 부위, 귓불의 뒤쪽, 꼭지돌기 아래 끝에서 앞쪽 오목한 곳 | 이명, 이롱(耳聾), 농아, 안면신경마비, 이하선염, 치통, 눈병 |
| 규음(竅陰) | 머리, 꼭지돌기의 뒤 위쪽, 천충(GB9)에서 완골(GB12)을 연결하는 굽은 선의 위로부터 2/3와 아래로부터 1/3이 되는 지점 | 두항통, 이명, 이롱, 이통(耳痛) |
| 통천(通天) | 머리, 앞이마 머리카락 경계선에서 위로 4촌, 앞정중선에서 가 쪽으로 1.5촌 | 두통, 현훈(眩暈), 비색, 비출혈, 콧물 |
| 대추(大椎) | 뒤쪽 목 부위, 일곱째 목뼈(C7) 가시돌기 아래의 오목한 곳, 뒤정중선 위 | 열병, 천식, 감기, 두항강통 |
| 백회(百會) | 머리, 앞이마 머리카락 경계선에서 위로 5촌, 앞정중선 위 | 만병통치혈, 두통, 현훈, 혼궐(昏厥), 탈항, 정신병 |

### (3) 어깨, 등 부위 주요 경혈

〈표 3-5〉 어깨, 등 부위 주요 경혈

| 혈명 | 위치 | 주치 |
|---|---|---|
| 거골(巨骨) | 팔이음뼈, 빗장뼈의 봉우리 끝과 어깨뼈가시 사이의 오목한 곳 | 견관절 및 연조직질병, 상지저림 |
| 견료(肩髎) | 팔이음뼈, 봉우리각과 위팔뼈 큰결절 사이의 오목한 곳 | 견비통, 상지저림 |
| 견정(肩井) | 뒤쪽 목 부위, 일곱째 목뼈 가시돌기와 봉우리 가 쪽 끝을 연결하는 선의 중점 | 경항강통, 견배통, 중풍 |
| 대저(大杼) | 첫째 등뼈(T1) 가시돌기의 아래모서리와 같은 높이, 뒤정중선에서 가 쪽으로 1.5촌 | 발열, 해수, 두통, 견갑통, 경항강직, 기천(氣喘) |
| 풍문(風門) | 둘째 등뼈(T2) 가시돌기의 아래 모서리와 같은 높이, 뒤정중선에서 가 쪽으로 1.5촌 | 두통, 감기, 해수(咳嗽), 발열, 만성비염, 배(背)부질환 |
| 폐수(肺兪) | 셋째 등뼈(T3) 가시돌기의 아래모서리와 같은 높이, 뒤정중선에서 가 쪽으로 1.5촌 | 감기, 해수 등 폐질환, 도한(盜汗), 배부질환 |
| 심수(心兪) | 다섯째 등뼈(T5) 가시돌기의 아래모서리와 같은 높이, 뒤정중선에서 가 쪽으로 1.5촌 | 심장질환, 정신질환 |
| 격수(膈兪) | 일곱째 등뼈(T7) 가시돌기의 아래모서리와 같은 높이, 뒤정중선에서 가 쪽으로 1.5촌 | 횡격막병증, 소화불량, 딸꾹질 |
| 간수(肝兪) | 아홉째 등뼈(T9) 가시돌기의 아래모서리와 같은 높이, 뒤정중선에서 가 쪽으로 1.5촌 | 간계질환, 황달, 야맹증 |
| 담수(膽兪) | 열째 등뼈(T10) 가시돌기의 아래모서리와 같은 높이, 뒤정중선에서 가 쪽으로 1.5촌 | 담낭질환, 황달, 흉협통 |
| 비수(脾兪) | 열한째 등뼈(T11) 가시돌기의 아래모서리와 같은 높이, 뒤정중선에서 가 쪽으로 1.5촌 | 비장질환, 복창(腹脹), 구토, 설사, 수종(水腫) |
| 위수(胃兪) | 열두째 등뼈(T12) 가시돌기의 아래모서리와 같은 높이, 뒤정중선에서 가 쪽으로 1.5촌 | 소화기질환 |
| 삼초수(三焦兪) | 첫째 허리뼈(L1) 가시돌기의 아래모서리와 같은 높이, 뒤정중선 가 쪽으로 1.5촌 | 수종, 복창, 구토, 설사, 요배통(腰背痛) |
| 신수(腎兪) | 둘째 허리뼈(L2) 가시돌기의 아래모서리와 같은 높이, 뒤정중선 가 쪽으로 1.5촌 | 신장질환, 요통, 생식기계 질환 |

### (4) 하지 후면 주요 경혈

〈표 3-6〉 하지 후면 주요 경혈

| 혈명 | 위치 | 주치 |
|---|---|---|
| 질변(秩邊) | 엉덩이 부위, 넷째 뒤엉치뼈구멍과 같은 높이, 정중엉치뼈능선에서 가 쪽으로 3촌 | 요통, 좌골 신경통, 방광질환 |
| 환도(環跳) | 엉덩이 부위, 큰돌기의 융기와 엉치뼈 틈새를 연결하는 선의 가로부터 1/3과 안으로부터 2/3가 되는 지점 | 요통, 좌골 신경통, 하지마비 |
| 승부(承扶) | 엉덩이 부위, 엉덩이주름의 중점 | 요통, 좌골 신경통, 하지마비, 변비 |
| 은문(殷門) | 넓적다리 뒤쪽 면, 넙다리두갈래근과 반힘줄 모양근의 사이, 엉덩이주름에서 아래로 6촌 | 요통, 좌골 신경통, 하지마비 |
| 위중(委中) | 무릎 뒤쪽 면, 오금주름의 중심 | 요통, 좌골 신경통, 하지마비, 슬관절통 |
| 승산(承山) | 종아리 뒤쪽 면, 발꿈치힘줄과 장딴지근의 두 힘살들이 만나는 곳 | 비복근 경련, 좌골 신경통, 하지마비, 치질, 변비 |
| 곤륜(崑崙) | 발목 뒤 가 쪽 면, 가 쪽 복사 끝과 발꿈치 힘줄 사이의 오목한 곳 | 두통, 하지마비, 요배통, 좌골 신경통, 항강통 |
| 용천(涌泉) | 발바닥, 발가락을 굽혔을 때 발바닥의 가장 오목한 곳 | 실신, 소아경풍(驚風), 족심열 |

### (5) 가슴과 배 부위 주요 경혈

〈표 3-7〉 가슴과 배 부위 주요 경혈

| 혈명 | 위치 | 주치 |
|---|---|---|
| 단중(膻中) | 넷째 갈비 사이 공간과 같은 높이, 앞정중선 위 | 흉통, 호흡곤란, 가슴이 답답할 때, 천식, 유즙(乳汁)과소 |
| 구미(鳩尾) | 칼몸통결합에서 아래로 1촌, 앞정중선 위 | 심흉통, 정신질환, 위장질환 |
| 거궐(巨闕) | 배꼽의 중심에서 위로 6촌, 앞정중선 위 | 정신질환, 심계(心悸)위통(胃痛), 딸꾹질 |
| 기문(期門) | 여섯째 갈비 사이 공간, 앞정중선에서 가 쪽으로 4촌 | 위경련, 위무력, 옆구리 저림, 복부팽만 |
| 중완(中脘) | 배꼽의 중심에서 위로 4촌, 앞정중선 위 | 소화기계 모든 질환의 기본혈 |
| 황수(肓兪) | 배꼽의 중심에서 가 쪽으로 0.5촌 | 허증(虛症), 위장질환, 생식기질환 |
| 천추(天樞) | 배꼽의 중심에서 가 쪽으로 2촌 | 위장질환, 변비, 복부팽만 |
| 기해(氣海) | 배꼽의 중심에서 아래로 1.5촌, 앞정중선 위 | 기의 모든 병증, 생리질환, 설사, 변비, 수종 |
| 관원(關元) | 배꼽의 중심에서 아래로 3촌, 앞정중선 위 | 보건강장혈로 유명, 비뇨생식기 문제, 중풍탈증, 탈항 |
| 중극(中極) | 배꼽의 중심에서 아래로 4촌, 앞정중선 위 | 비뇨생식기질환에 특효, 유정, 유뇨, 소변빈삭, 월경부조 |

### (6) 하지 앞면과 옆면 주요 경혈

〈표 3-8〉 하지 앞면과 옆면 주요 경혈

| 혈명 | 위치 | 주치 |
|---|---|---|
| 풍시(風市) | 넓적다리 가 쪽 부위, 똑바로 선 자세에서 양팔을 넓적다리에 나란히 늘어뜨렸을 때, 가운뎃손가락 끝이 닿는 엉덩정강근막띠의 뒤쪽 오목한 곳 | 요근통, 하지마비, 다리저림, 반신불수 |
| 혈해(血海) | 넓적다리 앞 안쪽 면, 안쪽 넓은 근이 튀어나온 곳, 무릎뼈바닥 안쪽 끝에서 위로 2촌 | 하지마비, 생리불순, 냉증, 복창, 피부소양 |
| 양구(梁丘) | 넓적다리 앞 가 쪽 면, 가 쪽 넓은 근과 넙다리 곧은근 힘줄의 가 쪽 모서리 사이, 무릎뼈바닥에서 위로 2촌 | 하지통, 슬관절통, 위경련, 설사, 유선염 |
| 독비(犢鼻) | 무릎 앞쪽 면, 무릎인대의 가 쪽 오목한 곳 | 슬관절통, 슬관절주위 연조직질병, 류머티즘 |
| 양릉천(陽陵泉) | 종아리 종아리뼈 쪽 면, 종아리뼈의 머리에서 앞 먼쪽 오목한 곳 | 슬관절통, 류머티즘, 근육질환 |
| 음릉천(陰陵泉) | 종아리 정강뼈면, 정강뼈 안쪽 관절융기 아래 모서리와 정강뼈 안쪽 모서리 사이의 오목한 곳 | 슬관절통, 류머티즘, 복통, 소변불리 등 비뇨기질환 |
| 족삼리(足三里) | 종아리 앞쪽 면, 독비와 해계를 연결하는 선 위, 독비(ST35)에서 아래로 3촌 | 소화기 전반, 고혈압, 장수보건혈 |
| 축빈(築賓) | 종아리 뒤 안쪽 면, 가자미근과 발꿈치힘줄 사이, 안쪽 복사 끝에서 위로 5촌 | 하지저림, 해독, 금연, 하복통, 월경통 |
| 삼음교(三陰交) | 종아리 정강뼈면, 정강뼈 안쪽 모서리의 뒤쪽, 안쪽 복사 끝에서 위로 3촌 | 여성생식기질환, 고혈압, 불면 |
| 현종(懸鍾) | 종아리 종아리뼈 쪽 면, 종아리뼈의 앞 가 쪽 복사 끝에서 몸 쪽으로 3촌 | 중풍, 고혈압, 슬관절통,발목관절통, 좌골 신경통 |
| 해계(解谿) | 발목 앞쪽 면, 발목관절 앞면 가운데 오목한 곳, 긴엄지폄근힘줄과 긴발가락폄근힘줄의 사이 | 발목염좌, 건초염, 피로회복, 두통, 발목관절통 |
| 구허(丘墟) | 발목 앞 가 쪽 부위, 긴발가락폄근힘줄의 가 쪽 오목한 곳, 가 쪽 복사뼈의 앞 먼쪽 | 발목염좌, 건초염, 피로회복, 흉협통, 담낭염, 좌골신경통 |
| 태충(太衝) | 발등, 첫째·둘째 발허리뼈 사이, 두 뼈뿌리의 결합부에서 먼쪽 오목한 곳, 발등동맥 위 | 사관혈의 하나, 인체 통혈(通血), 두통, 고혈압, 월경부조 |

## (7) 어깨와 팔 부위의 주요 경혈

〈표 3-9〉 어깨와 팔 부위의 주요 경혈

| 혈명 | 위치 | 주치 |
|---|---|---|
| 중부(中府) | 앞가슴 부위, 첫째 갈비 사이 공간과 같은 높이, 빗장 아래오목의 가쪽, 앞정중선에서 가 쪽으로 6촌 | 견배통, 호흡곤란, 흉통, 기관지염, 천식 |
| 협백(俠白) | 위팔 앞 가쪽 면, 위팔두갈래근의 바로 가 쪽 모서리, 앞겨드랑주름에서 아래로 4촌 | 오십견, 팔저림, 고혈압, 기관지염, 천식 |
| 소해(少海) | 팔꿈치 앞 안쪽 면, 위팔뼈 안쪽 위관절융기 바로 앞쪽, 팔오금주름과 같은 높이 | 팔마비, 팔과 손 저릴 때, 실면(失眠), 신경쇠약, |
| 척택(尺澤) | 팔꿈치 앞쪽 면, 팔오금주름, 위팔두갈래근힘줄의 가 쪽 오목한 곳 | 가슴이 답답할 때, 동계(動悸), 팔마비, 해수, 인후종통 |
| 곡지(曲池) | 팔꿈치 가 쪽 면, 척택(LU5)과 위팔뼈 가 쪽 위관절 융기를 연결하는 선의 중점 | 고혈압, 두통, 피부병, 상지마비, 열병 |
| 수삼리(手三里) | 아래팔 뒤 가 쪽 면, 양계(LI5)와 곡지(LI11)를 연결하는 선 위, 팔오금주름에서 아래로 2촌 | 반신불수, 고혈압, 팔저림, 장명, 복통 |
| 공최(孔最) | 아래팔 앞 가 쪽 면, 척택(LU5)과 태연(LU9)을 연결하는 선 위, 손바닥 쪽 손목주름에서 위로 7촌 | 해수 등 폐병, 상지마비, 치질 |
| 내관(內關) | 아래팔 앞쪽 면, 긴손바닥근힘줄과 노 쪽 손목굽힘근 힘줄의 사이, 손바닥 쪽 손목주름에서 몸 쪽으로 2촌 | 내상일절, 심장질환, 불안, 두통 |
| 신문(神門) | 손목 앞 안쪽 면, 자 쪽 손목굽힘근힘줄의 노 쪽, 손바닥 쪽 손목주름 위 | 정신불안, 손저림, 손바닥 화끈거림 |
| 양계(陽谿) | 손목 뒤 가 쪽 면, 손등 쪽 손목주름의 노 쪽, 노뼈 붓돌기 몸 쪽의 해부학적 코담배갑(anatomical snuffbox)의 오목한 곳 | 완관절통, 이명, 팔마비 |
| 양지(陽池) | 손목 뒤쪽 면, 손가락폄근힘줄에서 가 쪽 오목한 곳, 손등 쪽 손목주름 위 | 완관절통, 류머티즘 |
| 노궁(勞宮) | 손바닥, 둘째·셋째 손허리뼈 사이의 오목한 곳, 손허리손가락관절의 몸 쪽 | 손바닥 화끈거림, 피로회복, 심통, 구토, 번위 |
| 합곡(合谷) | 손등, 둘째 손허리뼈 노 쪽의 중점 | 사관혈의 하나, 인체 통기(通氣), 안면부질환, 복통, 변비, 동통 |

## 2. 침법(針法)

### 1) 자침법(刺針法)

침요법(accupuncture, AT)은 기계적 자극으로서 실증, 열증 및 급성질환에 사용되며, 금속으로 만든 침을 인체의 일정 부위(즉 경혈)에 여러 가지 수법으로 사용하여 경락을 잘 통하게 하는 방법이다.

#### (1) 호침(毫針)의 기본 지식

호침은 가장 많이 사용되며, 재료는 스테인리스 재질이 좋다. 자침은 기계적인 자극이며, 뜸은 온열성 자극이다. 침신은 원활하고, 침첨은 솔잎과 같이 질기며 탄력이 풍부하고 좋아야 한다.

〈표 3-10〉 호침의 구조

| 침미 | 침병의 말단 |
|---|---|
| 침병 | 강철사로 돌돌 감은 끝, 손잡이 |
| 침근 | 침병과 침신이 연결되는 곳 |
| 침신 | 침병과 침첨의 사이 |
| 침첨 | 침의 첨단의 날카로운 부분 |

#### (2) 자침(刺針)의 각도와 심도

자침의 각도는 직자(直刺)는 90° 각도로 전신의 경혈에 적용한다. 사자(斜刺)는 45° 각도로 열결, 구미, 기문 등의 혈과 기타 배부에 적용한다. 횡자(橫刺)는 15~25° 각도로 전후, 두유, 전중, 찬죽혈 등에 적용한다.

#### (3) 자침전(刺針前)의 준비

① 용구준비

자침용구와 75% 이소프로필 알코올, 1.5% 옥도정기, 2% 메틸 바이올레트 등을 준비한다.

② 소독 시 주의 사항

침은 고압증기소독(1.5 대기압/cm2, 125℃, 30분간, (15 Lbs, 250°F, 30분간) ⊕ 급속 해압을 하고, 침 맞는 사람의 피부소독은 75% 알코올 면구, 또는 2.5% 옥도정기 후 70% 이소프로필 알코올로 한다. 면역결핍 환자는 손을 항균비누로 씻고, 자침 부위도 Betadyne을 먼저 사용한 후에 알코올 솜으로 닦는다.

## 2) 체위(體位)의 선택

체위의 선택([그림 3-4])은 침을 놓는 부위에 따라 적용한다.

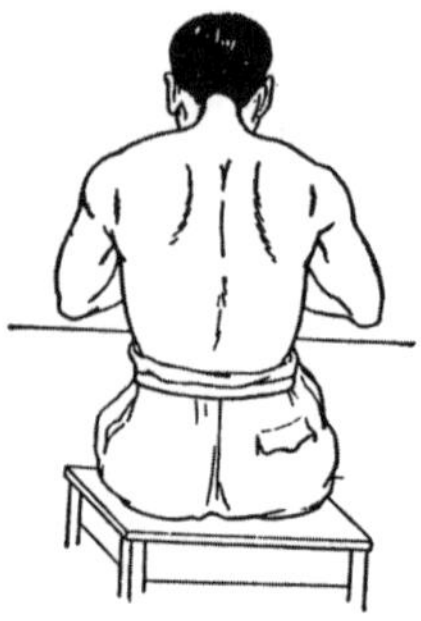

〈부복식(俯伏式)〉

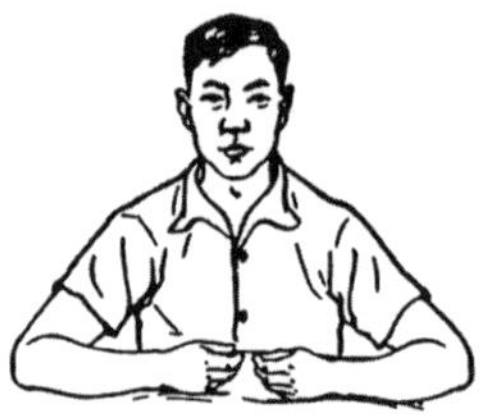

〈횡굉식(橫肱式)〉

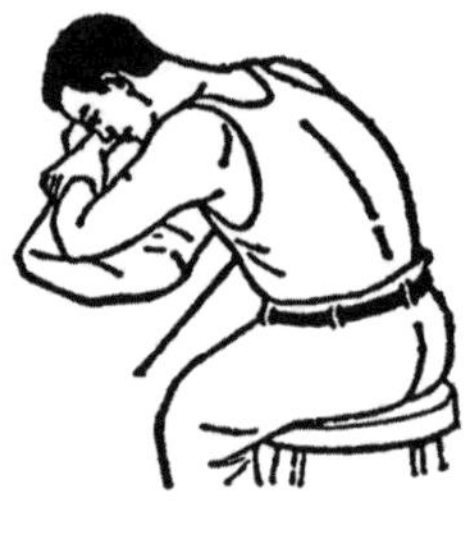

〈복좌위(伏坐位)〉

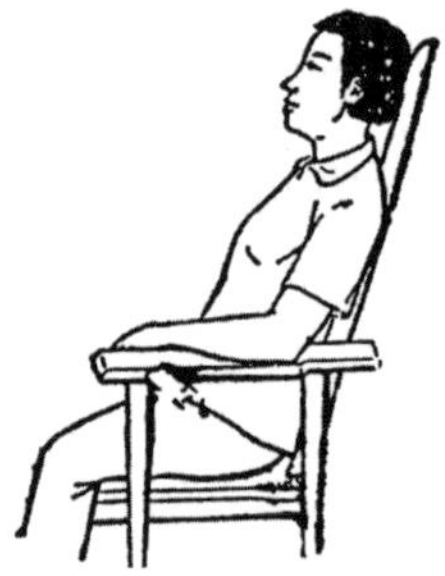

〈앙좌위(仰坐位)〉

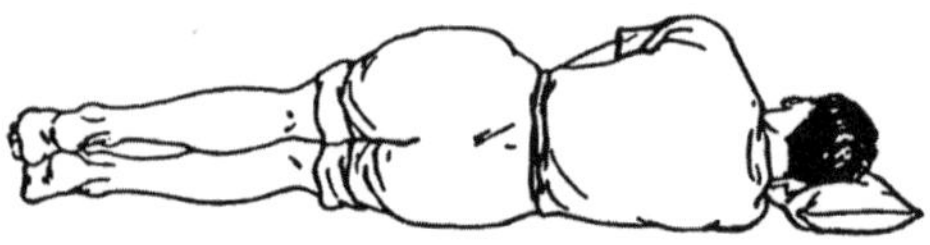

〈측와식(側臥式)〉

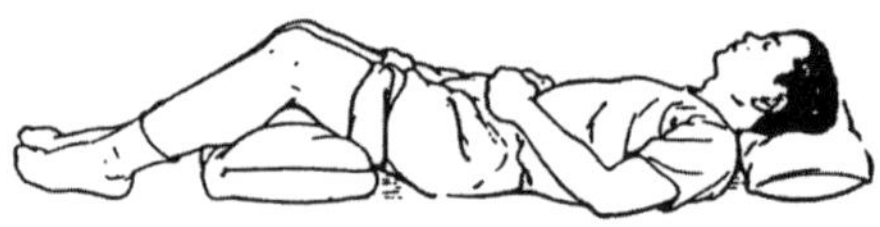

〈앙와식(仰臥式)〉

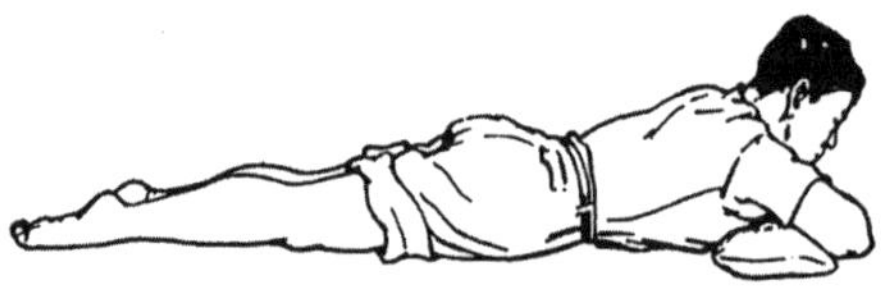

〈복와식(伏臥式)〉

[그림 3-4] 체위

- 부복식(俯伏式)은 두(頭)와 항(項) 및 배(背)부의 경혈에 자침할 때 적용한다.
- 횡굉식(橫肱式)은 두(頭)와 견비부의 경혈에 적용한다.
- 측와식(側臥式)은 측부(側部)의 소양경(少陽經) 및 환도 등에 자침 시 적용한다.

· 앙와식(仰臥式)은 신체 전면에 위치하고 있는 임맥(任脈), 족삼음경, 족삼양경, 두면(頭面), 흉복부 및 사지(四肢)의 경혈에 자침할 때 적용한다.
· 복와식(伏臥式)은 독맥, 태양경의 자침 시 적용되며, 두항(頭項), 요배(腰背), 둔부(臀部), 하지(下肢) 후면부의 경혈에 적용한다.
· 복좌위(伏坐位)는 두정부, 항부(項部), 배부(背部) 등의 경혈에 적용된다.
· 앙좌위(仰坐位)는 두부안면(頭部顔面), 경부(頸部), 상흉부(上胸部) 등의 경혈에 적용된다.
· 앙장식(仰掌式)은 상지굴측(上肢屈側)에 있는 수삼음경의 혈위에 적용된다.
· 곡주식(曲肘式)은 상지신측(上肢伸側)에 있는 수삼양경의 혈위에 적용된다.
· 굴슬식(屈膝式)은 하지내외측과 슬관절 부위의 혈위에 적용된다.

### 3) 행침(行針)과 득기(得氣)

행침은 진침 후 침감의 발생을 유도하기 위하여 일정한 수법을 시행하는 것이다.

침을 삽입한 후 제삽법은 일정한 깊이로 자침한 후 상제하삽으로 진행한다. 제삽이 직선형으로 나타나게 진출하여야 하고 폭도 과대하지 말아야 한다. 염전법은 침을 쥐고 일진일퇴로 교대하여 전동하는 방법이다. 각도는 180~360°이고, 반드시 좌우교대를 주의해야 한다. 그렇지 않으면 근육의 섬유가 감겨 통증이 유발된다.

득기는 자침 후 환자에게 산마중창 등의 감각 및 침을 놓는 사람의 손에도 침긴(沈緊)하고 끌어당기는 감각이 있다. 경맥 노선을 따라 상하로 전도된다.

득기에 영향을 주는 요인은 취혈의 부정확성, 미숙한 수법, 부적당한 자침 깊이, 환자 체질의 허약 및 둔한 감각 등이 있다

### 4) 유침(留針)과 출침(出針)

침을 시술한 후 유침(留針)은 일반적으로 득기가 된 후 15~20분간 유침한다. 만성, 완고성, 동통성, 경련성의 병증의 경우는 시간을 연장할 수 있다.

침을 뺄 때(出針, 출침)는 왼쪽 손의 엄지와 식지로 침공 주위의 피부를 누른 후 오른손으로는 침을 가볍게 염전하면서 천천히 침을 빼낸다. 침을 뺀 후 가볍게 침공을 비벼서 출혈을 방지한다. 마지막으로 침수를 검사하여 유루를 방지한다.

출혈방지를 위하여 발침 후 혈위를 막는다. 또한 출혈 예방을 위하여 엄지손가락의 손톱으로 혈위 좌우를 눌렀다가 자침한다.

### 5) 자침의 금기

자침의 금기는 〈표 3-11〉과 같다.

〈표 3-11〉 자침의 금기

<table>
<tr><td rowspan="3">임신부</td><td>3개월 이하</td><td>소복부와 요저부의 혈위는 금침한다.</td></tr>
<tr><td rowspan="2">3개월 이상</td><td>상복부, 요저부 및 극렬한 침감을 일으키는 경혈(經穴)은 모두 금한다.</td></tr>
<tr><td>삼음교, 견정, 곤륜, 지음, 결분, 합곡</td></tr>
<tr><td rowspan="3">소아</td><td>대천문 손상</td><td>신회, 상성</td></tr>
<tr><td>소천문</td><td>강간</td></tr>
<tr><td>유침</td><td>소아는 의자(醫者)에 호응할 수 없으므로 유침하지 않는다.</td></tr>
<tr><td>방광</td><td colspan="2">먼저 소변을 보게 하며 주로 향하 사자한다.</td></tr>
<tr><td>흉부</td><td colspan="2">등이나 가슴에 자침 시 횡자 혹은 사자를 아래 방향으로 한다. 단, 독맥은 제외한다.</td></tr>
<tr><td>침숫자</td><td colspan="2">1회에 8개 이상, 한 경락에 4개 이상 넘지 않도록 한다.</td></tr>
<tr><td>당뇨병</td><td colspan="2">당뇨병 환자 자침 시 강한 자극은 신(腎)을 상하게 한다.</td></tr>
<tr><td rowspan="4">기타</td><td colspan="2">자침 후 냉수욕을 하면 풍습성 관절염이 유발될 수 있다.<br>자침 후 과로하면 신(腎)이 상할 수 있다.</td></tr>
<tr><td colspan="2">식사 후, 잠이 깬 후, 저혈압, 심장병(부정맥)자는 자침을 금한다.</td></tr>
<tr><td colspan="2">심하게 배가 고프거나, 심하게 과식했거나, 술에 취했거나, 신체가 지나치게 허약한 자는 소침(少針)하거나 완침(婉針)을 주의해야 한다.</td></tr>
<tr><td colspan="2">자침 전후 2시간 내에 성교를 금지한다.</td></tr>
</table>

### 6) 자침 후 장기손상

자침 후 장기가 손상되면 장기 부위에 따라 증상이 나타난다. 폐 부위가 손상되면 기흉, 호흡곤란, 흉통, 무출혈 창백, 청색증, 혼수상태에 이르며, 신장이 손상되면 요통, 통증 및 예민감, 혈뇨가 나타나고, 피를 많이 흘리면 혼수상태가 될 수 있다. 간이나 비장의 손상으로는 복강출혈, 복부 강직, 눌렀다 뗄 때 통증이 증가하는 현상이 나타날 수 있으며, 뇌나 척수의 손상 시에는 출혈 및 경련, 반신불수나 혼수가 발생할 수 있다. 이러한 증상들이 나타나면 침을 모두 빼고 119에 연락한다.

## 7) 자침 후 이상 현상

침을 자침한 후에 이상 현상이 나타날 수 있으며 자세한 내용은 〈표 3-12〉와 같다.

〈표 3-12〉 자침 후 이상 현상(뒷면에 표 계속)

<table>
<tr><th></th><th>현상</th><th>원인</th><th>처리</th><th>예방</th></tr>
<tr><td>훈침</td><td>두훈 목현, 기단, 냉한, 궐냉, 심번, 욕토, 면색창백, 맥미약, 혈압하강, 인사불성 등이 유발</td><td>환자의 정신 긴장, 체질허약, 기아, 피로, 체위부적, 수법과중</td><td>먼저 발침 후, 편히 눕히고 다리를 올린다. 가벼운 증상이면 더운 물이나 설탕물을 마시게 하고 휴식시킨다. 만약 심각하거나 실신하게 되면 수구, 중충, 소료, 내관, 족삼리를 누르거나 자침한다. 관원 기해 백회 등의 경혈은 뜸을 뜬다. 상체 침훈은 족삼리, 하체 침훈은 합곡에 자침하고 그래도 해결이 안 되면 구급조치를 취한다.</td><td></td></tr>
<tr><td rowspan="5">체침</td><td rowspan="5">침하(針下)의 이상 긴삽으로 염전, 제삽 및 출침이 곤란</td><td>정신긴장으로 근육수축</td><td rowspan="3">환자에게 긴장 상태를 풀도록 일러 주고, 바로 발침하는 것은 금한다. 국부의 근육을 이완시키며, 단향(單向) 염전을 하였다면, 반대 방향으로 염전해야 한다. 만약 근육이 일시적으로 긴장하였다면 일정 시간 유침 후 다시 염전하고 출침한다.<br>또한 국부를 누르거나 문지르고, 혹은 부근에 일침(一針)을 자입한다</td><td>긴장을 푼다.</td></tr>
<tr><td>근건에 자입</td><td>진침 시 근건을 피한다.</td></tr>
<tr><td>염전각도가 매우 과도</td><td>염전과도 불가</td></tr>
<tr><td>한 방향으로 염전</td><td>반대 방향으로 염전한다.</td><td>단향 염전 불가</td></tr>
<tr><td>자침 후 체위 변화</td><td>체위의 회복 후 출침한다.</td><td>체위를 바꾸지 않게 한다.</td></tr>
<tr><td rowspan="6">만침</td><td rowspan="6">침(針)의 만곡으로 제삽, 염전 및 출침이 모두 곤란하며 환자는 동통을 호소</td><td>수법 미숙, 과도 용력</td><td rowspan="2">다시 제삽, 염전하면 안 되며, 순리대로 천천히 발침한다.<br>진침의 과정에서 만침(彎針)이 발생하면 즉시 출침하고 억지로 자입(束入)하지 말아야 한다.</td><td rowspan="2">진침 수법의 숙련, 조작을 가볍고 세밀하게 해야 한다.</td></tr>
<tr><td>침하의 딱딱한 조직</td></tr>
<tr><td>유침할 때 체위 부적절</td><td></td><td>편안한 체위 확보</td></tr>
<tr><td>자극으로 체위 이동</td><td>체위를 회복</td><td>체위 변동 불가</td></tr>
<tr><td>침병이 외부와 충돌</td><td></td><td>자침 부위 충돌방지</td></tr>
<tr><td>체침의 부적절한 처리</td><td>국부의 근육 이완 후 퇴침한다.</td><td>체침의 적절한 처리</td></tr>
</table>

<table>
<tr><td rowspan="5">절침</td><td rowspan="5">행침 시에 침신이 절단되어 잔단(殘端)이 체내에 남아 있는 것</td><td>침구의 품질 불량</td><td>환자가 긴장하지 않도록 하고 움직이지 않게 한다.</td><td>적절한 기구 선택</td></tr>
<tr><td>침신이나 침근의 문제</td><td rowspan="4">잔단이 체외로 나오면 핀셋으로 집어낸다.<br>잔단이 체표와 평행하면 침공의 양쪽을 눌러 잔단이 체외로 드러나게 한 후 핀셋으로 집어낸다.<br>잔단이 근육 속에 있으면 외과 의사와 상의한다.</td><td>침구의 검사</td></tr>
<tr><td>행침 시 수법의 과중</td><td>침신이 체외에 남게 한다.</td></tr>
<tr><td>환자의 체위 변동</td><td rowspan="2">진침과정에서 만침이 발생하면 즉시 출침하고 억지로 자입하지 말아야 한다.</td></tr>
<tr><td>체침, 만침의 처리미숙</td></tr>
<tr><td>혈종</td><td>출침 후 국부적 종창동통</td><td>자침할 때의 혈관손상으로, 발침할 때 제때 안압하지 않아서 발생</td><td>가벼운 혈종은 자연히 없어지며, 국부(局部)의 종통이 심하면 국부안압, 가볍게 문지르거나 온구(溫灸)를 하여 어혈의 소산(消散)을 촉진한다.</td><td>혈관의 자침을 피한다.</td></tr>
<tr><td>후유감</td><td>출침 후 국부에 산통이나 불편한 감각</td><td>수법의 미숙<br>수법의 과도</td><td>증상이 가벼우면 국부(局部)의 상하를 비벼준다. 비교적 심하면 비벼주는 것과 동시에 국부에 뜸을 뜬다.</td><td>수법이 과하지 않도록 조심한다.</td></tr>
</table>

## 3. 구법(灸法: 뜸술, 灸術)

### 1) 구(뜸)법의 정의

뜸이란 침과 더불어 불이 생겨나면서부터 시작된, 역사를 알 수 없을 만큼 오래 이어져 내려온 인간의 자연적 질병 치료방법 중의 하나이다. 구법이란 인체의 혈에 뜸을 뜬 온열(溫熱)을 이용하여 질병을 예방하고 치료하는 방법이다. 주로 가공한 쑥잎으로 일정한 크기의 뜸봉을 만들어 사용한다.

### 2) 구법의 역사

뜸은 침요법과 함께 그 기원에 대해 중국설·인도설 등이 있으나 상세한 것은 뚜렷하게 밝혀져 있지 않다. 중국설의 경우, 진(秦)·한(漢)대에 걸쳐 편찬되었다는 중국 최고(最古) 의서인 『황제내경(黃帝內經)』에 침·뜸에 관한 내용이 수록되어 있는데, 지리·풍토적 여건이 이를 뒷받침한다. 즉 한약요법은 중국의 남방권 의료로, 땅이 비옥하여 식물이 번식하는 양쯔강(揚子江) 유역에서는 발달한 데 비하여, 토지가 비옥하지 못한 황허강(黃河) 유역에서 적게 야생하는 쑥류(類)를 제제(製劑)로 한 뜸과 돌·금속류에 의한 침술 등이 북방권 의료로 발달한 것으로 보고 있다.

### 3) 뜸의 재료

뜸을 하는 가장 중요한 재료는 쑥잎이지만, 이 외에도 몇 가지 재료들이 이용된다.

쑥은 국화과에 속하는 식물로 그 맛은 쓰고(苦) 맵고 따뜻하며, 쑥잎은 산한(散寒), 제습(除濕), 온경(溫經), 지혈(止血) 등의 작용을 한다. 쑥잎을 가공하여 원추(圓錐)형이나 심지모양으로 꼬면 연소되기 쉽고, 향(香)이 좋으며, 온화(溫和)한 열(熱)로 침투력을 증가시키는 뜸을 만들 수가 있다. 쑥잎은 인체의 깊은 곳까지 직접 그 영향력을 도달시키기 때문에 이상적인 뜸의 재료로 가장 많이 이용되고 있다.

쑥의 약리 작용은 다음과 같다.

- 피부에 가벼운 자극을 주어 열감(熱感)과 홍조(紅潮)를 만들어 낸다.
- 평천(平喘), 진해(鎭咳), 거담(祛痰), 소염(消炎) 등의 효과가 있다.
- 체외에서 탄저균(炭疽菌), 연쇄상구균(連鎖狀球菌), 포도상구균(葡萄狀球菌), 피부진균(皮膚眞菌)을 억제하는 작용을 한다.

### 4) 뜸의 작용

뜸법은 양기를 보하는 부양고탈(扶養固脫), 경락을 따뜻하게 하여 한사로 인한 기혈응체를 제거하는 온경산한(溫經散寒), 근육을 이완시켜 혈(血)의 흐름을 활발하게 하는 서근활혈(舒筋活血), 양기가 빠져나가지 못하게 하는 회양고탈(回陽固脫), 양기를 배양시켜 함몰된 부분을 되살리는 익기승함(益氣昇陷), 어혈을 풀어서 응결된 곳을 없애는 소어산결(消瘀散結), 질병을 예방하고 몸을 튼튼히 하는 방병강신(防病强身) 등을 하므로 각종 허증에 많이 이용된다.

예방보건의 예를 보면 감기 예방을 위하여 풍문, 족삼리, 폐수, 신주혈에 뜸을 뜨며, 중풍 예방을 위하여는 현종, 족삼리혈에, 건강하게 장수하기 위하여는 관원, 기해, 명문, 중완혈에 뜸을 한다. 또한 용천에 뜸을 하면 기혈을 하행하도록 하여 상실하허와 양기부월의 간양상항에 좋으며, 백회에 뜸을 하면 제승양기하므로 상허허실, 기허하추의 병증, 즉 탈항, 음정, 구설 등에 좋다.

## 5) 구법의 종류

구법의 종류에는 여러 가지가 있다. 그중에 상용되는 방법을 살펴보면 다음과 같다.

### (1) 애주구(艾炷灸)

쑥으로 원추모양을 만든 것을 애주라고 한다. 작게는 쌀알 반(半)만한 것부터 크게는 대추(棗)만한 것까지 있으며 한 번에 태우는 1개의 애주를 '1장(壯)'이라 한다. 애주구는 직접구와 간접구 두 가지([그림 3-5])로 나눌 수 있으며 다음과 같은 특징이 있다.

#### ① 직접구(直接灸)

애주를 직접 피부 위에 놓고 맨 위에 불을 붙여서 환자가 참을 수 없을 정도가 되면 다시 애주를 놓는 방식이다. 반흔구(瘢痕灸)와 무반흔구(無瘢痕灸)의 두 가지로 분류할 수 있다. 반흔구는 화농구(化膿灸)라고도 하며 뜸을 뜬 후 피부에 화상을 입게 되고 수포, 화농이 생겨 반흔(瘢痕)이 남게 된다. 효천, 해천, 만성위장병, 체질허약, 발육장애 등의 만성병에 적용된다. 무반흔구는 애주를 경혈 위에 놓고 연소, 절반 또는 2/3 정도 연소될 때까지 기다려 환자가 작통(灼痛)을 느낄 때, 아직 다 연소되지 않은 애주를 제거하고 계속해서 다른 한 장(壯)의 애주를 갈아서 다시 뜸을 뜨는 방법으로, 수포와 화농, 반흔이 남지 않으며, 효천, 만성복사, 소화불량 등의 허한증에 사용된다.

#### ② 간접구(間接灸)

애주와 혈(穴) 사이에 특정한 약물을 대어 간격을 주는 방법이다. 주로 사용되는 약물은 생강, 마늘, 소금 등이다. 피부의 화상을 방지할 뿐만 아니라 이때 사용되는 약물의 작용도 발휘되므로 뜸 치료의 효과가 증강된다.

격강구(隔薑灸)는 생강을 반푼(半分) 두께로 잘라 침으로 구멍을 몇 개 내고 혈 위에 놓아 뜸을 뜬다. 환자가 작열감을 견디지 못하게 될 때 생강편을 들어 올려 잠시 쉬었다가 다시 뜸을 뜨되, 국소의 피부가 홍조(紅潮) 윤택되면 그친다. 화상을 일으키지 않으므로 병정에 따라 반복시구한다. 효과는 윤폐와 온중 작용으로 비위허약, 설사, 복통, 관절산통, 비증, 양허증상에 사용한다.

격산구(隔蒜灸)는 마늘을 약 1푼 두께로 잘라서 침으로 구멍을 낸 후, 혈 위에 5~7장을 시구한다. 4~5장 시구하면 마늘편을 교환한다. 마늘액은 피부에 대하여 자극성이 있고 뜸을 뜬 후에 수포가 생기기 쉽다. 소종, 살충, 해독작용이 있으므로 적응증은 나력, 폐로, 창양초기, 독충교상, 살균작용, 복중적괴 등이다.

격염구(隔鹽灸)는 배꼽을 식염으로 메우고 그 위에 생강편과 애주를 깔고 구(灸)를 한다. 만약 환자의 제공(臍孔)이 함몰되어 있지 않으면 배꼽 주위를 따뜻한 국수로 에워싸고 소금을 그 속에 메운 다음 거기에 뜸을 뜬다. 회양구역의 효과가 있으며, 복통, 설사, 요제통, 산통, 구리(이질), 망양, 지랭복맥의 허탈병증에 사용한다.

부자병구(附子瓶灸)는 부자의 분말과 술로 작은 동전 크기의 부자병(附子餠)을 만들어 가운데에 침으로 여러 개의 구멍을 뚫고 시구 부위에 놓는 다음, 그 위에 애주를 놓고 뜸을 뜬다. 온보원양시키므로 적응증은 허성, 음성, 완고성의 음한증, 창양일구불유, 명문화쇠의 양위, 조설 등이다.

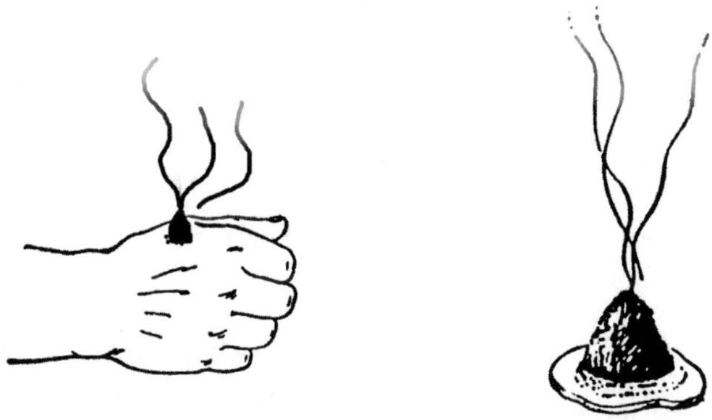


[그림 3-5] 뜸의 방법

### (2) 애조구(艾條灸)

애조(艾條)는 쑥을 말아 직경 1.5cm, 길이 20cm 정도의 원주(圓柱) 모양으로 만든 것으로 약물을 첨가하는 경우도 있으며 이는 약애조라고 부른다.

온화구([그림 3-6])는 애조에 점연(點燃)한 후에 일정한 거리를 유지하며 뜸을 떠야 할 경우에 적용되며 일반적으로 5~10분간 시구하여 국부가 홍색이 될 때까지 한다.

작탁구([그림 3-6])는 애조에 불을 붙인 후, 피부의 경혈처에 대고, 올렸다 내렸다 하여 마치 참새가 모이를 쪼아 먹는 것과 같이 뜸을 뜨는 것이다.

온침구([그림 3-6])는 자침과 애조를 결합해서 사용하는 방법으로 유침을 필요로 하면서도 뜸이 필요할 때 사용한다. 열이 침을 통해 몸 안으로 전도되므로 침과 뜸의 작용을 동시에 일으킨다. 쑥의 화열력을 빌려 경맥을 온통(溫通)시키고, 기혈을 선행시켜 한습비통, 냉마불인(冷痲不仁), 위비(痿痺) 등의 증을 치료할 때 사용한다.

호초구(胡椒灸)는 백호초분과 소맥분을 혼합하여 사용하며 풍습비통(RA), 국소마비에 이용한다.

황토구(黃土灸)는 황토를 물로 반죽하여 사용하며 배부정저의 초기, 국한성 습진에 이용한다.

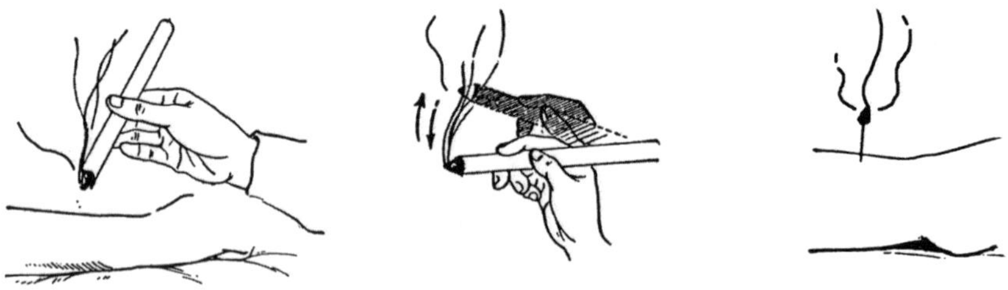

온화구(溫和灸) 작탁구(雀啄灸) 온침구(溫針灸)

[그림 3-6] 애조구 종류

구법은 간편하고 쉽게 행할 수 있지만 적응증과 조작방법 등을 숙지하고 있지 않으면 의외의 상황이 발생할 수 있으므로 다음과 같은 상황을 주의해야 한다.

- 피부나 옷에 불이 떨어지는 것을 방지하기 위해 필요하면 주위에 종이 등을 깔아둔다.
- 얼굴의 오관(五官), 음부(蔭部), 큰 혈관 주위에는 직접구가 적당하지 않으며 관절(關節)에는 화농구를 삼간다.
- 비화농성구인 경우에는 피부가 빨갛게 되는 정도로 뜸을 뜨되 수포(水泡)가 발생하지 않도록 뜸의 양(量)에 주의하여야 한다.
- 화농성구의 시술을 받는 환자는 영양 상태를 좋게 하고 국소 부위를 청결히 하여 감염을 예방한다.
- 음허양항[陰虛陽亢: 정혈(精血) 또는 진액(津液)이 쇠약하여 음양의 평형을 잃은 상태]이나 열이 있는 경우에는 뜸이 부적당하다.

### 6) 구법의 관리

(1) 뜸을 뜨는 순서는 먼저 상부(上部), 나중에 하부(下部)/먼저 배부(背部), 나중에 복부

(腹部)/먼저 두신(頭身), 나중에 사지(四肢)의 순으로 적용한다.

(2) 뜸의 양은 애주구는 보통 3~7장, 애조구는 보통 5~10분 동안 한다. 장수를 적당히 늘려가며 자극의 강도도 처음에는 약하게 나중에는 강하게 한다. 허리, 등, 복부에 뜸을 뜰 때는 장수를 많이 하고 가슴이나 사지는 적게 뜨며, 머리와 목 부위는 더욱 적게 뜬다. 청·장년층에게 뜸을 뜰 때는 장수를 많이 하고 비교적 오랜 시간 뜸을 뜬다. 노인이나 어린이에게는 장수를 적게 하고 시간을 짧게 한다. 허약하고 병이 많은 자에게는 자극량을 과다하게 하지 말아야 한다.

(3) 뜸을 뜨기에 적합한 자세를 취해야 조작이 편리하다.

(4) 실증과 외감열, 고열, 음허열 등의 열증에는 뜸을 금한다. 안면오관과 대혈관 부위, 중요한 기관이 있는 부위는 뜸을 금한다. 주관절 횡문(척택 혈) 부위는 뜸을 금한다. 피부궤양자는 뜸을 금한다. 임산부의 복부와 요저부는 뜸을 금한다. 공복(空腹)이나, 지나치게 배가 부르거나, 극도로 피곤한 자에게 뜸을 뜨는 것은 신중을 기해야 한다. 술 취한 사람은 임상상 금한다. 고혈압 환자는 일반적으로 금구한다.

(5) 만일 뜸을 뜨는 도중에 구훈(頭暈), 안화(眼花), 땀이 지나치게 많이 나는 증상, 안면창백(顏面蒼白), 오심구토(惡心嘔吐)가 나타나서 어지럼증이 심해지는 '훈구(暈灸)' 현상이 나타나면 즉시 뜸을 중지하고 똑바로 눕혀 휴식을 취하게 한다. 만일 상태가 나아지지 않거나 응급 시에는 병원에서 치료를 받도록 한다.

(6) 뜸을 한 후의 처리는 상태에 따라 적당히 하여야 한다. 뜸을 뜬 후에 그 부위가 붉게 되는 것이 정상이지만 그 색이 매우 진하거나 혹은 화끈거리는 통증이 있을 때에는 화상을 예방하는 연고를 발라주는 것이 좋다. 경한 화상이나 약간 붉은 작열증이 있으면 내버려둔다. 1도 화상 시에는 살균처리된 거즈에 화상연고를 바른 후 환부에 덮는다. 작은 수포(水泡)가 생겼을 경우에는 문질러서 터지지 않게 주의하면 농이 생기지 않고 자연히 흡수된다. 큰 수포가 발생하면 소독된 침으로 자파하여(뚫어) 물을 짜내고, 소염제를 발라 거즈로 덮어두면 수일 후에 치유된다.

(7) 뜸을 뜰 때 통풍(通風)을 잘 하여 연기가 빠져나갈 수 있도록 하며, 다 뜬 후에는 화

기(火氣)를 완전히 없애 화재가 발생하지 않도록 주의해야 한다.

직접구는 화상을 입히므로 반드시 동의서를 받아야 하며, 간접구도 과하면 수포가 발생할 수 있으므로 꼭 동의서를 받은 후 시구한다. 어린이나 지체마비로 감각이 없는 사람은 많은 양의 뜸을 피하여 화상을 방지해야 한다.

## 4. 부항(附缸)요법

부항요법은 흡각요법 또는 발관법(拔罐法)이라고도 한다. 고대에는 소뿔을 이용하여 화관(火罐)을 만들었으므로 '각법(角法)'이라고 하였다. 배(杯: 잔)나 관(罐: 항아리)을 이용하여 불을 연소하거나 그 외의 다른 방법으로 항아리 내부의 공기를 빼내어 부압(負壓)을 만들어 체표에 밀착되게 함으로써 피부충혈이나 어혈(瘀血)의 상태로 자극을 주어 온경산한(溫經散寒), 거어통락(祛瘀通絡)을 시키는 방법이다. 예전에는 이것을 고름을 짜는 공구로 사용하였고, 내·외 타박상 등 질병을 치료하는 데 사용하였다.

부항은 간편하고 행하기 쉬우며 안전하고 통증이 없을 뿐만 아니라 경제적이고 효과가 신속하다는 장점이 있어 민간에서도 광범위하게 응용되고 있다.

『황제내경』의 「소문편」에 부항에 대한 기록이 있으며, 서양에서도 의학의 원조로 알려진 히포크라테스가 가장 애용한 물리요법이 부항이었음을 나타내는 기록이 아테네 그리스 신전의 부조도에 남아 있다.

### 1) 부항의 작용

부항의 작용은 다음의 네 가지로 대별할 수 있다.

- 온경통락(溫經通絡): 경락을 따뜻하게 소통시켜 풍습비증(風濕痺症)을 치료한다.
- 거습축한(去濕逐寒): 습을 제거하고 한기를 몰아내어 풍한습비(風寒濕痺), 산기복통(疝氣腹痛), 위장병(胃腸病), 효천(哮喘)과 급복통 등을 치료한다.
- 소종지통(消腫止痛): 상처가 부은 것을 삭여 없어지게 하여 통증을 없애 주므로 배농에 사용한다.
- 행기활혈(行氣活血): 기를 잘 통하게 하고 혈액순환을 도와 어혈(瘀血)을 없앤다.

## 2) 부항의 적용범위 및 금기증

부항은 풍습비증(風濕痺症: 견배통, 요퇴통 류머티즘), 위장질병(위통, 복통, 구토, 복사), 폐부질병(해수, 효천, 감기), 급성손상(急性損傷: 어혈), 고혈압, 두통, 독충교상과 창양 초기에 적용된다.

부항의 금기증은 고열, 경련 추축자, 임신부의 복부와 요저부, 자발성 출혈과 손상 후 출혈이 멎지 않는 사람, 모발이 많은 곳, 심하게 전신이 수척하였거나 국소에 피부병(궤양, 알레르기)이 있을 때, 심한 수종 및 대혈관 부위, 갑자기 인사불성이 되거나 혹은 사지가 경직될 때, 정맥류, 심장부와 유두, 종양, 나력 등의 부위 등이다.

## 3) 부항의 운용

사용하는 단지에 따라 플라스틱 단지로 된 플라스틱관, 유리 단지로 된 유리관, 사기 단지로 된 도관, 구리나 철 등의 금속 단지로 된 금속관, 대나무 단지로 된 죽관 등이 있다.

단지를 운용하는 방법에 따라 아래와 같이 분류한다.

- 단관(單罐): 단지 한 개로 하며, 병변 부위가 작은 압통 부위에 사용한다. 위장병에는 중완, 극상근 건초염에는 견우혈에 부항을 적용한다.
- 다관(多罐): 병변 부위가 넓은 경우 부항을 종횡으로 여러 개를 동시에 사용하여 치료한다. 내장의 울혈 및 근육 전체의 통증에 사용한다.
- 섬관(閃罐): 피부에 부항을 붙이자마자 떼는 방법으로 부항을 빠른 속도로 붙였다 떼었다 반복하면서 시술한다. 국소피부 마목이나 기능이 감퇴된 허증에 사용한다.
- 약관(藥罐): 약물을 달인 후 약물 속에 죽관을 넣어 더 달여서 뜨거운 기운으로 부항을 붙이는 방법은 류머티즘 치료에 사용한다. 약액을 부항에 넣은 후 화관법으로 부항하는 방법은 류머티즘, 해수, 천식, 감모, 궤양병, 만성위염, 소화불량, 심상선 건선 등에 이용한다.
- 침관(針罐): 침을 놓은 후 그 위에 부항을 하는 방법으로 류머티즘 치료 등에 쓰인다.
- 자혈관(刺血罐): 삼릉침으로 출혈 후 그 위에 부항을 하는 방법이다. 급만성 연조직 손상, 신경성 피부염, 피부소양증, 단독, 신경쇠약, 신경성 위장병에 적용한다.
- 도관(陶罐): 관을 상하 좌우로 수차례 밀면서 이동하여 배척부(背脊部), 대퇴부질환을 치료한다.

배합종류에 따라 다음과 같이 분류한다.
- 건식부항(乾食附缸): 부항만 시술한다.
- 습식부항(濕式附缸): 사혈(瀉血)을 목적으로 자락(刺絡)후 부항한다.
- 약관(藥罐=약침부항): 약을 바른 후 또는 약과 침을 사용 후 부항한다.

부항하는 방법으로 화관의 종류는 다음과 같다.
- 투화법(投火法): 알코올 솜 또는 종이에 불을 붙인 후 관(罐) 속에 넣고 신속히 화관을 시술 부위에 덮는다. 이 방법은 측면횡발(側面橫拔)에만 적용하며, 그렇지 않으면 피부가 화상을 입게 된다.
- 섬화법(閃火法): 핀셋으로 95% 알코올이 묻은 솜에 불을 붙인 후 컵 속에 넣었다가 빨리 빼낸 후 컵을 시술 부위에 덮는다. 보통 10분 정도를 시술하며 국부 피부가 충혈되고 자홍색의 울혈이 나타나면 즉시 시술을 중지한다. 관을 뗄 때 오른손으로 관을 쥐고, 왼손으로는 관구(罐口) 옆의 피부를 지압하여 공기가 관속에 들어가게 하고 관을 즉시 뗀다.
- 첩면법(貼棉法): $1cm^2$ 넓이의 두껍지 않은 면괴(棉塊)를 알코올에 담근 후 관자의 내벽 상중단에 첩부하여 성냥으로 점화해서 시치 부위(施治部位)에 씌우면 흡착(吸着)된다.
- 가화법(架火法): 잘 연소되지 않고, 열의 전도가 빠른 직경 2~3cm 되는 물체를 시치 부위 위에 놓고 그 위에 작은 알코올 면구를 장치(裝置)하여 점화한 후 관을 씌우면 강하게 흡착된다.

### 4) 부항의 관리와 주의사항

- 부위별로 적합한 크기의 화관을 선택하여 사용하는데 근육이 많거나 뚱뚱한 사람은 비교적 큰 종류를 선택한다. 화관면이 평평하고 매끄러운지, 손상이 있는지 여부를 조사한다. 화관 입구에 바셀린을 조금 발라서 관 입구가 거칠어지는 것을 방지하여 피부의 손상을 예방할 수 있다.
- 족(足)과 골격(骨格), 관절(關節)의 요철부분이 있는 곳은 시술 부위로 적당치 않다. 발관 후, 청자색의 울혈현상은 자연 소실되며, 작은 수포는 자연 소실을 기다리지만, 큰 수포는 소독된 주사기로 액을 빼내고 감염을 방지하기 위해 메틸바이올렛을 바른 후 거즈로 덮는다.
- 자혈을 할 때 성인기준 1회 10ml를 넘지 않도록 하며, 자혈 발관 후, 침공에 약간의

출혈이 나면 마른 솜으로 닦는다.

- 주관(注罐: 신체에 윤활유를 바른 후 관을 밀고 다니는 방법)은 골격 부위에는 금한다.
- 종기를 치료할 때 화력은 적당히 하여 피부를 끌어당기는 것이 좋다. 섬화법을 이용할 때는 주의하여 화상을 입지 않도록 해야 한다.
- 부항시간은 매회 5~15분 정도로 하며 국소 부위에 진통을 느끼거나 너무 긴장하는 환자에게는 시간을 줄인다.
- 관을 뗄 때에는 손으로 관 주위를 눌러 공기가 스며들도록 하여 뗀다. 끝낼 때는 오른손은 관을 잡고 왼손의 가운데와 둘째손가락으로는 관 입구의 환부를 누르는데, 공기가 관내에 진입하면 피부는 원상태로 회복된다.
- 피부에 손상이 있는 자는 gentian violet 또는 황연고를 발라주고 소독된 거즈로 고정시켜서 감염을 방지한다.

## 5. 마사지(Massage)

### 1) 경락마사지

경락마사지란 기혈의 흐름이 정체되었거나 정체되기 쉬운 경락계통의 혈(관절, 근육, 인대 및 신경계통)을 손으로 자극해서 질병을 치료 또는 예방하는 기술이다.

#### (1) 경락마사지의 종류

마사지를 더욱 세분하여 경찰요법, 유연요법, 고타요법, 진동요법, 압박요법, 파악요법, 지압요법으로 나누며 각각의 요법에 대한 설명은 다음과 같다.

① 경찰요법(經擦療法)

경찰요법([그림 3-7])이란 경혈지압(經穴指壓)하려는 부분에 손을 밀착시키고 적당한 압력을 가하면서 쓰다듬거나 문지르거나 하는 방법이다. 마사지하는 부위의 넓이에 따라 손바닥 전체를 쓴다든지 엄지손가락만 쓴다든지 엄지 외의 네 손가락을 가지런히 하고서 쓰는 방법 등이 있고, 그 외에 엄지와 인지로 마사지하는 부분의 피로나 근육을 끼어 잡듯이 하여 쓰다듬는 방법이다.

② 유연요법(柔軟療法)

유연요법([그림 3-8])이란 근육을 단단히 움켜쥐고 손끝에만 힘을 주지 않고 팔꿈치나 손목을 움직여 손바닥 전체로 가볍게 작은 원을 그리듯이 주무르는 방법이다.

③ 고타요법(叩打療法)

고타요법([그림 3-9])이란 한 손 또는 두 손을 번갈아 사용하여 상대의 몸을 리드미컬하고 가볍게 두드리는 방법의 하나이다. 손바닥, 손끝, 엄지손가락 외의 네 손가락을 가지런히 펴 새끼손가락 쪽으로 물건을 자르듯이 두드린다. 두드리는 속도는 숙련된 사람이라면 1초에 13~14회의 진동자극을 줄 수 있다.

④ 진동요법(振動療法)

진동요법([그림 3-10])은 손바닥이나 손끝으로 압박하면서 시술하는 손을 진동시켜 그 진동으로 피술자의 신체조직에 영향을 주는 기법이다. 맨손으로 가볍게 누르면서 리드미컬한 진동을 주는 방법인데, 숙련된 사람이라면 1초 동안에 15~20회의 진동자극이 가능하다.

⑤ 압박요법(壓迫療法)

인간의 피부감각은 크게 세 가지로 구분할 수 있는데 첫째는 물건이나 어떠한 장애물에 부딪히거나 칼에 베였을 때에 느끼는 아픈 감각, 둘째는 뜨거움이나 차가움을 느끼는 온도의 감각, 셋째는 만지거나 눌렀을 때 느껴지는 촉압(觸壓)의 감각이다. 동양의학에서는 이 세 가지 감각을 교묘하게 자극하여 몸의 컨디션을 조절하는 데에 특색이 있다. 한방에서 말하는 침 치료는 아픔의 감각을 교묘히 자극하여 이용하는 방법이고, 뜸 치료는 온도의 감각을 이용한 것이며, 압박(壓迫) 치료는 촉압의 감각을 이용한 치료법이다.

압박법은 대개 다섯 가지로 나누고 있는데 첫째, 지압(指壓)법, 둘째 권압(拳壓)법, 셋째 장압(掌壓)법, 넷째 주관절압(關節壓)법 그리고 다섯째 족압(足壓)법의 순으로 나간다. 이 중에서도 권압이나 장압으로 충격(衝擊)압을 하는 것은 순간 교정되는 것으로 많은 효과를 얻을 수 있으나 여러 가지 요법으로 근육을 이완(弛緩)시킨 다음에 실행하여야 한다. 이러한 치료법은 동양의학적인 물리요법에 속한다.

⑥ 파악요법(把握療法)

파악요법이란 주무르고 이기는 요법으로, 이는 급성증세(急性症勢)를 다스린다. 열이나 부기, 아픔이 가신 관절 또는 류머티즘, 감염된 관절이 굵고 단단해져서 구부리는 데 힘이 들

때, 뇌일혈(腦溢血) 또는 반신불수(半身不隨)로 관절을 움직이기가 어렵게 되었을 때, 갱년기(更年期)에 어깨에 통증이 오며, 움직이면 뚝뚝 소리가 자주 나고, 통증이 심해지는 신경통 따위의 치료에 잘 쓰이는 방법이다. 주로 엄지나 인지, 중지 또는 네 손가락이 사용된다.

⑦ 지압요법(指壓療法)

지압요법이란 물리요법 중에서도 가장 효과적인 것의 하나이다. 이는 글자 그대로 손가락을 주로 이용하는 것으로 사람의 감각 기능을 자극하는 것인데, 사람의 세 가지 피부감각('압박요법'에서 언급)을 이용해 시술하는 것이 특징이며 주로 압박조작법(壓迫造作法), 척추교정법(脊椎矯正法), 운동신전법(運動神殿法) 등이 사용된다.

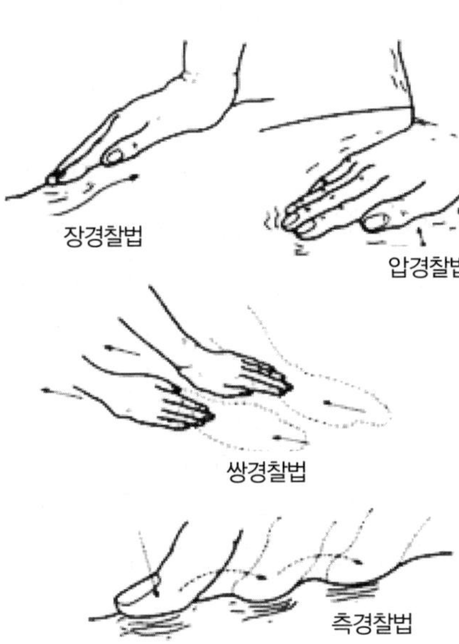


[그림 3-7] 경찰요법

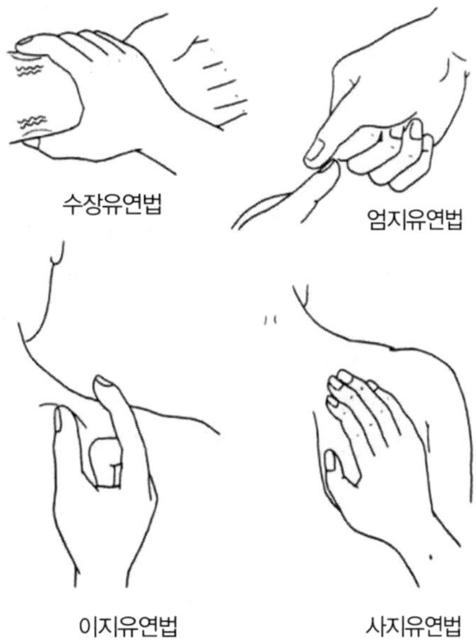


[그림 3-8] 유연요법

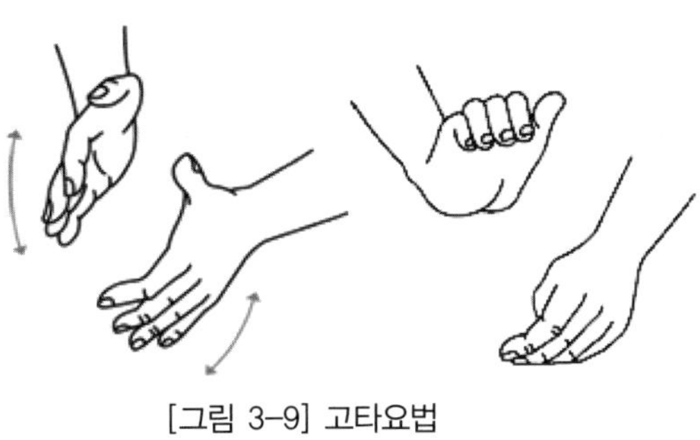

[그림 3-9] 고타요법

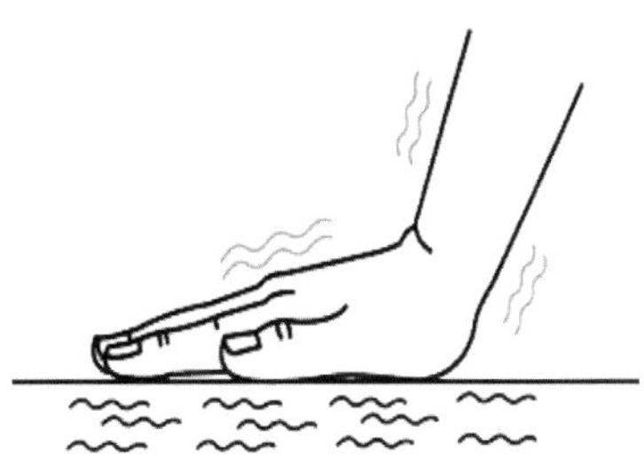

[그림 3-10] 진동요법

출처: 동서간호학연구소 편(2001), 동서간호중재

### (2) 경락마사지 부위 및 방법

14경맥의 순행이 정체되었을 때 나타날 수 있는 병의 증과 이를 치료, 예방하기 위한 마사지 부위 및 방법은 다음과 같다.

① 수태음폐경(手太陰肺經)

· 병후(病後)

– 외경(外經)병후(경락의 병): 오한 발열, 땀이 안 나거나(無汗) 혹은 땀이 남(汗出), 코막힘, 두통, 쇄골와의 통증, 흉통, 견배통, 팔 냉통 등이 발생한다.

– 내장(內臟)병후(장부의 병): 해수, 호흡곤란, 가래, 인후건조, 소변 색깔이 변하거나, 가슴이 답답, 손바닥열, 복부팽만, 설사 등이 발생한다.

· 마사지 방법

폐경의 중심이 되는 경혈은 가슴 위의 중부다. 위치는 쇄골의 하단으로 뼈를 따라가서 우묵한 곳을 눌러보면 심한 통증을 나타내는 곳이다. 마사지 방법은 중부를 7회 정도 살짝 누르고 쓸어 주며 중부에서 소상까지의 부위를 상하로 21회 정도 부드럽게 쓸어 문질러 준다.

② 수양명대장경(手陽明大腸經)

· 병후(病後)

– 외경(外經)병후(경락의 병): 발열, 갈증, 인후통증, 비출혈, 치통, 안구통증, 견갑통증, 2지의 활동불편 등이 발생한다.

– 내장(內臟)병후(장부의 병): 제복부통증, 목통, 장명(臟鳴: 장에서 소리가 남), 설사 혹은 황색점액변, 호흡곤란, 천식 등이 발생한다.

· 마사지 방법

대장경의 중심이 되는 경혈은 배꼽 옆 2촌 부위의 천추이다. 천추를 중심으로 손바닥으로 좌측에서부터 우측을 향해 시계 방향으로 회전하며 21회 정도 쓸어 준다.

③ 족양명위경(足陽明胃經)

· 병후(病後)

– 외경(外經)병후(경락의 병): 고열, 학질, 안면홍조, 땀이 남, 정신이상, 오한, 목통, 비건조, 비출혈, 구순생창, 인후통, 안면마비, 흉부통증, 종창, 하지냉감 등이 출현한다.

– 내장(內臟)병후(장부의 병): 복부팽대, 수족(복수), 불면, 소화 기능 항진, 황색뇨 등이 출현한다.

· 마사지 방법

위경의 중심이 되는 경혈은 중완이다. 위치는 명치끝에서 배꼽까지의 중간에 있다. 마사지 방법은 중완을 중심으로 시계 방향으로 문질러 준다.

④ 족태음비경(足太陰脾經)

· 병후(病後)

– 외경(外經)병후(경락의 병): 머리 무거움, 몸 무거움, 고열, 수족무력감, 옆구리 통증, 대퇴, 슬부 내측의 냉감, 하지부종 등이 나타난다.

– 내장(內臟)병후(장부의 병): 위통, 물설사, 미소화대변, 장명, 오심구토, 복부종괴, 식이섭취량 감소, 황달 등이 나타난다.

· 마사지 방법

비경의 중심이 되는 경혈은 장문이다. 위치는 측복부의 제11조골단의 하제에 있다. 마사지 방법은 장문을 중심으로 손바닥을 사용해 14회 정도 가볍게 문질러 주고 나서 허벅지부분(충문, 혈해)을 엄지손가락으로 부드럽게 21회 정도(왕복) 쓸어 문질러 준다.

⑤ 수소음심경(手少陰心經)

· 병후(病後)

– 외경(外經)병후(경락의 병): 고열, 두통, 안두통증, 흉배통증, 갈증, 손바닥 열감, 수족냉감, 견갑통증 등이 출현한다.

– 내장(內臟)병후(장부의 병): 심통, 흉협통증, 가슴이 답답, 호흡곤란, 불면, 현훈, 혼절, 정신장애 등이 출현한다.

· 마사지 방법

심경의 모혈(급소)은 복부의 거궐이다. 위치는 흉부 하단부 명치 끝에 있다. 마사지 방법은 먼저 심호흡(코로 숨을 들이마시고 입으로 내쉬면서)을 3~5회 하고 난 뒤 명치 부위에 양손을 대고 부드럽게 흔들어 준 다음 가볍게 힘을 넣어 21회 정도 쓸어 문질러 준다.

⑥ 수태양소장경(手太陽小腸經)

· 병후(病後)

– 외경(外經)병후(경락의 병): 구설미란, 하악, 협부의 통증, 인두통, 눈물, 뒷목강직, 팔외

측통증 등이 출현한다.

– 내장(內臟)병후(장부의 병): 하복부의 팽만, 통증, 허리의 방산통, 하복부 통증, 고환견인통, 설사, 복통, 마른소변, 변비 등이 출현한다.

· 마사지 방법

소장경의 모혈은 치골 위 2촌(배꼽 밑 3촌)에 위치한 관원이다. 마사지 방법은 오른손으로 왼편의 충문(비경)을 가볍게 누른 다음 쓸어 주고 충문에서 관원을 통과해 오른편의 장문까지 쓸어 준다. 각각 7회씩 14회를 쓸어 주게 되면 어깨 통증과 두통의 증세가 회복되고 귀가 맑아지고 정신이 밝아지게 된다.

⑦ 족태양방광경(足太陽膀胱經)

· 병후(病後)

– 외경(外經)병후(경락의 병): 한열, 두통, 요척통증, 비색, 안통, 눈물, 대퇴통증, 하퇴통증, 족부통증 등이 출현한다.

– 내장(內臟)병후(장부의 병): 하복부 팽만, 통증, 의식장애 등이 출현한다.

· 마사지 방법

방광경의 중심이 되는 경혈은 복부의 중극이며 위치는 배꼽 직선 아래(배꼽 직하 4촌)로 내려가 치골의 바로 윗부분에 있다. 중극을 눌러 보아 위화감이 있으면 방광경이 상해 있다고 볼 수 있다. 마사지 방법은 견외수로부터 방광수까지 왕복 2회를 쓸어 주고 한 손으로 발목을 약간 들고 승부에서 위중, 승산 곤륜까지 쓸 듯 마사지해 준다. 이 방법은 전신의 에너지 흐름을 원활하게 해준다.

⑧ 족소음신경(足少陰腎經)

· 병후(病後)

– 외경(外經)병후(경락의 병): 요통, 발이 참, 하지무력, 갈증, 인후통증, 발바닥 통증 등이 출현한다.

– 내장(內臟)병후(장부의 병): 어지럼, 안면부종, 면색 어두움, 시력 불량, 천식, 가슴이 답답, 물과 같은 설사, 배변곤란, 복부팽만, 오심구토, 발기부전 등이 출현한다.

· 마사지 방법

신경의 중심이 되는 경혈은 늑골과 옆구리에 걸쳐 있는 경문이다. 경문을 지그시 눌러 보아서 위화감을 느끼게 되면 신경의 흐름이 상해 있다고 볼 수 있다. 마사지 방법은 배꼽을 중심으로 양손을 신경락 흐름(황유, 기혈, 대혁, 횡골)에 대고 상하로 7회 정도 부드럽게 쓸어 주면 에너지의 흐름이 좋아진다.

⑨ 수궐음심포경(手厥陰心包經)

・병후(病後)

– 외경(外經)병후(경락의 병): 항강강직, 수족경변, 안색홍조, 안통, 액와부의 종창, 팔꿈치의 저림, 손바닥 열감 등이 출현한다.

– 내장(內臟)병후(장부의 병): 의식장애, 흉부 옆구리 팽만, 언어장애, 심통, 정신이상 등이 출현한다.

・마사지 방법

심포경의 중심이 되는 경혈은 가슴의 한가운데인 단중(전중)이다. 단중은 가슴의 좌우 유두를 연결하는 선으로 가슴의 정중앙을 교차하는 곳에 위치하고 있다. 단중을 눌러 보아서 위화감을 느끼게 되면 심포경의 흐름이 상해 있다고 볼 수 있다. 마사지 방법은 단중을 중심으로 양손가락을 세워 가볍게 쓸어 주는 동작을 30회 정도 해주고 내관과 태릉을 엄지손가락으로 약간 압력을 넣어 흔들면서 7초 정도 눌렀다가 떼어내는 동작을 3번 반복하면 심장박동이 진정되는 것을 바로 느낄 수 있을 정도로 효과가 있다.

⑩ 수소양삼초경(手少陽三焦經)

・병후(病後)

– 외경(外經)병후(경락의 병): 인후통의 종통, 뺨의 통증, 안구통증, 청각장애, 귀 주변 통증 등이 출현한다.

– 내장(內臟)병후(장부의 병): 복부팽만, 소복경만, 소변불통, 빈뇨, 요실금 등이 출현한다.

・마사지 방법

삼초경의 중심이 되는 경혈은 복부의 배꼽 아래 부위인 석문이다. 석문은 배꼽의 바로 아래로 세 손가락 위치에 있다. 석문을 눌러서 위화감이 있으면 삼초경의 흐름이 상해 있다고 볼 수 있다. 마사지 방법은 석문 부위를 손바닥에 약간의 압력을 넣어 배에 밀착시켜 시계 방향으로 회전하면서 문질러 주면(왕복 3회), 에너지의 흐름이 좋아지게 되어 삼초경에 큰 효과를 보게 된다.

⑪ 족소양담경(足少陽膽經)

・병후(病後)

– 외경(外經)병후(경락의 병): 한열왕래, 두통, 학질, 면색 어두움, 안통, 액와부 종창, 목림

프선 결핵, 청각장애, 대퇴, 무릎, 하퇴 통증 등이 출현한다.

– 내장(內臟)병후(장부의 병): 옆구리 통증, 구토, 입이 씀, 흉통 등이 출현한다.

· 마사지 방법

담경의 중심이 되는 경혈의 위치는 복부의 위측 일월이다. 일월은 유두 바로 아래로 제9늑연골 아랫부분에 위치한다. 일월을 눌러보아 위화감이 있으면 담경이 상해 있다고 볼 수 있다. 마사지 방법은 눈 주위를 손바닥으로 비벼서 쓰다듬어 주고, 일월을 엄지로 가볍게 눌렀다가 쓸어 준다. 30회 정도 쓸어 주면 담경의 흐름이 좋아진다.

⑫ 족궐음간경(足厥陰肝經)

· 병후(病後)

– 외경(外經)병후(경락의 병): 두통, 현훈, 시력장애, 귀울림(耳鳴, 이명), 발열, 수족경련 등이 출현한다.

– 내장(內臟)병후(장부의 병): 옆구리창만, 통증, 복부종괴, 복통, 구토, 황달, 소화되지 않은 대변, 월경정지, 황색뇨 등이 출현한다.

· 마사지 방법

간경의 중심이 되는 경혈은 복부의 기문이다. 기문은 유두의 바로 아래로 조골과 복부의 경계 바로 위에 있다. 기문을 눌러보아서 위화감을 느끼게 되면 간경의 흐름이 상해 있다고 볼 수 있다. 마사지 방법은 양손가락을 사용해서 기문에서 장문으로 14회 정도 부드럽게 문질러 주고 나서, 앉은 자세에서 한 손으로 장딴지를 받쳐 주고 다른 한 손으로 엄지발가락 외측(대돈)에서부터 약간 압력을 가하면서 간경락을 따라 다리 위로 14회 정도 쓸어 올려 준다(오른쪽 발과 왼쪽 발 모두 마사지).

⑬ 임맥(任脈)

· 마사지 부위 및 방법

임맥의 중심이 되는 경혈은 성기의 한가운데 위치하고 있는 곳인 회음이다. 회음을 눌러보아 통증이나 위화감이 있으면 임맥의 흐름이 원활하지 못하다고 볼 수 있다. 마사지 방법은 임맥에 따른 경락(천돌, 단중, 구미, 거궐, 기해, 관원, 중극, 회음)을 마사지해 주면 전신의 흐름이 원활하게 조절된다.

⑭ 독맥(督脈)

· 마사지 부위 및 방법

독맥의 중심이 되는 경혈은 엉덩이 부위의 장강이며 장강은 꼬리뼈에 위치하고 있다. 장강을 눌러 보아 심한 통증이나 위화감이 있으면 독맥이 상해 있다고 볼 수 있다. 마사지 방법은 목 뒤부터 시작해서 척추뼈를 중심으로 장강까지 손바닥을 비벼서 왕복 14회 쓸어주면 전신의 에너지 흐름이 조절된다.

### (3) 시술자와 피술자의 자세

마사지를 효과적으로 하기 위해서는 시술자와 피술자의 자세가 매우 중요하다.

① 시술자의 자세

- 심신을 바르게 하고 다정한 미소와 함께 자연스럽게 임하여야 한다.
- 피술자에게 모든 사항을 자세하게 물어보아서 치료에 참고하여야 한다.
- 손을 깨끗이 하고 손톱은 단정히 자르고 쾌감을 주는 향취를 내는 것은 더욱 좋다.
- 처음 치료에 임할 때에는 정신적으로 산란해서는 안 되므로 주의 집중하는 자세로 시술에 임하여야 한다.
- 시술자는 정신통일을 한 상태에서 시술하고 있는 순간만은 환자와 잡담이나 농담은 절대로 금물이다.
- 환자에게 호흡조절을 알려서 누를 때에는 입으로 토식(吐息)하게 하고 손가락을 뗄 때에는 코로 호흡을 흡식(吸息)하게 하는 것으로 조절한다.
- 환자의 나이, 체질 환부(患部)의 경중(經重)에 따라 마사지의 압도(壓度)를 가하여야 한다.
- 옆구리의 늑골(肋骨), 고환(睾丸)과 생식기(生殖器) 등은 시술을 금한다.
- 처음에 환부 치료를 할 때에는 가볍고 세밀하게 이완(弛緩)하는 것을 잊어서는 안 된다.
- 마사지는 무턱대고 한량(限量) 없이 긴 시간을 시술한다고 해서 좋은 것이 절대로 아니다. 왜냐하면 신경학적인 면에서 지나치게 긴 시간을 지압하게 되면 근육이 상쾌한 것보다는 오히려 압박감과 멍해짐을 느끼며, 신경(神經)의 기능이 오히려 약화되는 것을 볼 수 있기 때문에 전신지압 또는 보강지압(補强指壓)을 시술할 때에는 30분 내지 40분 정도가 가장 적합하며, 국부지압(局部指壓) 또는 환부지압일 때에는 5~10분 정도가 적합하다.

② 피술자의 자세

피술자는 치료를 받아야 할 사람이기 때문에 세밀하고 자연스럽게 답하여야 하며 안도감을 가져야 한다. 그리고 부담감 같은 무거운 마음은 갖지 말고 청결함을 주는 것이 좋으므로 될 수 있으면 깨끗하게 하고 시술에 임하는 것이 원칙이다. 피술자의 수칙 몇 가지를 소개하면 다음과 같다.

- 시술 전에는 소대변을 배설하고 심신의 안정을 취하여야 한다.
- 피술자는 얇은 옷을 입거나 될 수 있으면 맨살에 시술받는 것이 효과적이다.
- 전신의 힘을 뺀 다음, 극히 자연스러운 마음을 갖고 편한 자세로 눈을 감고 청허(淸虛)한 마음으로 시술자가 지압하는 포인트에 신경을 집중하는 자세를 취하여야 한다.
- 시술 시에 음주는 절대 금하여야 하며 식후 1시간 정도는 지나서 시술받는 것이 좋다.
- 시술자의 지시에 따라서 정심(正心), 정식(正食), 정동(正動), 정식(正息) 등을 가정에서도 실행하는 것은 더욱 효과적이다.
- 시술이 끝난 다음에는 그 자리에서 10분 정도 안식하는 것이 좋으나 너무 오랫동안 누워 있으면 효과적이지 못하다.
- 다음과 같은 증상이 있는 피술자는 마사지 또는 지압을 하지 않는 것이 좋다.
  - 대수술 후 절대 안정을 요하는 환자
  - 급성 응급환자
  - 전염성 질환자
  - 출혈환자
  - 암환자
  - 골절환자
  - 염증환자
  - 발열이 심한 경우
  - 월경중이나 임신중
  - 피부병 환자
  - 영아

### 2) 서양의 마사지

마사지는 서양의 수기요법 중 가장 보편적으로 알려졌고 물리요법의 중요한 일각을 차지하고 있다. 히포크라테스(Hippocrates, B.C. 460~377)의 창안으로 오늘날과 같은 발전을 이루는 효시가 되었다. 19세기 초 스웨덴의 링(Ling)은 마사지 이론을 체계화하였고 20세기에 이르러 영국의 메넬(Mennell)은 마사지 동작을 체계화시켰다.

마사지는 불어로 주무르는 행동, 즉 안마를 의미하며, 그리스어로는 머리를 감듯이 주무르거나 누른다는 의미가 있다. 마사지는 그 기원이 동양이기는 하지만 서구의학의 이론에 의해 그 원리와 효과가 설명된다.

한편 동양의학에서 전통적인 수기요법의 하나로서 안마는 신경의 흥분을 가라앉히는 마사지와 비교할 때 역사와 치료원리는 다르지만 수기법은 비슷하다. 안마의 방법은 혈이나 경락을 찾아서 몸의 중심에서 발끝을 향해 치료하고 있는 데 반하여 마사지는 심장을 중심으로 한 혈관을 대상으로 손바닥이나 발끝에서 몸의 중심인 심장부분까지 향해 오는 차이점이 있다. 안마는 몸의 피로, 어깨의 피로, 머리가 아픔, 몸이 나른함, 불면증, 요통, 마디마디 경련, 가벼운 부기 등에 효과가 있고 마사지는 신경계, 관절 근육계, 호르몬계에 좋은 영향을 미치므로 뇌일혈 후의 반신불수나 소아마비, 팔의 저림이나 아픔, 위장쇠약, 만성변비에 효과가 있다. 그러나 두 방법은 거의 비슷하여 최근에는 총칭하여 마사지라고 부른다.

### (1) 마사지 유형

#### ① 결합직 마사지

독일에서 연구 개발한 결합직 마사지는 재래식 방법과는 전혀 다른 새로운 것으로 피하 결합직에 강한 자극을 주는 특수한 마사지법이다. 이 마사지법의 창안자인 엘리자베스 디케(Elizabeth Dicke, 1900~1958)는 고질적 반신불수에 걸려 오랫동안 병과 싸우며 결합직 마사지라는 새로운 요법을 발견해 냈다.

결합직 마사지는 근육의 연결부분을 꼬집어 떼듯이 자극하는 요법인데, 그대로 누르거나 비비는 것보다 훨씬 효과가 있다는 주장이다. 동양의학은 근육이 갈라진 사이나 연결부분에 혈이 있다고 보는데, 결합직 마사지는 바로 이 혈 부위를 누르는 방법이 변화된 형태라고도 볼 수 있다. 따라서 연구의 시발점은 다르지만 동양의 수기요법과 공통된 점이 있다. 이 치료법은 최근 국제적으로 관심을 끌고 있으며, 물리치료계에 새로운 바람을 불러일으키고 있다.

#### ② 카이로프랙틱(Chiropractic)

미국에서 카이로프랙틱이라는 물리치료법이 상당한 권위를 가지고 이용되고 있으며, 소정의 논문이 의학회에서 통과되면 박사학위를 주고 있다. 이는 척추교정을 해서 질병을 고치는 신체조정법인데, 이 치료법은 손으로 등뼈를 매만져 틍겨진 척추를 제자리에 맞추는 방법이다. 이러한 방법도 수기와 상당히 통하는 점이 많다. 그 어원을 따져 보더라도 희랍어로 '카이로'란 손이라는 뜻이고 '프랙틱'은 치료법 또는 치료사를 뜻하는 말이므로, 수기요법이라는 의미가 된다.

1895년 미국 아이오와 주에 사는 다니엘 D. 파머(Daniel D. Palmer)라는 사람이 있었다.

자기집 정원사가 일을 하다가 다친 후 갑자기 귀가 들리지 않게 되었다. 몸을 자세히 살펴보니 척추 마디 하나가 튕겨져 있는 것을 발견했다. 그는 이상이 생긴 척추를 매만지고, 문지르고, 누르다가 뼈마디가 제자리로 들어가 맞는 것을 확인했다. 그러자 귀는 즉시 다시 들리고, 몸은 완전히 정상으로 되돌아왔다. 여기서 힌트를 얻은 파머는 연구를 거듭하여 "신경에 기계적인 압박을 주거나 자극을 주면, 그 신경조직이 연소되고 낭비를 가져와 질병이 생기게 된다"는 이치를 발견했다. 이러한 신체적 이상을 바로 잡으려면 손으로 척추의 고르지 못한 부분을 매만지고, 비비고 눌러서 교정하면 질병을 고칠 수 있다고 생각하여 척추교정요법을 창안해 낸 것이다.

카이로프랙틱은 인체의 골격구조 중 대들보 역할을 하고 있는 척추와 골반에 나타나는 이상위치 상태(=부전탈구, subluxation)를 시술자의 손으로 교정하여, 신체의 신경 기능장애를 회복하고 균형 있는 건강 상태를 유지하게 하는 치료법으로서 그 근본원리는 생체역학에 근거하고 있다.

③ 오스테오패디(Osteopathy)

미국에서 개발된 골격교정요법으로 '오스테오'는 골격, '패디'는 질환을 의미하는 말이다. 미국 버지니아주 태생 앤드루 J. 스틸(Andrew J. Still)이라는 의사가 창안해 낸 이 요법은, 카이로프랙틱 요법이 개발된 비슷한 연대에 연구 개발되었다. 그는 세 딸을 연이어 척수막염이라는 고질병으로 잃게 되자, 깊은 회의와 자책에 빠져 척추와 골격 기능에 관해 깊이 연구하기 시작했다. 그리고 마침내 골격의 위치 변화가 근육 · 혈액 · 림프액 · 신경 · 내장 등에 증상을 일으킨다는 사실을 발견해 내는 데 성공했다. 그리하여 골격을 조정하여 불안정한 상태를 바로잡아 주면 질병을 고칠 수 있다는 확신을 가지고 새로운 치료법을 연구개발한 것이다. 이 요법은 한 마디로 말해서 "골격의 구조적 · 기계적 · 부조정을 진단 처치하는 치료체계이며, 척추의 이상뿐 아니라, 그 이상에서 오는 증상까지도 고치려고 노력하는 요법"이라고 말하고 있다.

그는 1892년 오스테오패디 학교를 설립하여 많은 치료사를 양성해 냈으며, 그곳의 출신자들이 미국 전역 및 전 세계로 퍼져나가 치료에 임하고 있다.

### (2) 마사지 방법

마사지란 치료를 목적으로 연조직을 수기로 조작하는 것으로 경찰법(effeurage: 쓰다듬기), 마찰법(friction), 유날법(kneading: 주무르기), 진동법(vibraion), 경타법(percussion strokes), 지압법(acupressure) 등 6가지 방법이 복합적으로 이용되며 현재는 등 마사지와 발 마사지 등 두 가지 마사지 방법이 이용되고 있다. 본 장에서는 등 마사지에 관해서만 언급하기로 한다.

① 경찰법(Effeurage: 쓰다듬기)

피부를 천천히 규칙적으로 쓰다듬는 방법이다. 손바닥 면은 보다 큰 체표면에 이용되고, 엄지와 손가락 끝은 보다 적은 면에 이용된다. 길고 미끄러지는 듯이 쓰다듬는 동작은 큰 표면, 10～20인치 정도의 깊이에서 이용된다. 분당 15번 정도 쓸어내리는 동작이 가장 효과적인 것으로 알려져 있다. 경찰법은 표면이나 매우 깊은 곳에 적용되며, 대부분 이 두 가지의 강도를 조합적으로 사용한다. 최소한 5분간 경찰법을 이용하되, 한 부위가 20분이 넘지 않을 것을 제안한다.

② 마찰법(Friction)

엄지와 손가락들을 이용하여 중간 정도의 지속적인 압력을 적용하는 것으로서 원형으로 손가락들을 움직이거나 놓은 것으로 반흔조직의 유착방지를 풀어 주는 데 사용한다. 쓰다듬는 방법을 이용하여 압력을 주는 동작과 유사하지만, 제한된 부위에서 손으로 하는 것이 다르다. 쓰다듬는 방법을 이용하여 압력을 주는 동작은 천천히, 분당 15회 또는 이보다 적게 쓰다듬는 방법을 실시한다.

③ 유날법(Kneading: 주무르기)

근육 밑에 피부가 크게 접혀지는 부위는 엄지와 손가락들 사이에 잡힌다. 연조직들은 뼈와 반대 방향으로 민 다음, 순환동작으로 짜주고 올려준다. 치료사들은 손안에 잡힌 조직들을 번갈아가며 긴장과 이완을 시킨다. 한 손으로 연조직을 받쳐주는 반면, 다른 손은 연조직을 주무른다. 연조직을 주무르면서 하는 진동에는 쥐어짜기, 굴리기, 비틀기, 손으로 주무르기, 손가락으로 주무르기가 있다. 유날법은 잘 발달된 연조직 부위에만 이용된다. 한 부위를 강하게 주무르는 동작은 5분이나 그 이하로 시간을 제한해야 한다.

④ 진동법(Vibraion)

쓰다듬는 방법을 이용한 진동은 손이나 손가락을 이용하여 할 수 있다. 매우 빠르고, 지속적으로 쓰다듬는 방법이 이용된다. 진동에는 많은 에너지가 요구된다. 따라서 진동기가 자주 이용된다. 진동은 특정한 부위에 국소적으로 5분 정도 한정적으로 이용된다.

⑤ 경타법(Percussion strokes)

큰 부위를 매우 빠른 속도를 치는 것이다. 손목은 손의 지렛대로 작용한다. 이 방법은 손목의 유연성이 요구된다. 가볍게 두드리거나 손으로 일격을 가하는 동작은 타법과는 다르다. 마사지 기술에 대한 식견이 있는 전문가들만이 이를 시행할 수 있다. 타법은 한 부위에 5분을 초과해서는 안 된다.

⑥ 지압법(Acupressure)

지압에는 어느 정도 일상적인 마사지에 이용하는 타격이 포함되지만, 중점은 쓰다듬을 때의 압력이며 신체의 정확한 지점에 적용되는 기법이다. 지압점에 적용하는 마사지 이용 기법은 평형상태에 도달하려는 신경체계를 제어하고 자극함으로써 신경 기능에 반사적인 효과를 제공한다.

### (3) 등 마사지

① 준비

시술자들이 마사지를 시작하기 전 시술자 자신을 중재의 중심에 두어야 한다. 등 마사지를 위한 준비로는 로션과 시술자의 손을 이용하여 따뜻하게 하는 것이다. 차가운 자극은 환자들을 깜짝 놀라게 한다. 환자 신체의 꽤 큰 부위를 노출시키기 때문에 방 또한 따뜻해야 하며, 편안함을 느낄 수 있도록 준비하여야 한다. 등 마사지를 하는 목적은 이완을 시키는 데 있으며, 조용하고 편안한 환경이 될 수 있도록 준비하여야 한다.

② 방법

Michaelson의 마사지 기술은 8단계로 이루어져 있다.

1단계: 전체 등에 적용되는 경찰법
2단계: 척추를 쓰다듬는 마찰법
3단계: 어깨 부위에 적용하는 유날법
4단계: 손부터 등까지 압력을 가함
5단계: 상부 등과 어깨에 적용하는 경찰법 및 주무르기
6단계: 척추에 주무르면서 압력을 가함
7단계: 하부 등에 원형의 동작을 그림
8단계: 전체 등에 가볍게 경찰법을 적용

손은 하부 척추 옆에 놓고 경찰법을 목까지 적용한다. 양손을 하부 척추에서 시작하여 중간 정도의 압력을 점진적으로 감소시키면서 목 앞으로 이동한다. 손은 피부를 들어 올리듯이 점차적으로 쓸어내리면서 끝에서 올린다. 손으로 견갑골에 원형을 그리고 등의 바깥쪽 끝까지 가볍게 아래로 이동한다. 분당 15회 적용한다. 이 횟수는 이완을 목적으로 한다면, 줄일 수 있다. 또한 초기에 분당 15회 쓰다듬는 방법의 마찰법을 하부 등의 척추 바로 옆에서 적용한다. 허리의 잘록한 부분에 도달할 때까지 왼쪽과 오른쪽을 교대로 시행한다. 손을 목까지 미끄러지듯이 올린다.

유날법(주무르기)은 어깨 부위에 적용된다. 어깨 부위를 마사지할 때 중요한 점은 꽉 잡았다가 주무르는 방법을 적용하는 것이다. 환자가 유날법을 사용함으로써 통증을 경험하고 있는지 알기 위해 지속적인 사정을 한다. 만약 통증이나 불편함이 인지되면, 마사지를 감소시키거나 일부 부위에서는 하지 않을 수도 있다.

어깨 부위를 마사지할 때는 중간부터 상부 등 및 어깨까지 손으로 하는 경찰법을 이용한다. 환자의 반응을 살피면서 상박을 부드럽게 주무른다.

손을 이용하여 쓸어내리면서 압력을 가하는 방법은 하부 척추로부터 척추의 끝으로 시행한다. 한 손을 반대편 척추 위에 놓고 척추 위에 손바닥의 압력을 가한다. 가벼운 압력으로부터 중간 정도의 압력을 사용한다.

한 손을 반대편 등 위에 올려놓고 중간 정도의 압력으로 하부 등 부위에 커다란 원을 그리는 동작을 적용한다. 손을 허리가 들어간 선부터 하부 둔부까지 신체의 바깥측면으로 움직인 다음 둔부에서 교차하고 척추에서 위로 올린다.

등 마사지를 마무리하는 것으로는 가볍게 적용하는 경찰법이 이용된다. 척추를 연속적으로 쓰다듬으면서 압력을 감소시킨다. 쓰다듬는 방법은 목으로부터 천골까지 적용한다.

마사지 시간을 길게 연장하는 것은 좋지 않다. 너무 오래 마사지를 적용하는 것은 피로를 가져오고 중재의 효과를 무효화시킨다. 경찰법을 최소한 5분, 20분이 넘지 않게 하는 것이 좋다. 한 부위에 적용하는 경찰법은 10분을 초과해서는 안 된다. 좀 더 강한 동작은 짧은 기간 동안 해야 하며, 5분을 초과해서는 안 된다.

느리게 쓰다듬는 방식의 마사지, 스웨덴식 마사지, 온몸에 적용하는 마사지, 자가마사지와 같이 등 마사지에 적용하는 마사지의 종류는 많다. 느리게 쓰다듬는 방식의 등 마사지는 이완을 유도하는 방식으로서 여러 사람들에 의해 주창되었다. 이 기법은 우선, 손으로 양측의 척추를 2인치 간격으로 쓰다듬어 내리는 것이다. 분당 60회 쓰다듬는 기법을 3분 동안 수행한다. 자가마사지를 이용할 수 있는 방법은 머리부터 발까지 20지점에 압력을 가하거나 마사지하는 것으로, 신체를 강하게 만들고 질병으로부터 보호하며, 질병을 치료할 수 있다. 개인은 모두 20단계를 이용할 수 있으며, 특별한 상황에 따라 선택적으로 사용할 수도 있다.

## 6. 지압(指壓)요법

지압은 피부가 가진 세 가지 감각, 즉 통각(痛覺), 온도감각(溫度感覺), 촉압감각(觸壓感覺)을 자극하여 몸의 컨디션을 조절하며 경혈을 찾아 체표에 적당히 수직압을 가하는 압법으로, 척추에 양 손바닥을 겹쳐서 하나하나의 혈자리에 장압(掌壓)을 가하는 방법과 척추극돌기의 이상을 양 엄지로 교정하는 척추교정법, 관절을 펴 주는 운동신전법 등 세 가지로 대별된다.

지압은 정적이다. 이 방법은 손가락 끝과 손바닥의 비교적 살집이 실하고 부드러운 신체 부위를 이용한다. 기본 원칙은 신체 표면에 차츰 압박을 가하여 그 힘이 그 밑에까지 영향을 주는 것이다. 이는 인체 본연의 회복력을 일깨워 인체의 자정 기능을 자극함으로써 치료의 효과를 증진시키는 방법이다.

지압은 경혈에 중점을 두고 있으며 경혈은 경락에 분포하고 있다. 주요 경락은 신체의 표면을 따라 흐르기 때문에 지압을 통해 이곳을 자극하여 기관의 조화를 다시 회복하고 신체의 균형을 유지할 수 있다. 손가락과 손바닥 그리고 팔꿈치 등으로 경락상의 요혈을 자극함으로써 경락의 정체(停滯)를 소통시키고 영위의 조화를 이루고자 하는 데 주목적이 있다.

지압은 약물이나 기구를 쓰지 않고 맨손으로 압자극을 가해 자율신경을 조정하고 내분비를 촉진하여 내장에 활력을 주고 바르지 못한 자세나 근육 상태를 복구시키고 올바른 신체 기능을 유지시켜 주는 것이다.

특히 자율신경의 안정은 정상적인 내장활동과 저항력의 축적을 생성시킬 수 있어 누구나 지니고 있는 자연치유능력을 보강시키고 스스로 질병을 예방하고 퇴치할 수 있는 힘을 길러 준다.

지압의 기원은 중국의 의학서적인 『황제내경(黃帝內經, The yellow Emperor's Classic of Internal Medicine)』에서 유래되며, 중국의 수기법을 총체적으로 '도인술(導引術)'이라고 하여 이는 현대 지압의 전통적 치료법이라 할 수 있다. 고대 중국에서 시작된 동양의학적 물리요법은 우리나라를 거쳐 일본에까지 전해졌는데, 지압은 약 60~70년 전 이래 경혈을 자극하는 동양의학적 안마법에 서양의 마사지 및 카이로프랙틱 이론이 가미되어 주로 일본에서 많이 보편화되어 있는 수기요법이다. 일본을 중심으로 세계 각지에 보급 전파되었다.

지압은 20세기 초반 일본 의사인 Tamai Tempaka에 의해 발전되어 현재의 지압은 1964년 일본에서 치료법으로 공식 인정되었다. 그 후 우리나라에도 보급되어 지압에 관심이 많은 사람들이 더욱 연구 발전시켜 치병에 한몫을 하고 있다.

### 1) 정의

지압은 문자 그대로 손가락을 이용하여 신체의 특정 부위에 압력을 가하는 것을 말한다. 지압은 안마가 발전한 것이다. 사람들은 어느 부위가 불편하면 두드리거나 쓰다듬어 불편함을 해소한다. 이러한 안마는 오랜 세월 동안 발전되어 오면서 구체적인 이론적 체계를 갖추게 되었고 탁월한 치료 효과가 검증된 수기법이다.

### 2) 작용원리

지압은 파스칼의 원리와 침구 치료의 원리를 이용한 것이다. 파스칼의 원리를 이용한 것이라는 말은 인체를 하나의 밀폐된 주머니로 생각하여 한 지점에 압력을 가하면 주머니에 골고루 압력이 전달된다는 것이다. 따라서 환자의 체질이나 증상에 맞게 적절한 압력을 가하는 것이 중요하다. 침구 치료의 원리를 이용한다는 것은 침뜸을 대신하여 손가락으로 경혈점을 눌러 주는 것이므로 침뜸의 효과와 동시에 시원함을 얻고 침뜸 치료의 부작용을 없앨 수 있다는 의미이다.

침뜸이 경혈 하나하나에 정확하게 시행되어야 하는 것에 비하여 지압은 부근만 눌러 주면 파스칼의 원리에 따라 압력이 전달될 수 있으며 무엇보다 시술자와 피술자 사이에 인간적인 유대감이 생겨나 치료에 큰 도움을 줄 수 있다.

### 3) 경혈지압의 효과와 장점

#### (1) 효과

- 혈액과 임파액(淋巴液), 즉 내분비액을 원활하게 순환시켜 신진대사를 활성화한다.
- 근육의 경결(硬結)을 이완시킨다.
- 뼈를 감싸고 보호하는 인대근육과 힘줄을 자극하여 골격(骨格)의 이상을 교정한다.
- 중추신경, 즉 자율신경의 실조(失調)를 조절한다.

- 내장 기능 반사점의 하나로 체표에 나타나는 경혈을 자극하여 오장육부의 기능을 조절한다.
- 내분비장애를 조절하며 피로감을 해소한다.

(2) 장점

- 빠르고 우수한 임상 효과
- 넓은 활용범위
- 경제적(시설, 기구)
- 시술, 학습이 간편
- 적은 부작용

### 4) 적용

질병에 따라 다른 의료수단과 상호 보완적으로 병행하면 탁월한 치료 효과를 거둘 수가 있다. 대체로 현대의학으로 뚜렷한 치료 효과를 거두지 못하는 현대병이나 만성병은 신체의 기능장애를 인체 전체의 기능이 조화를 이루지 못하고 있다는 것으로 보는 동양의학적 관점에서 치료하는 것이 효과적이라는 것은 이미 잘 알려져 있다.

그러나 경락자극요법이 반드시 이러한 보완적 효과만 있는 것은 아니다. 우리가 일상생활을 통하여 겪게 되는 가벼운 질환의 대부분은 이 방법으로 치료할 수 있다. 진통제, 해열제, 소화제, 항생제 등 일상생활에서 가장 많이 사용하는 약들은 경락자극요법으로 대신할 수 있는 것들이다. 현대인은 대부분 이러한 약들을 별다른 거부감이 없이 복용하여 약물로 인한 부작용이 나타나고 있다.

### 5) 지압의 금기사항

- 세균성 전염병이나 수술이 필요한 악성질환
- 고열과 염증을 동반하는 급성병
- 피부질환
- 뇌출혈 등으로 혼수상태에 빠진 환자
- 수술 직후에 안정을 요하는 환자

－기타 수술이 시급한 급성 맹장염, 복막염, 늑막염, 피부염 또는 피부암
－결핵이나 임산부의 질환

### 6) 지압을 하는 위치 선택의 원칙

지압을 하기 위하여 치료혈을 선택할 때는 우선 체질적인 면을 고려하고, 질병의 근본적인 원인을 찾는다. 그리고 어느 증상부터 개선해야 할 것인지를 정하고, 보법과 사법을 적용하여 시술한다.

#### (1) 병이 난 국부에 있는 경혈을 선택

예를 들어 위통에 중완혈을 자극한다.

#### (2) 순경의 취혈법

이는 병이 난 장기의 소속 경락에서 이와 관련된 유혈, 특히 주관절(肘關節), 슬관절(膝關節) 아래 말초 부위의 유혈을 자극하는 것이다. 예를 들면 위장병에는 족삼리(足三里)를 지압한다.

#### (3) 반응점의 선택

병이 나면 몸의 일정한 부위에 나타나는 반응점(아시혈, 천응혈)을 찾아서 자극하는 것이다. 반응점은 질병과 연관되어 있는 부위를 눌렀을 때 환자가 느끼는 압통(壓痛), 쾌감(快感), 조동(調動), 산통(酸痛), 과민(過敏), 지둔(脂臀) 등이다.

#### (4) 대칭 부위의 선택

상병하치(上病下治), 하병상치(下病上治), 좌병우치(左病右治), 우병좌치(右病左治), 전병후치(前病後治), 후병전치(後病前治)를 한다. 예를 들어 위가 아플 때 제8흉추에서 제2요추사이를, 오른쪽 반신마비 때 왼쪽 반신을 자극한다.

#### (5) 신경(神經) 분포 구역의 선택

신체의 어느 한 부위에 병이 생겼을 때 이 부위를 지배하는 신경총의 분포 부위, 신경줄기의 통과선상 혹은 그 근처에 있는 경혈을 선택하여 자극한다. 예를 들어 팔의 병에는 견갑신경총의 분포 부위를 자극한다.

#### (6) 선차(先次)유도의 선택

손상된 부위의 종창이나 어혈 등으로 해당 부위를 직접 자극할 수 없을 때 먼저 그 둘레와 원위단부에서 취혈하여 자극하고 해당 부위의 자극으로 종창과 어혈을 없애고 경락을 소통시킨다.

#### (7) 후차(後次)의 유도 선택

만성적인 손상이나 과로손상 때 먼저 손상 부위에 기본으로 자극을 준 다음, 손상 부위와 연관된 경락과 경혈을 자극한다.

#### (8) 표본의 완급

본(本: 기본 질병, 병의 근원)을 먼저 치료하고, 현재 나타나는 증세, 합병증 등 수반되는 증세는 뒤에 치료하는 원칙이다.

### 7) 실기

#### (1) 지압하는 사람의 자세

피술자와 시술자 간에 마음과 마음에서 통기(通氣)된 것이 지압의 효과를 높일 수 있다. 그러므로 시술자는 다정한 마음으로 피술자의 체질, 연령, 성격, 발병원인, 환부근육경결상태, 현재 상태, 직업 등 여러 가지 상황을 판단한 후 시술하여야 한다.

일본 지압학교에서는 표어로 '지압의 마음은 어머니의 마음'이라고 표명하고 있기도 한다.

시술실은 밝은 색으로 청결해야 하고, 주변 환경은 조용하고, 실내의 체감온도는 대략 20~

25℃ 정도가 알맞다.

시술자가 지켜야 하는 수칙으로 다음과 같은 것이 있다.

- 자세하고 다감한 마음으로 성심껏 물어 보아야 한다..
- 시술 직전에 정신을 가다듬어 정신통일된 마음이라야 한다.
- 손을 깨끗이 씻고 손톱을 단정히 깎는다.
- 시술 시에 반드시 피술자는 누를 때에 호흡을 입으로 내쉬게 하고 손가락을 뗄 때는 코로 호흡을 흡입하게 한다.
- 눌러보면 피술자가 특별히 시원해 하거나 아파하는 느낌을 호소하는 곳이 있는데 이러한 부위를 처음에는 가볍고 부드럽고 세밀하게 문지른 다음에 지압을 시작하는 것이 좋다.
- 피술자가 어느 환부에 심하게 고통을 느낄 때에는 유의하여 다루어야 한다.
- 피술자를 대할 때에 허한 사람인가 실한 사람인가를 살펴서 지압(指壓) 강도(强度)를 조절하는 것이 효과적이다.
- 누르는 지속시간은 대개 3초간이 가장 효과적이다. 환부나 체질에 따라 좀 더 길게 지속압을 할 수도 있다.
- 시술을 금하는 곳은 늑골, 고환, 남녀생식기 등이며 뼈가 있는 곳을 시술할 때는 가벼운 지압과 장압(掌壓) 정도가 좋다.
- 전신의 시술시간은 피술자에 따라서 다소 다르지만 성인의 경우 전신보강지압을 할 때는 30~40분 정도를 초과하지 않는 것이 좋으며 국부지압 시에는 5~10분 정도가 효과적인데 이는 사람의 신경학적 견지에서 볼 때 가장 적당하다고 본다.
- 시술 중에는 피술자와 잡담을 하지 않는 것이 원칙이나 시술에 필요한 말이라면 물어보는 것도 피술자의 심리적 정신 교정(矯正)에는 필요하다.
- 시술실 안에 적당한 분위기 조성을 위해서 피술자가 즐거워하는 음악 등은 조용히 들려주는 것도 기분전환을 위해서는 좋은 방법의 하나이다.
- 시술자는 절대 어떤 욕심이 있어 시술을 적당히 빨리 끝내려고 하거나 피술자에게 무리가 되는 금전을 요구하는 것은 금물이다.
- 시술 시에는 시술자가 숨소리를 크게 내거나 입에서 나는 악취 등으로 인하여 피술자에게 불쾌감을 주는 것은 좋지 않으며 반드시 입마개를 하고 시술하는 것이 좋다.

### (2) 지압받는 사람의 자세

피술자는 시술자의 물음에 세밀하게 대답해 주는 것이 예의이다.

다음은 피술자가 지켜야 하는 수칙이다.

- 시술 전에 대소변(大小便)을 배설하고 심신의 안정을 취한다.
- 시술 시에는 얇은 옷을 입거나 맨살에 시술을 받는 것이 효과적이다.
- 전신에 힘을 빼고, 자연스런 마음가짐을 하고 즐거운 생각으로 뇌수를 정립하여 청허(淸虛)한 자세가 좋다.
- 음주는 금해야 하며 식후 30~40분이 지나서 시술을 받아야 한다.
- 시술 시 누르는 곳에 신경을 집중해 주는 것은 물론 반드시 치유가 될 것이라고 믿는 마음가짐이 있어야 한다.
- 끝난 후 10분 정도 편안히 누워 쉬는 것이 좋으나 너무 오래 쉬면 오히려 피로감을 준다.
- 절대 안정을 요하는 환자나 급성응급 시, 전염성 질환, 출혈, 월경중이거나 임신, 고열, 피부병이 있을 때, 영아 등은 지압을 하지 않는 것이 좋다.

### (3) 경혈지압의 3원칙

경락자극요법은 신경선(神經線)과 경락선(經絡線)에 부착된 경혈을 자극하여 오장육부의 기능을 조절하는 치료방법이다. 경락을 자극하는 방법은 앞에서 말한 것처럼 여러 가지가 있다. 그중 맨손으로 시술하는 방법 중에서 가장 좋은 방법인 경락지압법을 중점적으로 살펴보고 그 구체적인 방법을 검토해 본다. 경락지압은 무조건 누른다고 되는 것이 아니라 치료를 목적으로 할 경우에는 원칙을 준수하여야 한다. 또한 경혈을 찾는 것은 별도로 익혀야 할 것이지만 일반적으로는 몸의 어떤 부위를 누르거나 만지면 유난히 통증이 심한 부위가 있다. 그곳을 경혈로 여겨도 무방하다. 아시혈(阿是穴)이라고 하는 그 자리는 손으로 누르면 아프지만 눌렀다가 떼면 시원한 느낌이 온다.

지압에는 세 가지 원칙이 있다([그림 3-11]).

#### ① 수직압(垂直壓)

손가락을 이용하여 지문이 있는 쪽을 피술자의 경혈에 대고 윗몸의 무게를 활용하여 지그시 눌러 준다. 수직압을 제대로 하지 못하면 시술자도 힘들고 피 시술자도 피부가 밀리는 듯이 아프기만 하다.

② 지속압(持續壓)

눌러서 시간을 지속한다는 의미로 환부나 증상에 따라 차이가 있다.

허증(虛症)은 가볍고 길게 누르며 실증은 강하고 짧게 누른다. 누르는 시간은 3~6초가 적당하다. 이 시간은 인체 내의 모든 체액을 과부족 없이 골고루 분비시켜 주는 시간이다. 신경학적으로도 이 시간은 뇌의 감지 기능이 작용하여 인체 전체에 느낌을 전달하는 시간이다. 지속압은 다음에서 말하는 경압(輕壓), 쾌압(快壓), 강압(强壓)의 순서로 시행하는 것이 좋다.

③ 조화압(調和壓)

시술자와 피술자 사이에 정신적인 교감(交感)을 이루도록 하는 방법으로 구체적인 기술이 있는 것은 아니지만 가장 중요하다.

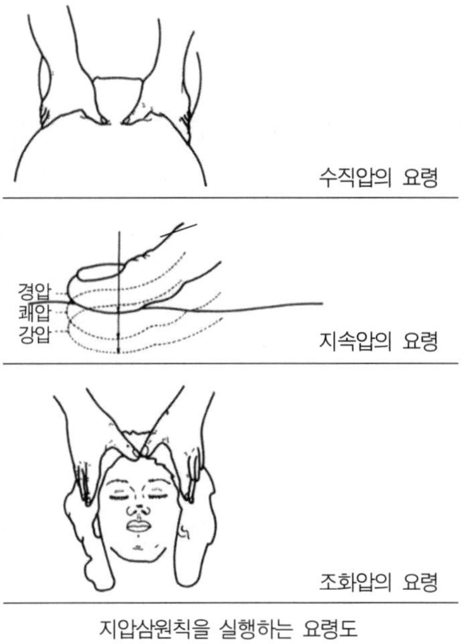


[그림 3-11] 경혈지압의 3원칙

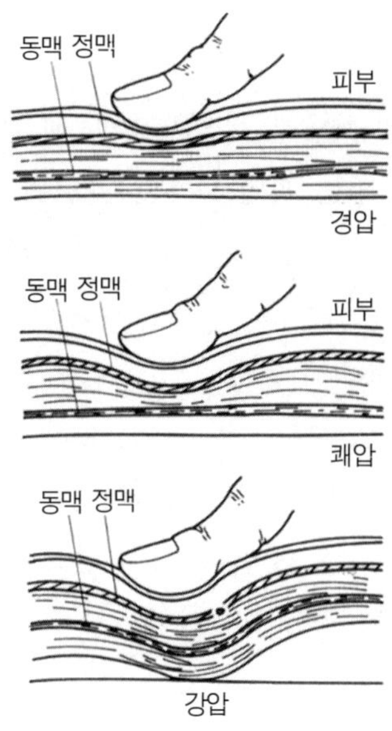


[그림 3-12] 압도

출처: 동서간호학연구소 편(2001), 동서간호중재

(4) 압도(壓度)

자극의 방법 중에서 가장 중요한 것은 누르는 것이다. 압도는 누르는 정도를 말하는 것으로 약사가 처방을 하는 것과 같다. 그 방법은 대체로 다음의 세 가지이다([그림 3-12]).

① 경압(輕壓)

가볍고 부드럽게 누르는 방법으로 피술자가 편안하면서 기분이 좋도록 한다. 주로 지압을 처음 받는 사람이나 아픈 곳을 시술하기 전, 또는 어린이나 노약자, 허약한 사람에게 사용한다.

② 쾌압(快壓)

피술자가 약간의 통증을 느끼지만 상쾌한 기분이 들도록 하는 방법으로 가장 많이 쓰인다. 치료를 하는 면이나 피로를 푸는 면에서도 가장 효과적이다. 피 시술자로 하여금 누를 때는 숨을 길게 내쉬게 하고 손가락을 뗄 때는 코로 가볍게 숨을 들여 마시게 하여 균형을 맞추게 하고, 힘을 빼고 시술자의 손가락을 느끼도록 해야 한다.

③ 강압(强壓)

시술자의 체중과 전신의 힘을 시술하는 손가락에 집중시켜 피 시술자가 견디기 힘들 정도로 눌러 주는 방법으로 아픈 부위가 만성으로 인해 둔해져 있거나 체질상 실증인 사람 또는 지압을 오래 받은 사람에게 사용한다. 그러나 지나치면 부작용이 따를 수도 있다.

### (5) 지압의 손동작

손은 말초신경과 모세혈관이 밀집된 곳으로 감지 기능이 뛰어나 환자의 상태를 가장 쉽게 느낄 수 있는 곳이다. 또한 운동 기능이 뛰어나 적절한 압을 조절할 수가 있고, 여러 가지 테크닉을 구사할 수가 있다. 그 가운데 대표적인 방법을 살펴보면 다음과 같다.

① 엄지압법

동양의학에서는 인체의 기(氣)를 주입시키는 것은 손가락의 지문(指紋) 부위를 사용한다고 하였고, 서양의학에서도 마이스너 소체가 지문 부위를 흘러가서 이 감각에 의해 환자의 기분이 상쾌해진다고 하였다. 더구나 엄지는 지문이 넓어서 압력을 편안하게 받을 수 있으며 넓게 자극이 된다. 또한 시술자가 힘의 강약을 조절하기가 쉬우므로 그만큼 치료 효과를 높일 수가 있다. 특히 강한 자극이 필요할 경우는 양 엄지를 겹쳐서 사용하기도 한다([그림 3-13]).

② 장압법(掌壓法)

양 손바닥을 포개어 손바닥 전체를 이용하여 부드럽게 누르는 방법과 수근(手根)을 이용하여 강하게 누르는 방법이다([그림 3-14]). 주로 척추를 지그시 눌러 신경을 안정시키는 데 사용한다. 장압은 경혈에 정확하게 자극을 주지는 못하지만 척추에서 나온 신경에 넓게 자극을 주기 때문에 장기(臟器)의 기능을 좋아지게 할 수 있으며 둔부(臀部)의 선골(仙骨)을 누르면 생식 기능을 강화시키는 동시에 둔부의 피로가 풀어진다.

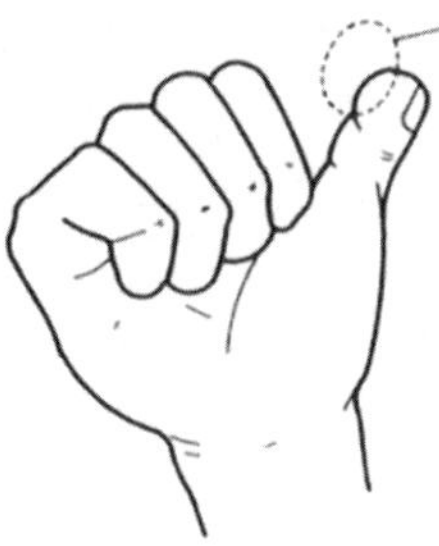


[그림 3-13] 엄지압법

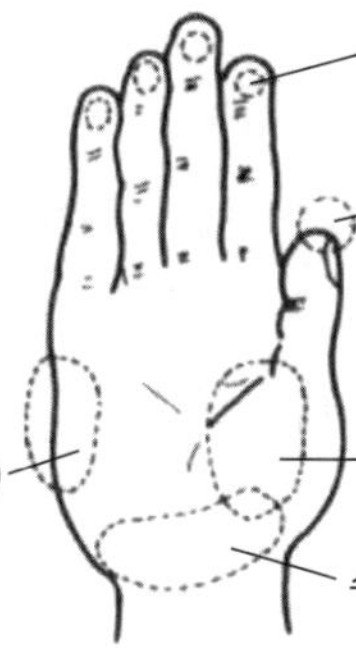


[그림 3-14] 장압법

출처: 동서간호학연구소 편(2001), 동서간호중재

③ 권압법(拳壓法)

장압법과 마찬가지로 정확하게 경혈을 자극하지는 못하지만 강압이 가능하다. 강압은 지압요법을 거부감이 없이 즐기는 사람에게나 허리와 둔부에 주로 사용한다. 주먹을 쥐고 인지와 새끼손가락까지의 손가락 세 번째 마디를 이용하여 처음에는 가볍게 눌러 신경을 안정시킨 후 적당한 압력을 가한다([그림 3-15]).

허증(虛症)이 있는 사람은 너무 강한 권압법이 오히려 무리가 되기도 한다.

요추(腰椎)에 권압요법을 사용할 경우는 요근(腰根) 쪽은 지압(指壓)과 장압(掌壓)으로 강압을 한 다음 권압으로 충격압을 가하는 것이 좋다. 이 경우도 누르면서 코로 숨을 들이 마시고 호흡을 멈춘 다음 다시 코로 내쉬면서 동시에 위에서 아래로 순식간에 누른다.

④ 파악법(把握法)

손가락을 모두 사용하며 손가락 끝으로 꽉 잡아 쥐는 방법이다([그림 3-16]). 주로 근육이 많은 어깨의 승모근과 다리의 대퇴근, 팔 등에 사용한다.

⑤ 사지압법(四指壓法)

엄지를 제외한 나머지 손가락으로 누르는 방법으로 한 손을 사용하는 방법과 강압을 주기 위하여 양 손을 사용하는 방법이 있다. 손가락 끝에 약간의 힘을 주어 안으로 당기듯이 지문을 중심으로 누른다([그림 3-17]).

주로 복부지압(腹部指壓)을 할 경우에 사용하며 지속압을 하는 것이 중요하다. 소화기 계통의 이상으로 위무력증(胃無力症)이나 소화불량, 변비, 복부팽만감 등에 좋다.

⑥ 주관절압(肘關節壓)

경혈에 팔꿈치를 정확하게 대고 지그시 누르는 방법과 누른 상태에서 가볍게 이기듯이 돌리는 방법이 있다([그림 3-18]).

주로 둔부에 강한 압력을 줄 때 사용한다. 처음에는 경압이나 다른 요법으로 충분히 이완시킨 후에 사용하는 것이 좋다.

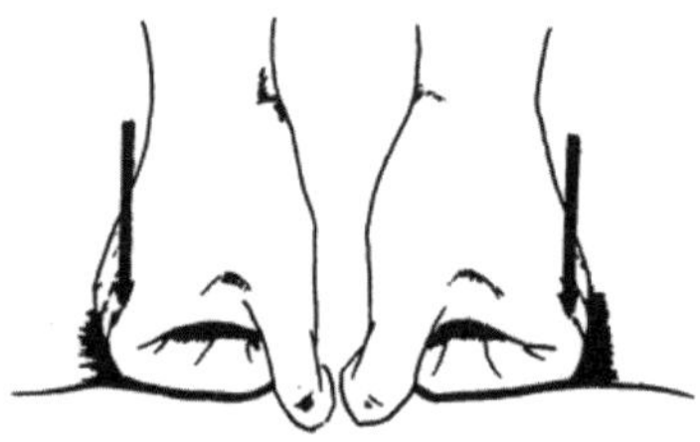

[그림 3-15] 권압법

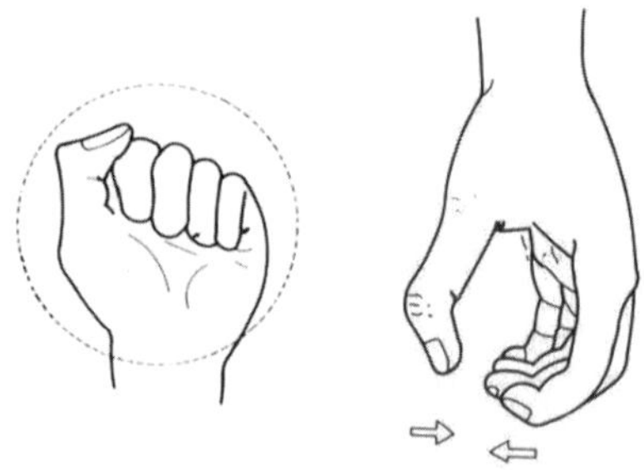

[그림 3-16] 파악법

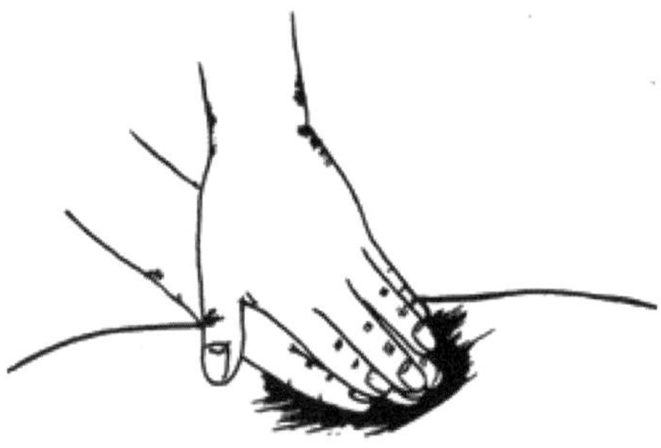

[그림 3-17] 사지압법

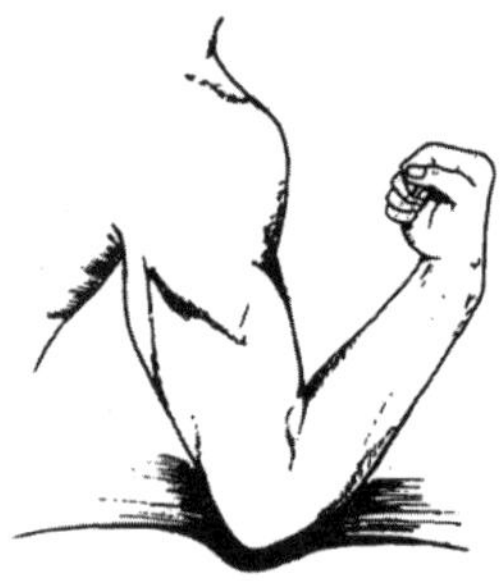

[그림 3-18] 주관절압

출처: 동서간호학연구소 편(2001), 동서간호중재

## 8) 지압의 증상별 처치

지압은 무턱대고 긴 시간을 시술한다고 해서 좋은 것이 절대로 아니다. 그 이유는 신경학적인 면에서 지나치게 긴 시간을 지압하게 되면 근육이 상쾌한 것보다는 오히려 압박감과 멍한 감각을 느끼게 되며 신경의 기능이 오히려 약화되는 것을 볼 수 있기 때문이다. 따라서 전신 지압을 실시할 때는 30~40분 정도가 적당하며 경혈 지압인 경우에는 내쉬는 숨의 리듬에 맞추어 눌러 주면 기분 좋은 자극이 되는데 숨을 3~5초간 내쉬면서 누르고 3초 정도 쉴 때 숨을 들이쉰다. 증상의 정도에 따라 자극하는 시간이 달라질 수 있으나 대개의 경우 한 경혈에 위의 방법을 5회 반복하는 정도로 전체 시간이 5~10분을 넘지 않도록 한다.

자극강도는 근육의 뭉침에 따라 조절하는데 눌렀을 때 기분이 좋은 정도가 적당하며 보통은 3~5kg 정도의 압력을 기준으로 한다. 체중계에 손가락을 놓고 이 무게의 강도를 측정해 보고 너무 무리하지 않도록 주의하면서 적절한 압력을 지키도록 한다. 대상자에게 스스로 지압하는 것을 교육하는 경우에도 지나친 자극이 되지 않도록 주의한다.

지압을 실시하려는 부위의 특성이나 증상의 정도에 따라 엄지압, 권압, 사지압, 장압, 주관절압 등을 골고루 사용하며 등 쪽의 경혈의 경우 손이 닿지 않는 곳은 누워서 주먹을 쥐고 손가락 관절 부위가 혈에 자극을 줄 수 있도록 하여 몸을 비틀 수도 있고 작은 공을 이용할 수도 있다. 따뜻한 것이 증상의 완화에 도움을 줄 수 있는 감기나 근육 뭉침과 같은 경우에는 hot bag이나 드라이어 등을 이용할 수도 있다.

증상별 지압의 처치방법은 다음과 같다.

### (1) 두통

기본으로 백회, 통천혈을 사용하고, 머리 중앙선에서 1.5촌 떨어져 있는 양옆을 누른다. 후두통에는 천주, 풍지혈을 사용하고, 편두통에는 각손, 솔곡, 규음혈을, 전두통에는 두유, 임읍혈을 지압한다.

### (2) 눈이 피곤하고 가물거릴 때

기본으로 정명, 찬죽, 태양, 동자료 혈을 누른다. 손바닥을 따뜻하게 하여 눈을 감고 그 위에 대는 것도 효과적이다.

### (3) 어깨, 팔의 통증

엄지로 눌러보아 통증을 느끼는 아시혈과 함께 주요 경혈들에 시행하며 완신경총이 지나가는 부위와 경신경이 뻗어 나오는 부위들을 같이 지압하는 것이 효과적이다. 기본으로 견정(肩井), 천종, 견외수, 곡원, 운문, 견정(肩貞)을 누른다.

### (4) 목의 통증이나 목이 뻣뻣할 때

천주, 풍지, 대추 등의 혈과 함께 승모근, 흉쇄유돌근을 따라 지압하면 효과적이다.

### (5) 좌골 신경통, 요추 디스크, 요통(등이 굳고 아플 때)

방광경을 따라 특히 간수에서 시작하여 곤륜까지 근육과 좌골 신경통이 뻗어가는 길을 따라 지압한다(방광경의 수혈들을 모두 자극하는 것이 예방과 치료의 효과를 동시에 나타낸다).

### (6) 슬관절통

따뜻한 물수건(부었을 때는 찬 물수건)으로 찜질한 후 슬안혈을 중점으로 주변을 지압한다.

### (7) 생리통

생리 시작 며칠 전부터 시행해도 효과가 있으며 무엇보다 몸을 따뜻하게 한다. 삼음교와 혈해혈을 중점적으로 실시한다.

### (8) 소화기 문제

거궐, 단중, 내관, 중완, 족삼리혈 등이 앞쪽에서 주로 쓰이는 혈이며 등에서는 지양, 비수, 위수혈 등이 주로 쓰인다.

- 합곡, 태충의 사관혈(四關穴)을 기본으로 사용한다.
- 긴급한 상황에서는 손끝과 발끝의 정혈을 모두 누르고 백회, 인당, 인중, 소료혈 등을 쓸 수 있다.

## 7. 이압(耳壓)요법

이압요법은 호침이나 기타 다른 방법으로 이혈(耳穴)을 자극함으로써 질병을 예방하고 치료하는 방법으로 전통 침구학과 현대 해부생리학이 상호 결합되어 나타난 치료방법이다. 이압요법은 조작이 간편하고, 효과가 신속하며, 비용이 저렴하고, 부작용이 없는 장점이 있어 각종 질병의 치료에 광범위하게 응용된다. 특히 동통(疼痛), 염증(炎症), 기능 문란성 질병, 과민 혹은 알레르기 반응성 질병, 내분비 실조성(失調性) 질병과 각종 만성병에 주로 쓰인다.

이혈은 이곽(耳郭)에 있는 특정한 자극점으로 약 100여 개가 있으며 그 명칭은 대부분 현대 해부학의 명칭을 기준으로 한다.

### 1) 정의

귀는 인체의 축소판이다. 이압요법은 귀 표면에 나타난 이혈에 여러 가지 방법으로 자극을 주어 질병예방 및 건강유지 · 증진을 위한 자연치유 건강법이다.

### 2) 역사

한의학에서는 귀를 이용하여 질병을 치료한 역사가 매우 길어 중국 당나라 의서인 『천금방(千金方)』에 귀의 이륜 각 부위와 이근부의 혈 자리를 취혈하여 간염, 갑상선 종대, 난청, 이명 등을 치료했다는 기록이 있다.

한편 프랑스 외과의사인 폴 노지에(Paul Nogier)는 인체의 내장기관에 병이 생겼을 경우 귀에 분포되어 있는 이혈에 발현된다는 사실에 주목하여 이혈의 분포와 위치를 찾아 체계화하고 귀의 혈 자리 모양이 태아의 형상과 유사하다고 밝혔다. 그 후 여러 가지 첨단기계를 사용하여 반응점을 하나하나 규명하여 1990년 세계보건기구가 프랑스 리옹에서 주최한 국제학술대회에서 91개의 이침 반응점에 대한 세계 표준이 만들어졌으며, 질병 치료의 한 분야로 인정받게 되었다.

### 3) 이압요법의 특징

(1) 적응증이 광범위하다.
(2) 예방과 진단에 활용할 수 있다.

(3) 효과가 빠르다.
(4) 체침요법의 부족한 점을 보완한다.
(5) 조작이 간편하고 경제적이다.
(6) 매침법을 용이하게 활용할 수 있다.
(7) 배우기 쉽고 이해하기 쉽다.
(8) 부작용이 적고 안전하다.

### 4) 원리

이압요법은 세계보건기구에서 인정한 자연요법의 하나로 한의학(경락학, 장상학)과 서양의학(신경학, 반사학)에 의하여 설명된다.

#### (1) 경락학과의 관계

『황제내경』의 「영추 · 경맥」편에 손과 발의 여섯 개의 양경이 인체의 다른 부분보다 귀에 많이 분포되어 있다는 기록이 있다. 12경맥 중 5개 양경의 유주는 귀에 직접 연결되며, 그중 족양명경(足陽明經), 수태양경(手太陽經)과 수소양경(手少陽經)은 귀에 직접 작용한다. 수양명대장경(手陽明大腸經), 수태양소장경(手太陽小腸經), 수소양삼초경(手少陽三焦經), 족소양담경(足少陽膽經)이 이곽을 통과한다. 반면 6개의 음경(陰經)은 양경(陽經)과 경별(經別)이 합쳐짐으로써 간접적으로 작용한다.

십이경맥(十二經脈)은 상행하여 귀로 모이고, 기경팔맥(奇經八脈)은 십이경맥의 기혈운행에 대하여 조절하는 작용을 하므로 직접 또는 간접으로 연결되어 있다. 또한 기경팔맥 중에는 양교맥(陽蹺脈)과 양유맥(陽維脈)이 귀속으로 들어가며, 양교맥과 양유맥은 전신의 양경맥을 통솔하고 유지하여 귀와 십이경맥의 관계를 강화시킨다.

경락의 기능이 균형을 잃어서 병리 변화가 있으면 귀의 혈 자리에 반응이 나타나고, 이혈의 망진(望診), 촉진(觸診)으로 경락의 병변을 진단할 수 있다. 상응하는 이혈을 자극하여 기혈을 소통시켜 음양의 조화와 전신기체의 기능이 정상으로 회복되도록 한다.

#### (2) 장상학과의 관계

장(臟)은 장부(臟腑)를 의미하며, 상(象)은 장부의 정상 기능과 병리적 변화가 발생하였을 때 반영되는 증상을 의미한다. 한의학에서 장부는 간(肝), 신(腎), 비(脾), 폐(肺), 심(心), 담(膽), 소장(小腸), 위(胃), 대장(大腸), 방광(膀胱) 등이 속한다. 오장의 정기가 모두 경락을 통해 귀에 모이므로 귀의 장부 반응점에 반영되어 나타난다. 특히 장(臟) 중에 귀는 신(腎)과 연결되어 신개규어이(腎開竅於耳)하고, 신(神)은 심(心)에 장(藏)하고 심(心)의 정(精)은 신(腎)에 의탁되며, 뇌(腦)는 원신지부(元神之府)가 되고 정수지해(精髓之海)가 되는데 수해(髓海)가 부족한, 즉 뇌전이명(腦轉耳鳴)하게 된다.

#### (3) 신경학과의 관계

귀에 분포되는 신경은 이개측두신경으로 이섭신경, 제7뇌신경인 안면신경, 제9뇌신경인 설인신경과 제10뇌신경인 미주신경이 분포한다. 또한 대이개신경과 소후두신경이 경추에서 기시하여 귀에 연관된다.

#### (4) 반사학과의 관계

인체의 전신이 인체의 작은 부위와 상응하여 이들 부위에서 다시 작은 인체로 축소, 반영되어 나타나는 것을 반사라고 하며, 예를 들어 귀, 발, 손 등을 들 수 있다. 폴 노지에는 중국의 이압이론과 반사학을 중심으로 '태아역위지도'를 발표하였다.

### 5) 효능

(1) 혈액, 림프순환을 촉진한다.
(2) 에너지 순환로의 장애가 제거된다.
(3) 내분비선의 균형으로 인체 전체가 조화와 균형을 이룬다.
(4) 장기 기능의 정상화, 활성화로 항상성이 유지된다.
(5) 면역 기능의 향상으로 질병을 예방하고 건강을 유지, 증진시킨다.
(6) 삶의 질을 향상시킨다.

### 6) 이혈(耳穴)

#### (1) 이혈의 정의

인체의 장부나 지체에 병변이 발생하면 이곽상의 일정한 상응 부위에 압통, 피부전기저항 저하, 변색, 충혈, 구진, 수포, 피설, 소경결, 색소침착 등 반응현상이 나타난다. 이 민감점에 자침하면 치료 효과를 나타내게 되는데 이 부위를 '이혈(耳穴)'이라 한다. 이혈은 반응점, 민감점, 압통점, 양도점 등을 나타내며, 반응점인 동시에 진단점, 치료점이다.

#### (2) 이혈의 분포 규율

이혈은 자궁 내 태아가 도위(倒位: 거꾸로 위치)하고 있는 형상과 같다.
이혈은 일반적으로 상응 부위 조직, 기관, 계통의 질병을 주로 치료한다.

이혈 분포의 규율은 다음과 같다.

① 두면부(頭面部)에 상응하는 혈위: 이수(耳垂: 귓불) 및 근처에 위치한다. 예를 들어 눈, 치통점(齒痛点), 편도체(扁桃體) 등이 해당된다.

② 상지(上肢)에 상응하는 혈위: 이주(耳舟)에 위치하며 손가락, 팔, 어깨 등이 해당된다.

③ 몸통과 하지(下肢)에 상응하는 혈위: 이륜(耳輪)에 있고 대이륜(大耳輪)과 대이륜상각(大耳輪上脚) 및 하각(下脚)에 위치하며 목, 가슴, 척주, 무릎, 좌골 등이 해당된다.

④ 내장(內臟)에 상응하는 혈위: 이갑정(耳甲艇)과 이갑강(耳甲腔)에 집중적으로 위치한다. 간(肝), 비(脾), 대장(大腸), 소장(小腸), 신(腎), 삼초(三焦) 등이 해당된다.

⑤ 소화에 상응하는 혈위: 이륜각(耳輪脚) 주위에 환형으로 배열된다.

### 7) 이혈의 임상응용 시 금기 및 주의사항

#### (1) 이압의 금기

- 이곽 피부의 손상자
- 귀에 동상 혹은 염증이 있을 때
- 습관성 유산 경험이 있는 임산부 등

(2) 주의사항

-감염 및 출혈 방지
-부작용(훈침) 방지: 노령자, 체약자, 고혈압인 자, 동맥경화 환자 등

### 8) 이혈의 탐사방법

(1) 시진(視診)

이곽상의 변형과 변색 등의 현상을 관찰한다. 예컨대 비늘, 수포, 구진, 색소 침착 및 혈관 형태 변이를 관찰한다.

(2) 촉진(觸診)

탐침이나 호침의 침병으로 질병과 상응하는 이곽 부위에서 안압하여, 가장 민감한 압통점을 찾는다.

(3) 전측정법(電測定法)

비교적 상용되는 것은 피부의 전기저항을 측정하는 양도점 측정기이며, 전기저항이 낮은 이혈이 지시 등과 음향을 통과하게 하거나, 혹은 계기상으로 반영되어 임상진단에 응용된다.

### 9) 이압요법의 선혈(選穴) 원칙

임상에서 이압요법의 선혈원칙(選穴原則)은 다음의 몇 가지 방법이 있다.

(1) 변증(辨證)선혈

장부경락이론(腸腑經絡理論)에 근거하여 해당되는 이혈을 취하는 방법이다. 예를 들어 폐는 피부를 주관하므로 피부병에는 '폐점(肺点)'을 써서 치료하고, 간은 눈의 규(竅)를 열어주므로 눈병에는 '간점(肝点)'의 자리를 취하여 치료한다.

### (2) 질병 부위에 따른 선혈

환부(患部)에 따라 상응하는 이혈을 쓰는 방법이다. 예를 들어 어깨 주위에 염증이 있을 때는 '견점(肩点)'과 '견관절점(肩關節点)'을 쓰고 기관지염(氣管支炎)일 때는 '기관지점(氣管支点)'을, 편도선염(扁桃腺炎)이 있을 때에는 '편도선점(扁桃腺点)'을 쓴다.

### (3) 임상 경험에 따른 선혈

'신문점(神門点)'은 진정(鎭靜), 안신(安神), 지통(止痛) 작용을 하기 때문에 실면(失眠)과 각종 동통(疼痛)에 쓰이고 '이첨점(耳尖点)'은 소염(消炎), 퇴열(退熱), 강압(强壓) 등에 쓰인다.

### (4) 현대 의학적 지식에 근거한 대증(對症) 취혈

월경부조(月經不調)일 경우 '내분비점(內分泌点)'을, 신경쇠약에는 '뇌점(腦点)'을 쓴다.

## 10) 이압요법의 조작방법

### (1) 반응점 탐사

압통점 또는 전기저항현상이 낮은 점이 자침의 부위이다.

### (2) 자침방법

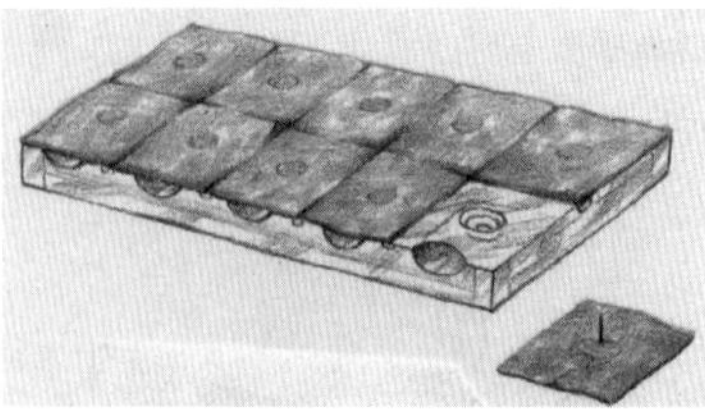

[그림 3-19] 귀 스티커 침

0.5촌 혹은 1촌의 호침(毫鍼) 또는 T침(귀 스티커 침: 밴드 모양의 스티커 안에 3mm 정도의 조그만 침이 붙어 있다[그림 3-19])을 수직으로 진침한다. 자침할 때에 대부분 명확한 통감을 느끼며, 산, 마, 중, 창의 감각을 느끼기도 하는데, 침감이 있는 자는 치료 효과가 비교적 좋다는 것을 나타낸다. 만약 국부의 침감이 조금도 없을 경우 침첨의 방향을 조절하면 즉시 침감이 나타난다.

(3) 압자법(壓籽法)

압자법은 이혈 표면에 어떤 과립 모양의 물질을 붙여 이혈을 압박함으로써 치료작용을 나타내는 방법이다. 이 방법은 안전하고 통증이 없으며 조작방법이 간편하고, 자극시간이 길기 때문에 광범위하게 응용된다. 가장 많이 이용되는 왕불유행자(王不留行籽: 장구채의 씨)를 사용할 경우 0.7cm×0.7cm 정도의 크기로 이혈에 붙인 후 1~2분간 눌러 준다. 매일 수차례 누르게 하고, 혈 하나에 1분 정도 열(熱), 통(痛)의 감각이 느껴질 때까지 누른다.

주의사항은 현훈, 오심, 흉민 등의 훈침현상이 나타나면 체침의 처리방법처럼 조치한다. 자침이나 압박 후에 만약 혈 자리가 발갛게 되고 이곽의 창통을 느끼면 가벼운 감염이 있는 것으로 제때에 2% 옥도정기를 국부에 바르고 동시에 소염제를 복용해야 한다. 귀에 동상이 있거나, 습관성 유산 경험이 있는 임산부에게는 자극하지 않는 것이 좋다.

## 11) 이곽표면(耳郭表面)의 해부 명칭

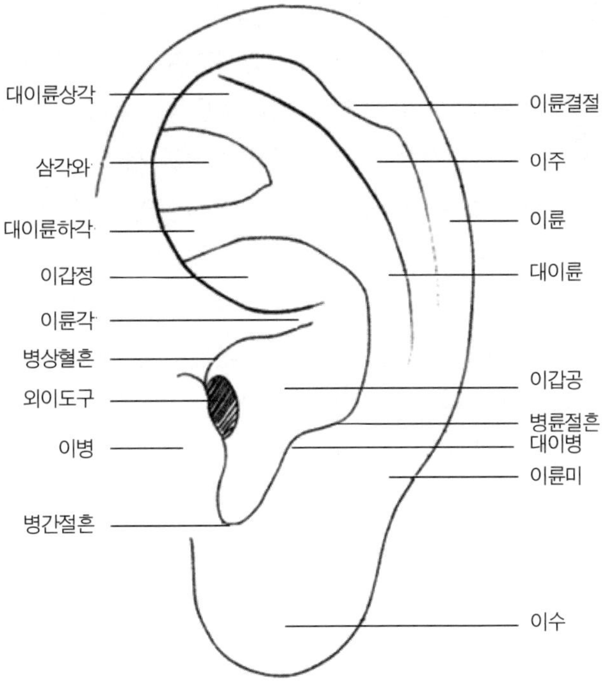


[그림 3-20] 이곽표면(耳廓表面) 해부명칭도(解剖名稱圖)

출처: 임춘환・왕명자(2008), CA・NCCAOM 시험을 위한 ORIENTAL MEDICINE AND ACUPUNCTURE —경혈・경락생리・침구—

· 이륜(耳輪): 이곽외연(耳廓外緣)의 전향(前向)으로 권곡(捲曲)된 부분이다.
· 이륜결절(耳輪結節): 이륜(耳輪) 후상방(後上方)의 그다지 명확하지 않은 소결(小結)을 가리킨다.
· 이륜미(耳輪尾): 이륜(耳輪)의 말단(末端)과 이수(耳垂)의 교계처(交界處)에 있다.
· 이륜각(耳輪脚): 이륜(耳輪)에서 깊이 들어가서 이강(耳腔)의 횡행돌기(橫行突起)를 가리킨다.
· 대이륜(對耳輪): 이륜과 상대적이고 상부에 분차(分叉)가 있는 융기부분이다. 대이륜체부(對耳輪體部), 대이륜상각(對耳輪上脚), 대이륜하각(對耳輪下脚)으로 구성되어 있다.
· 대이륜체부(對耳輪體部): 대이륜(對耳輪)에서 수직으로 주향(走向)한 주간부분(主幹部分)이다.
· 대이륜상각(對耳輪上脚): 대이륜(對耳輪)에 상향(上向)으로 갈라진 1지(枝)를 가리킨다.
· 대이륜하각(對耳輪下脚): 대이륜(對耳輪)에 전향(前向)으로 갈라진 1지(枝)를 가리킨다.
· 삼각와(三角窩): 대이륜상각(對耳輪上脚)과 하각(下脚)의 사이에서 구성된 삼각형의 요와(凹窩)를 가리킨다.
· 이주(耳舟): 주상와(舟上窩)라고도 하며 이륜(耳輪)과 대이륜 사이의 요구(凹溝)이다.
· 이병(耳屛): 이주(耳珠)라고도 하며, 이곽(耳廓) 전면의 판상돌기(瓣狀突起)이다.
· 병상절적(屛上切迹): 이병(耳屛)의 상연(上緣)과 이륜각(耳輪脚) 사이 요함부이다.
· 대이병(對耳屛): 이수(耳垂)의 상부(上部)로 이병(耳屛)과 서로 대(對)는 융기되는 곳이다.
· 병간절적(屛間切迹): 이병(耳屛)과 대이병(對耳屛) 사이의 요함부이다.
· 병륜절적(屛輪切迹): 대이병(對耳屛)과 대이륜(對耳輪) 사이의 요함부이다.
· 이수(耳垂): 이곽(耳廓) 최하부(最下部)의 무연골(無軟骨)의 피수(皮垂)이다.
· 이갑(耳甲): 대이병(對耳屛)과 호형(弧形)의 대이륜체부(對耳輪體部) 및 대이륜하각(對耳輪下脚)으로 둘러싸인 요와부(凹窩部)이며, 거의 이곽(耳廓)의 대부분을 점유하고 있다.
· 이갑정(耳甲艇): 이륜각(耳輪脚) 위의 이갑부(耳甲部)이다.
· 이갑강(耳甲腔): 이륜각(耳輪脚) 아래의 이갑부(耳甲部)이다.
· 외이문(外耳門): 이갑강(耳甲腔) 안에서 이병(耳屛)으로 가려진 공규(孔竅), 즉 외이도(外耳道)의 개구(開口)이다.
· 상이근(上耳根): 이곽(耳廓)의 상연(上緣)이 두피(頭皮)와 부착된 곳이다.
· 하이근(下耳根): 이수(耳垂)와 면부(面部)의 부착된 곳이다.

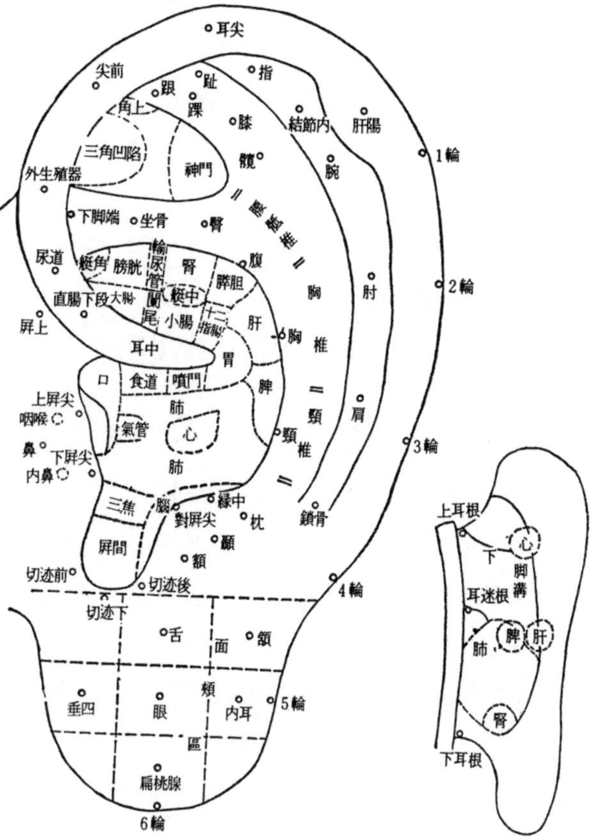

[그림 3-21] 이혈(耳穴)의 분포규율표시도(分布規律表示圖)

출처: 이재온 · 김성주 · 김정숙 · 박형훈(2010), 이압요법

## 12) 이압 순서

(1) 귀검진을 한다.

(2) 양성 반응점을 기록한다.

(3) 귀를 깨끗하게 알코올로 소독한다.

(4) 귀를 가볍게 마사지한다.

(5) 귀에 스티커 침이나 씨앗을 붙인 압환판을 첩압 후 가볍게 눌러 자극한다.

(6) 귀에 시술하여 유압 중에는 하루에 3~5회 눌러 자극을 준다.

(7) 유압시간은 보통 여름에는 2~4일, 겨울에는 5~6일을 유지한다.

### 13) 이침(耳針)의 상견(常見)되는 병증(病症)과 이혈 처방

- 견관절 주위염: 견, 견관절, 쇄골, 하병첨(補血: 간, 비, 뇌, 이갑강의 압통점)
- 고혈압: 하병첨, 하각구, 심, 신문
- 구토: 위, 간, 비, 신문
- 궤양병: 위 혹 십이지장, 하각단, 뇌, 입(補血: 삼초, 신문, 간, 비, 이중)
- 급성 기관지염: 폐, 기관, 신문(補血: 침, 하병첨, 이미근)
- 급성 유좌상: 신문(神門), 뇌, 염좌 부위 상응 이혈 압통점
- 급성 결막염: 이첨혈 또는 눈, 신문
- 급성 세균성이질: 대장, 소장, 직장하단
- 급성 편도선염: 이첨, 이배정맥, 이륜 3, 4, 6을 사혈
- 기관지 효천: 폐, 기관, 하병첨, 대병첨, 신문(補血: 이미근, 신, 삼초, 대장)
- 기능성 자궁출혈: 삼각요함, 병간, 신문(補血: 비, 뇌, 간, 이중)
- 낙침(落枕): 전두(前頭), 경추의 압통 과민점
- 단순성 담낭염, 담석증: 신문에서 복(腹), 하각단, 담(膽), 십이지장, 동통이 멎지 않으면 좌측 귀의 담혈(膽穴), 십이지장에 더 사용한다.
- 담도회충: 간, 담, 십이지장, 이미근, 먼저 우측에 동통이 멎지 않으면 좌측에도 적용
- 대상포진: 폐, 뇌, 병간
- 두통: 전두(前頭), 후두(後頭), 뇌, 연중(緣中), 이첨을 강자극
- 만성 위염: 위, 하각단, 폐(補血: 간, 비, 구, 병간)
- 맥립종(麥粒腫): 이첨혈
- 면신경염: 안(眼), 협(頰), 간, 입(補血: 비, 액, 신문, 하병첨)
- 산후 유즙 부족: 흉구통점(胸區痛點)에 가벼운 자극
- 수뇨관결석교통: 신(腎), 복(腹), 하각단, 뇌를 강자극
- 수술 후 복창: 대장과 소장혈의 압통점, 위, 하각단, 비
- 수술 후 절구통(切口痛): 수술절구 상응 부위의 이혈, 뇌, 신문, 폐
- 암종동통(癌腫疼痛): 뇌, 심, 이첨, 병변상응 부위(補血: 하각단, 간, 신문)
- 애역: 이중(耳中) 혹 이미근의 압통 과민점
- 유뇨: 신, 방광, 간, 뇌(補血: 병간, 연중, 뇨도)
- 유행성 이하선염: 대병첨, 면협, 뇌
- 이명, 청력 감퇴: 귀, 간, 신

- 좌골 신경통: 좌골혈(먼저 환측, 효과가 좋지 않으면 건측에 적용)
- 진발성 심동과속: 심, 하각단, 신문, 뇌
- 치통: 병첨, 면협구
- 통경(痛經): 삼각요함, 병간, 이미근(耳迷根)
- 편두통: 전두, 측두, 후두, 신문(補血: 경, 심, 간, 이첨, 륜6)
- 피부소양증: 폐, 하병첨, 결절내, 신문, 뇌(補血: 간, 비, 심, 병간, 췌담)
- 환지통(幻肢痛): 신문(神門), 전두(前頭), 뇌

## ■ 참고문헌

김창환 · 김용석, 1997, 『지압동의보감』, 중앙생활사.

대로글방(서상욱 · 석미순 · 왕명자 · 임해선 · 전상희 · 정태옥) 편역, 2003, 李慕才 主編, 『침뜸이야기』, 서울: 정문각.

동서간호학연구소 편, 2000, 『한방간호학 총론』, 서울: 수문사.

동서간호학연구소 편, 2001, 『동서간호중재』, 서울: 현문사.

송기수 편, 2005, 『ORIENTAL MEDICINE ― 핵심동의학 ― 』, 서울: 정담.

이경재, 2004, 『기통찬 한의사 이경제의 이침이야기』, 김영사.

이병국, 1999, 『경혈도(하권)』, 현대침구원.

이병열, 2000, 『최신부항시술교본』, 한아름.

이여명, 2003, 『배마사지 30분』, 넥서스 books.

이재온 · 김성주 · 김정숙 · 박형훈, 2010, 『이압요법』, 한중자연치유능력협회.

임춘환 · 왕명자, 2008, 『CA · NCCAOM 시험을 위한 ORIENTAL MEDICINE AND ACUPUNCTURE ― 경혈 · 경락생리 · 침구 ―』, 퍼시픽북스.

WHO 서태평양지역 사무처(한국한의학연구원 · 대한침구학회 · 경락혈학회 옮김), 2009, 『WHO/WPRO 표준경혈위치』(한글 공식판), 엘스비어코리아.

# 제4장 발 반사요법

김정아

**학습목표**

1. 발 반사요법의 원리를 이해한다.
2. 발바닥의 구조와 기능을 이해한다.
3. 발등의 구조와 기능을 이해한다.
4. 하지의 구조와 기능을 이해한다.
5. 각 장기와 기관에 상응하는 발 반사 구역을 확인할 수 있다.
6. 발 반사요법의 자극순서를 숙지할 수 있다.
7. 각 반사구별 자극효과를 숙지할 수 있다.
8. 각 반사구별 위치와 자극방법을 숙지할 수 있다.
9. 일상생활에서의 발 관리방법을 수행할 수 있다.
10. 발 반사를 자극하는 보행방법을 이해할 수 있다.

## 1. 개념 및 역사

발 반사요법 이론에 근거하여 실시하는 발 반사 자극은 인간의 자연치유력을 극대화시키는 데 목적을 둔 건강관리법이다. 발에 있는 발 반사구를 손이나 기구를 이용하여 자극함으로써 인체 각 부분의 기능을 조절하여 질병을 예방하고, 치료하여 건강관리의 효과를 얻는 것이다. 또한 발 반사요법은 질병의 증상을 치료하는 것뿐만 아니라, 인체조직 중 어느 한 곳에서 발생된 문제의 개선에 중점을 두기도 한다. 즉 사람을 이루고 있는 장기와 기관 및 선 등 모든 신체 기능을 균형과 조화로 이끄는 것에도 목적을 두고 있다.

이러한 발 반사요법은 반사학(reflexology)에 근거를 두고 있는 대체의학의 한 분야로 알려져 있으며, 특히 발을 통한 자극이 구심성 신경로를 통해 중추신경계에 전달되면서 체내의 에너지 흐름이 원활하게 이루어져 혈액순환 촉진, 신경자극, 심리적 이완효과가 나타나(Dougans, 2002) 신체적, 심리적 증상을 조절하게 된다(엄동춘, 2004). 또한 발 반사 마사지는 인체의 선과 기관의 기능을 정상화시켜 혈액과 림프순환을 촉진하고 면역 기능을 증가시키며, 혈중지질을 감소시킬 뿐 아니라(김금순, 2003), 신진대사를 증진시켜 신체적, 정신적 이완을 유도하고 불안과 스트레스를 완화시키며(김유순, 2004; Stephenson, Weinrich & Tavakoli, 2000), 삶의 질을 향상시킨다(Hodson, 2000).

반사요법에 이용되는 발의 면적은 전 신체 면적의 1/50 정도에 지나지 않지만, 체중을 지탱하고 체부의 이동에 필요한 추진력과 진행 방향을 제공할 뿐만 아니라 그로 인하여 발생되는 물리적 충격을 흡수하며, 지면에 대한 적응 및 체부의 중심이동에 반응하여 균형을 유지하는 등 많은 기능을 담당하고 있다. 또한 혈관을 활성화하여 심장을 도와 혈액순환을 촉진하고 걸을 때의 느낌을 뇌로 전달하는 기능도 수행한다. 동시에 족부 자체의 흔들림 없는 안정성을 유지해야 하는 역할도 수행한다(왕명자 외, 2002).

이러한 특수한 임무와 기능을 수행하기 위해 발을 구성하는 근육과 인대는 신체에서 가장 강력하고 튼튼하며, 복잡한 신경구조와 혈관구조를 형성하고 있다. 발에는 여러 근육과 관절 및 인대가 모여 있어 체중을 지탱해 주고 걷거나 뛰게 해줌과 동시에, 발에 존재하는 70,000여 개의 신경말단이 척수신경을 통해 뇌와 모든 신체 부위를 원심성 또는 구심성으로 연결해 주고 있다(Byers, 1983). 또한 Norman과 Cowan(1986)은 발에는 림프계나 내부 실질 장기의 반사 부위(reflex zone)가 집중되어 있고, 신체 모든 장기와 기관들의 반사상응점을 가지고 있으므로 발을 신체 부위 중 반사자극에 가장 민감한 부위라고 하였다.

이와 같은 반사구에 대한 근대적인 생각은 100년 전 유럽으로 거슬러 올라가 볼 수 있는데, 유럽인들은 인간의 발을 인체의 축소판으로 보고, 발이 신체의 각 기관과 상징적인 관계가 있다고 생각하였다. 그들은 이렇게 신체의 각 기관 및 내장기관과 밀접한 관계를 갖고 있는 부위를 '반사구'라 명명하고, 후에 신체 각 장부기관들에 대응하는 60여 개의 발 반사구가 있음을 밝혔다. 20세기 초에 이르러 미국의 의사 윌리엄 피츠제럴드(William Fitzgerald, 1872~1942)가 이에 대한 과학적 근거를 마련하게 됨에 따라 근대 반사구학이 완성되었다.

그러면 반사(reflex)란 무엇인가? 반사란 자극에 대한 일종의 자각성 없는 무의식적인 반응으로서, 자극이 전달되면 혈액과 신경이 내분비선 또는 근육의 반응을 무의식적으로 일으키게 하는 것이다. 따라서 발의 반사구를 자극하면 관련된 조직이나 기관이 자극을 받아 그 세포가 활성화되기도 하고, 신체기관이나 조직 기능에 이상이 있을 경우에는, 발의 반사구가 자극받을 때 통증을 느끼기도 한다. 또한 발 반사구를 자극하면 반사구 관련 기관의 기능을 정상화시켜 건강을 유지 증진할 수 있다.

반사구학에 근거한 발 반사 마사지는 발에 분포하는 전신의 각 부위에 상응하는 지압점을 자극하고 압박하는 것으로 발가락은 두경부, 발바닥 상부는 흉부, 발바닥 중앙은 복부, 발뒤꿈치와 발목은 골반 및 생식 부위, 발 내측은 척추, 발 외측은 몸체의 측부 및 관절, 발등은 순환기와 림프기관에 해당하므로, 기본 술기를 이용하여 발, 발바닥, 다리 등의 반사부위를 자극하는 것이다(김희정, 2004).

이러한 발 반사요법은 어떻게 유래되었을까? 발 반사를 자극하는 발 반사 마사지는 여러 가지 마사지 요법 중의 하나로 고대 중국, 이집트, 인도, 러시아 사람들이 사용해 왔던 전통적 치유법이며, 동양의 경혈마사지, 인도의 이완마사지, 구미식의 반사구학(reflexology) 등으로 발달된 것으로 알려지고 있다. 발 반사 마사지에 대한 역사적인 최초 기록은 B.C. 2300년경 이집트의 사카라 무덤에서 발견된 벽화와 중국 고대 의서 『황제내경』의 「관지법」에서도 찾아볼 수 있다. 『황제내경』의 「관지법」에는 발의 경혈점을 자극하여 그 반사자극으로 치료효과를 얻어내는 방법이라고 기술하고 있다(정영림, 1997).

발 반사요법은 발에 분포하는 전신의 각 부위에 상응하는 지압점(accupoint)이나 구역(zone)을 깊게 손가락을 사용하여 유연하게 자극하고 엄지 혹은 주먹을 이용하여 지압점이나 구역을 자극하는 것이다. 자극을 가하면 그에 상응하는 신체의 다른 부분에서 진행되는 통증이 완화됨을 발견하여 의학계에 보고된 것을 시작으로 미국을 비롯하여 영국, 스위스, 오스트리아, 독일 등 현대의 많은 과학자들이 발의 반사 부위를 연구하여 논문을 발표하기 시작하였다.

Mackey(2001)는 발 반사 마사지는 부작용이 없고, 배우기가 쉬우며, 적용이 간편하여 특별한 도구나 기술 없이 누구나 할 수 있다고 하였고, 최미희(2009)도 언제 어디서나 누구든지 간편하게 활용할 수 있는 장점이 있어 응급상황에서도 간단히 적용하여 효과를 얻을 수 있으며, 동서양의 수많은 연구자들에 의해 이미 통증 완화, 혈액순환 촉진, 림프순환 촉진, 신경계 및 근조직에 효과, 혈액, 피부, 신진대사, 생리학적 효과, 인체의 선과 기관의 기능 정상화 등에서 그 효과가 검증된 과학적 방법이라고 하였다.

특히 이 치료법은 단순히 발의 반사점을 물리적으로 자극함으로써 혈액순환을 촉진시켜 발의 혈액흐름을 원활하게 하여 긴장된 근육의 이완이나 통증 완화를 유도하는 자극법으로 적용이 간편하고 부작용이 적다는 장점이 있어 누구나 사용할 수 있다. 또한 발 반사 마사지는 혈액순환, 신경자극, 심리적 이완 원리에 의해 신체적 심리적 증상을 조절한다(엄동춘, 2004)고 알려져 간호중재로 쉽게 사용할 수 있다.

### ■ 근대 발 반사요법의 시작과 발달

근대 반사구학의 발달은 20세기 초인 1903년 유니스 잉햄(Eunice Ingham)이 물리치료 시 환자에게 신체를 머리에서 발가락까지 대칭으로 손과 발에서 시작하는 에너지 구역들로 나누어 손발에 신체의 모든 장기기관의 반사 상응점이 분포하며 발이 가장 민감한 부위임을 발견하고 발에 신체 부위를 그려 넣어 발 반사구학의 기초를 완성하였으며(Norman & Cowan, 1986), 미국의 내과의사인 라일리(J. S. Riley)와 더불어 과학적 근거를 마련하는 데 공헌하였다.

1892～1942년 사이에 미국, 스위스, 독일, 프랑스, 일본, 소련 등의 학자들이 다양한 발 반사학설을 발표하였는데, 특히 미국의 크리스티노 라셀(Christino Lassel)이 발 반사구요법의 물리적 효과에 대한 연구결과를 *Reflexology-Art Science and History*에 발표하면서 각국의 의학자에게도 알려지게 되어 인정을 받았다.

한편, 미국의 윌리엄 피츠제럴드(William Fitzgerald)는 현대적인 의학적 방법으로 반사요법의 성과를 연구하고 정리하여 의사에게 교육하고 환자를 치료하는 데 이용할 수 있도록 1917년에 구역요법(zone therapy)을 발표하였다. 이와 동시에 미국, 영국, 독일, 스위스, 이탈리아, 러시아 등의 학자들도 적지 않은 반사요법 논문을 발표하였다.

영국에서는 1978년 반사요법 학교가 처음 창립되었고, 1984년에 영국반사학자협의회가 설립되었으며, 현재까지 수천 명의 회원이 활동하고 있다. 1985년에는 영국보완의학원(Institute for Complementary Medicine)에서 발 반사요법을 보완요법의 한 종류로 확정하였다.

스위스 신부 조셉 유스터(Josef Eugster)는 1980년부터 대만에서 발 반사구요법을 널리 보급하는 활동을 하였으며, 그의 이름을 따서 대만에서는 발 반사구요법을 '루어스 건강법'이라고 하였다. 한편, 1990년 7월 발 반사자극요법에 관한 국제 연구토론회가 동경에서 개최되었는데, 연합국 세계위생조직위원회의 와인버거(Dr. Sieglinde Weinberger) 박사가 참관인 신분으로 회의에 참석하여 발 반사요법의 세계적인 관심도를 반영하기도 하였다.

중국에서는 1990년 4월 제1차 전국 발 반사구자극요법 연구토론회가 북경에서 개최되었는데, 북경을 비롯한 광주, 대련, 하얼빈, 해문, 홍콩 등 여러 지역의 지역대표 수십 명이 참석하여 서로의 경험을 교류하였으며, 이를 토대로 하여 1990년 12월 24일 중국의 위생부에서는 중국 발 반사구자극요법 협의회 설립을 동의 비준하였다. 중국 위생부에서는 발 반사구자극요법을 간편하게 시행할 수 있고, 효과가 명확하며, 부작용이 없는 치료방법이며, 질병을 예방하는 보건방법이라고 발표하였다. 더욱이 중년과 노년의 자아보건에 더욱 확실하게 작용하는 방법이라고 표명하였다.

## 2. 발의 구조와 기능

### 1) 발바닥의 구성

발 반사요법의 발 반사 자극을 하기 전에 발의 특징적인 구조와 그에 따른 기능을 살펴보자. 우선 발바닥에 대하여 피부, 피하조직, 근, 건, 신경, 혈관의 분포는 다음과 같다.

발바닥의 피부(진피층, skin)는 신체피부 중 가장 두꺼우며, 많은 피부근막(cutaneous retinacula)에 의해 족저근막(plantar apponeurosis)과 부착되어 있다. 피부근막은 질긴 결합조직으로 구성된 끈 같은 구조로 발바닥 지방조직을 여러 개의 작은 칸으로 나누어 일정한 압력을 견디는 완충구조를 이룬다. 이러한 완충구조는 발바닥에 강한 힘이 가해지는 부위, 즉 뒤꿈치와 중족지절관절부, 발가락에 잘 발달되어 있다.

팽팽한 족저건막과 피부 사이에 뻗어 있는 질긴 결합조직이 발바닥의 무게를 받치는 부분의 피부 움직임을 제한한다. 그러나 발 내측 모서리에 오목한 바닥부분을 덮고 있는 상대적으로 얇은 피부는 몸의 다른 부분의 피부와 같이 움직임이 자유롭다. 몸무게를 받치는 발바닥 부위는 일반적으로 둥글게 나타나며, 발꿈치(heel, 종골)와 발허리뼈(중족골)에 나뉘어 있고, 각 발가락 부위에도 둥글게 나타난다. 몸무게를 받치는 종골융기(calcaneal tuberosity)가 있는 발꿈치의 둥근 구조는 발바닥 외측 면을 따라 형성된 피부와 피하조직에 의해 발허리부분(중족부)과 발가락(족지부)으로 연결된다. 발가락으로 갈수록 피하조직의 두께는 줄어든다.

족저건막은 발바닥 피하층 바로 아래에 위치하여 발바닥 중간 칸의 아랫벽을 이루며, 종골융기 아랫면에서 앞으로 뻗어나가 횡속(가로다발, transverse fascicle)에 의해 서로 연결된다. 발가락을 배굴(dorsiflextion)하면 발바닥뼈 피하조직으로 들어가는 족저건막의 얕은 부분 사이에 작은 융기를 이루는 지방덩어리가 있는데, 이곳으로 발바닥 발가락 신경인 총족척지신경(common plantar digital nerve)과 고유족척지신경(proper plantar digital nerve) 그리고 같은 이름의 동맥들이 가로 지나간다.

발바닥의 혈액공급은 외측 발바닥 고랑(외측족척구)을 지나는 혈관이 몸무게를 받치는 발바닥 부위의 피부와 피하조직에 많은 혈액을 공급한다. 따라서 발바닥에 염증이 있으면 이들 혈관들에 의해서 염증이 더 깊은 층으로 퍼지게 된다. 반면에 피하조직에 수직으로 배열된 결합조직구조 때문에 염증이 외측으로 잘 퍼지지 않는다. 발바닥에 분포하는 혈관가지들은 강력한 결합조직구조 내에 파묻혀 있기 때문에 발바닥 손상 시 특징적으로 지속적인 출혈이 일어나게 된다. 제2~5발가락 바닥 표면까지 뻗어 있는 족저건막은 횡속 앞쪽에서 짧아지고, 족저건막의 뒤쪽 반은 외측 발바닥 고랑을 따라간다.

발바닥신경은 총족척지신경(발바닥발가락신경)이 족저건막의 횡속 사이를 지나 발허리발가락관절(중족지절관절) 부위에 이르고, 여기서 고유족척지신경으로 나뉘어 앞으로 뻗어 있다. 이때 같은 이름의 동맥 그리고 피하조직의 섬유성 발가락 윤활집(족지활액초, digital bursa synovialis)도 나란히 뻗어 있다.

한편, 고유족척지동맥은 가지들이 발가락에 각각 분포하고, 발가락뼈(족지골)의 말절골에서 서로 연결된다. 발바닥 쪽 발허리동맥(척측중족동맥)과 발등 쪽 발허리동맥(배측중족동맥)은 계속되어 원위부에서 관통가지(perforating branch)에 의해 서로 연결되어 발가락동맥(총족척지동맥)을 이룬다.

발바닥의 중족골간관절은 족척인대(plantar ligament)로 덮여 있으며, 강력한 심횡중족인대(깊은 가로중족인대)에 의해 서로 연결된다. 이 부위에 얕은 고랑이 생기고 이곳에 굴근건들이 놓이게 된다. 매우 두꺼운 섬유성 족지건초(발가락 섬유집)의 뒷부분이 고랑을 덮어 고랑을 굴(tunnel) 형태로 만든다. 깊이 퍼져 있는 족저건막의 일부가 이 굴의 뒷모서리 가까이에 있고, 얕은 부분과 합쳐져 몸 쪽으로 굴 구조를 길게 만든다. 이러한 건막은 족지활액건초(발가락 섬유힘줄 윤활집)와 같이 굴근건을 둘러싼다.

발바닥에 분포하는 감각신경은 내측 족척신경(medial plantar nerve)과 외측 족척신경(lateral plantar nerve)이다. 내측 족척신경이 발가락 내측부터 세 개(첫째, 둘째, 셋째)의 발가락과 넷째 발가락 내측반까지 분포하고, 외측 족척신경이 새끼발가락과 넷째 발가락 외측반에 분포하는데, 외측 족척동맥(lateral plantar artery)이 함께 주행하고, 나아가 심족저 동맥궁(깊은 발바닥활, deep plantar arch)을 형성하게 된다.

발바닥 힘줄의 교차는 장무지굴근건에서 장지굴근건까지 뻗어 있는 강한 힘줄로 연결된다. 특히 엄지발가락을 굽히면 일어나는 다른 발가락들의 굽힘은 발바닥 힘줄의 교차 때문이다. 종아리굽힙근이 모든 발가락을 당기는 데 기여하며, 정강 굽힘근건들과 합쳐진다.

내측 족척동맥과 내측 족척신경은 발바닥 중간칸으로 들어간다. 내측 족척동맥은 깊은 가지와 불완전한 족척동맥궁을 형성하는 얕은 가지로 나뉜다. 장지굴근과 족척방형근 아래쪽에 족궁이 있고 이곳으로 외측 족척신경의 깊은 가지가 뻗어 있다.

새끼발가락 모서리 외측은 외측 족척사이 막에 의해 외측 칸과 발바닥 가운데칸(중앙족척근)으로 나뉜다. 외측 칸에는 소지외전근, 소지내전근, 소지굴근이 위치한다. 가장 외측에 있는 골간근이 뼈 사이 공간의 바닥면에 이르기 때문에 바닥 쪽에서 볼 때 배측 골간근과 척측 골간근이 교대로 있는 것처럼 보인다. 가운뎃칸의 외측 족척근사이막 내측에서 외측 족척동맥이 외측 족척구를 지나는 큰 가지를 내는데, 이 가지가 피하조직과 피부에 혈액을 공급한다.

### 2) 발의 뼈와 족궁

발의 뼈대를 구성하는 발뼈는 발바닥과 발등 사이 가장 내측에 있으며 발가락을 구성하는 발가락뼈와 발바닥을 구성하는 중족골, 발꿈치를 구성하는 족근골로 이루어진다. 발가락뼈는 엄지발가락에 2개, 나머지 발가락에는 3개씩 모두 14개이다. 발은 체중을 유지해야 하기 때문에 발가락뼈들은 손가락뼈에 비하여 굵고 길이가 짧다. 발가락 중 체중을 가장 많이 받는 엄지발가락이 가장 굵다. 발의 중간을 구성하는 뼈는 발가락뼈와 발목뼈를 연결하는 5개의 중족골(발허리뼈)이다. 발뒤꿈치를 구성하는 뼈는 족근골로서 7개이며 사람의 체중을 떠받쳐야 하므로 크고 강대하다. 7개의 뼈는 설상골 3개, 입방골 1개, 주상골 1개, 거골 1개, 종골 1개로 되어 있다. 이와 같이 발을 구성하는 뼈는 한 발에 26개이고 양 발을 합치면 52개이다([그림 4-1]).

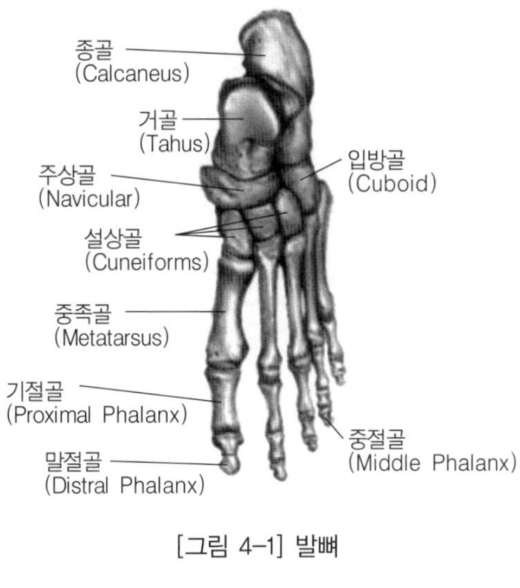


[그림 4-1] 발뼈

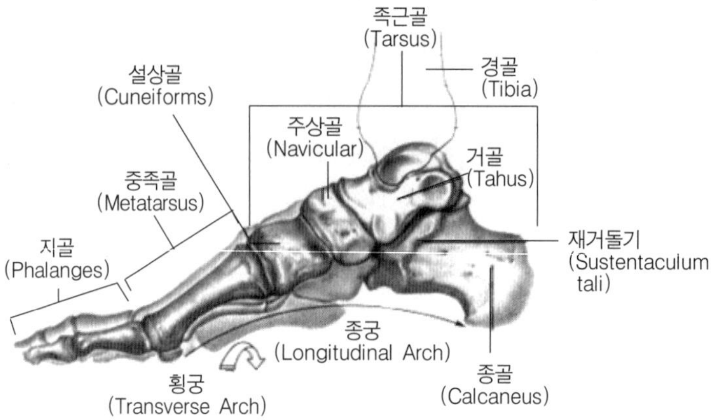


[그림 4-2] 족궁

족궁(foot arch)은 발바닥의 가운데 부분에 바닥에 닿지 않고 떠있는 구조이며, 양발을 모으면 발바닥 아래에서 돔(dome)을 이루게 된다. 족궁은 체중을 지탱하기 좋도록 갖추어진 구조로 가로족궁(횡족궁)과 세로족궁(종족궁)이 있다. 발바닥 내측에는 족궁이 높고, 발바닥 외측에는 족궁이 낮으며, 좌우에 횡족궁이 있다([그림 4-2]).

족궁은 보행 시 추진력, 체중을 지지하는 역할을 한다. 족궁을 떠받치고 있는 족저의 강한 인대는 용수철인대(spring ligament: 척측종주인대, plantar calcaneonavicular joint를 보강함)이며, 이 인대가 약화되면 족궁이 내려 앉아 편평족(평발, flat foot)이 된다. 족궁은 체중을 지탱하고 운동할 때 탄력성이 있기 때문에 운동선수는 물론 오래 서서 일하는 사람들(외판원, 교사, 간호사, 치과의사 등)에게는 특히 중요한 의미가 있다. 평발은 조금만 걸어도 통증을 느끼고 빨리 피로하게 되므로 평소 적절한 운동으로 족궁을 받치는 근육과 인대를 강화시켜야 한다. 뒷굽이 높은 구두를 신으면 발바닥이 구두면에 직접 닿기 때문에 족궁의 긴장이 사라져 체중분산을 못하고, 체중이 발가락 쪽으로 편중되므로 발모양이 변하고 피로가 쉽게 온다.

### 3) 발등의 구성

발등은 발바닥과는 달리 피하조직에 지방이 거의 없으며, 발의 내측, 외측 모서리에서 발바닥 지방조직과 연결된다. 피하조직의 깊은 층은 족배근막과 융합되어 발가락 쪽에서 얇은 근막층을 형성한다. 족배근막은 종아리근막이 계속된 구조로 이 두 구조가 연결되는 부위의 근막은 부분적으로 두꺼워져 위쪽에는 상신근지지대(위폄근지지띠, superior extensor retinaculum), 아래쪽에는 하신근지지대(아래폄근지지띠, inferior extensor retinaculum)를 이룬다. 족배근막과 구별되지 않는 얇은 근막층이 신근의 긴 건을 직접 감싼다. 또한 얕은 종아리 신경의 내측 중간 피부가지도 이 근막층에 의해 둘러싸이다가 족배지신경이 되어 이 근막을 뚫고 나온 다음 발가락에 닿는다.

족배정맥망의 큰정맥들과 큰족배정맥은 발등 피하조직의 얕은 층에 위치하고 있으며, 내과(내측복사)에서 외과(외측복사)로 가로질러 소복재정맥으로 흘러들어간다. 한편, 발바닥에서 오는 많은 혈액이 관통가지나 모서리가지 그리고 족배지정맥을 통해 족배정맥망으로 유입된다. 한편, 하퇴신경의 외측 발등 쪽 피부가지는 중간 발등 쪽 피부신경가지와 연결된다. 하신근지지대는 발등에 속하는 구조로 발꿈치, 발목에 단단히 부착되어 있으며 굴근지대로 이어진다. 내측은 두 개의 띠로 나뉘어 위쪽은 내과(내측복사)에, 아래쪽은 주상골(발배뼈) 앞에 있는 엄지발가락 벌림근의 근막에 부착한다.

전경동맥(앞정강이동맥, anterior tibial artery)은 거비관절낭(목말종아리관절주머니, talofibular joint capsule)을 통과하여 발등 부위를 지나면서 족배동맥으로 이름이 바뀐다. 족배동맥은 거골목 위쪽에서 외측발목동맥을 내어 궁상동맥과 연결된다. 궁상동맥에서는 배측중족동맥이 일어나며 이 동맥에서 중족지절관절 위로 몇 개의 배측지동맥이 나온다.

배측중족동맥은 내측 외측 관통가지를 내고 이 관통가지들이 발바닥 쪽 척측중족동맥과 연결된다. 이러한 관통가지 때문에 발바닥의 염증이 쉽게 발등으로 옮겨질 수 있다. 족배동맥은 보통 내측으로 깊은 종아리신경과 함께 달리다가, 단지신근으로 첫째가지를 내어서 제1~2발가락을 덮는 피부에 혈액을 공급한다.

천골신경의 후분지에서 시작한 총비골신경이 대퇴후면에 이르러 심비골신경과 천비골신경으로 나뉜다. 총비골신경과 그 가지는 하퇴의 앞쪽과 바깥쪽 그리고 발의 배측(등)에 피부신경을 분포하며, 하퇴와 발의 앞쪽 그리고 바깥쪽 근육 운동신경을 지배한다.

발등과 발가락에 분포하는 감각신경은 배측 피부신경이 있고, 가운데로 심비골신경의 가지들이 있다. 이러한 가지들이 서로 연결되어 족배신경총을 형성하고 족배신경이 되었다가 복재신경으로 들어간다. 외과 뒤에 외측 족배피부신경이 일어나는 곳에서부터 비골신경은 소복재정맥의 외측 부위와 접한다.

### 4) 하지의 구성과 기능

하지의 뼈는 경골과 비골로 구성되어 있으며, 경골은 길이 약 31cm 정도의 하퇴 내측을 구성하는 뼈로 체중을 지탱하기 때문에 크고 단단하다. 경골하단 내측은 내과가 돌출되어 있는데 이를 내과(내복사뼈)라 부른다. 경골하단 외측은 비골하단과 관절로 연결되고, 하측은 발목뼈인 거골과 관절로 연결된다. 경골상단은 양쪽으로 내외측과를 형성하여 넓은 관절면을 만들어 대퇴골과 관절로 연결된다. 비골은 체중을 받치지 않는 뼈로서 비골상단이 비골두로 경골과 관절로 연결된다. 비골하단 외측에는 외과(외복사뼈)라고 부르는 뼈가 돌출되어 있고 경골하단과 함께 발목뼈인 거골과 관절로 연결된다. 경골의 내과상부는 비골 외과의 꼭대기보다 1.3cm 위에 놓인다는 점은 임상적으로 중요하다.

하지의 근육은 몸무게를 유지하면서 직립상태에서 활동하기 적합하도록 발달되어 있다. 다리의 근육은 힘줄과 더불어 신체 중에서도 가장 강하고 굵으며 모든 동작에 대응하여 작용한다. 또한 몸을 보호하는 쿠션 역할도 하고 있다. 하지를 구성하는 근육은 주로 발목과 발가락 운동에 관여한다. 하퇴의 비복(종아리)에서 종골에 연결되는 종골건(발꿈치힘줄, 아킬레스건)은 튼튼한 줄모양의 건이다. 발목과 발가락 운동에 의한 하퇴근육의 수축과 이완은 혈액을 중력의 반대 방향인 심장 쪽으로 흐르도록 돕기 때문에 발을 제2심장이라고도 한다([그림 4-3]).

하지의 신경은 척수의 천골신경총에서 시작되는데, 천골신경총은 제4~5요신경과 제1~5천신경이 서로 만나서 이루어진다. 천골신경총은 상둔신경, 하둔신경, 후대퇴피신경, 좌골신경으로 분지되어 발로 내려오는데, 그중에서 좌골신경은 인체에서 가장 큰 신경이며 오금에서 총비골신경과 경골신경으로 분리되어 발에 닿게 된다. 천골신경총에서 출발한 하지의 신경은 발의 근육과 피부에 분포하여 운동과 감각을 지배한다.

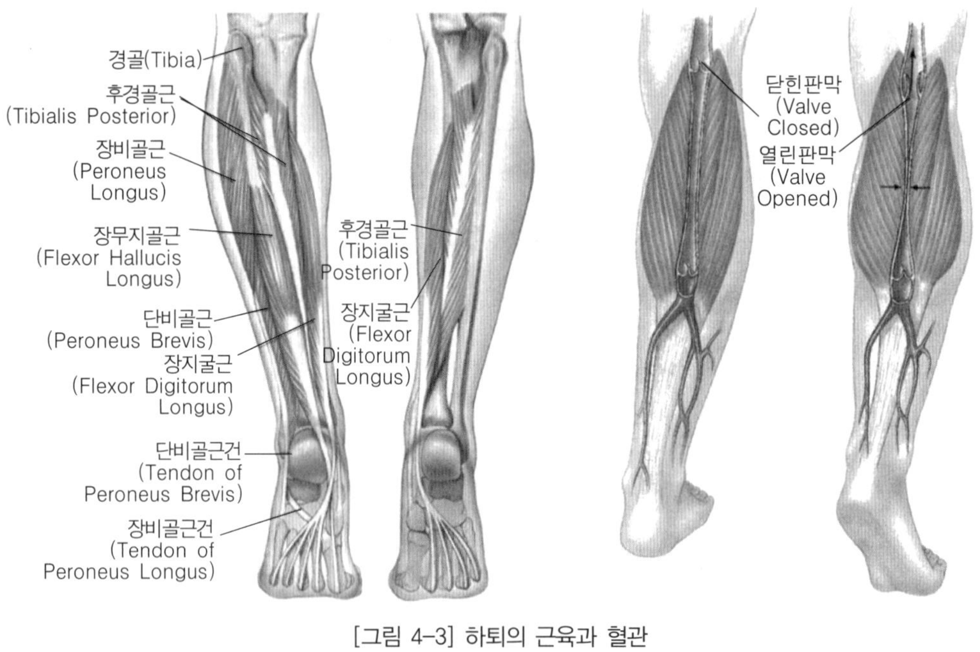


[그림 4-3] 하퇴의 근육과 혈관

하지의 정맥은 천층정맥과 심층정맥이 있고, 심층의 정맥들은 동맥과 함께 지나며, 천층정맥보다 더 많은 정맥판막을 가지고 있다. 발에서 시작한 전후경골정맥이 상행하여 경골에서 슬와정맥이 되고, 슬와정맥은 무릎 바로 위에서 대퇴정맥이 된다. 대퇴정맥은 계속 상행하여 서혜부 가까운 곳에서 대복재정맥과 합쳐져 외장골정맥이 되어 하대정맥으로 들어간다. 천층정맥은 소복재정맥과 대복재정맥이다. 소복재정맥은 발의 측면에서 시작하여 다리의 후면을 따라 피부 심층을 타고 올라가 무릎후면에서 슬와정맥으로 들어간다. 대복제정맥은 발의 중간부분에서 파생하여 다리와 대퇴부 중앙부를 타고 올라가 대퇴정맥으로 들어가는 몸에서 가장 긴 혈관이다. 이러한 하퇴의 얕은 부위에 위치하는 정맥들은 많은 사람들이 관찰할 수 있는데, 이 정맥들이 지나치게 확장되는 경우를 정맥류(varicose veins) 라고 한다.

## 3. 발 반사요법

### 1) 릴렉스 마사지 단계

발 반사구를 자극하기 전 로션이나 오일 크림 등을 사용하여 실시하는 마사지이다. 일명 항스트레스 마사지라고도 하며, 죽은 각질을 제거하고, 발에 쌓인 노폐물이 용이하게 배출될 수 있도록 근육을 이완시키고 혈액순환을 돕기 위해 실시한다.

주 1~2회 실시할 수 있고, 마사지 시 전용 풋 스크럽 크림을 사용하고 마사지 후 스팀 타월을 사용하여 발을 감싸 주면 릴렉스 효과를 가져올 수 있다.

릴렉스 마사지의 순서는 오일(로션) 도포 → 양손으로 발등, 발바닥 훑어 주기 → 발 양쪽 훑어 주기 → 복숭아뼈 둘레 원돌리기 → 발등 밀어 주기 → 발 안쪽 밀어 주기 → 발 바깥쪽 밀어 주기 → 각각의 발가락 사이 마사지, 털어 주기 → 발가락 전체를 쓸어 주기의 방법으로 실시한다.

### 2) 반사구의 종류와 자극

발 반사구를 손이나 반사봉을 사용하여 자극하는 발 반사요법은 반사봉보다는 손이나 손가락을 사용하여 반사구를 자극하는 것이 더 효과적이다. 그러나 발 반사 자극 시 손이나 손가락 관절에 과도한 부담이 예상되는 경우에는 반사봉을 사용하도록 한다. 반사봉은 재료에 따라 나무, 플라스틱, 옥돌, 물소 뼈 등으로 만들어진 것을 사용할 수 있으며, 재료의 모양이나 특징을 살린 다양한 재품이 이미 시중에 나와 있다. 반사봉을 고를 때는 반사구 자극 시 안정감 있게 가압할 수 있으며, 손으로 잡고 시술할 때 미끄러지지 않도록 고안된 것이 좋은데, 일반적으로 나무봉을 많이 사용한다. 이는 나무재료가 갈고 다듬기가 쉽고 미끄러지지 않도록 봉의 손잡이부분에 요철을 넣기가 용이하기 때문이다. 반사봉을 사용하여 발 반사 자극을 할 때는 발의 인대, 건, 뼈, 피부 및 피하조직에 손상이 가지 않도록 주의하여야 한다.

반사구는 일반적으로 기본 반사구와 병증 반사구로 분류한다. 기본 반사구는 건강한 신체를 유지하는 데 가장 기본이 되는 반사구로 활성을 자극하는 부신반사구와 체내 노폐물을 배출하는 비뇨기 반사구인 신장, 수뇨관, 방광, 요도의 반사구를 말하고, 반사구 자극을 시작할 때와 끝낼 때 항상 자극하는 곳이다. 병증 반사구란 질병이 발생하거나 발생할 가능성이 있는 신체 부위에 해당되는 반사구로서 질병이 발생하였거나 발생할 가능성이 있는 기관이나 장기에 직접·간접으로 상응하는 반사구를 말한다.

반사구를 자극하기 전에 발의 건강 상태를 사정하고, 반사구의 이상 상태를 발견하거나 발의 통증을 호소하면, 손으로 몇 초 동안 자극을 주면서, 반사구의 증상을 관찰한 후 반사봉을 사용하여 자극하도록 한다. 반사구 자극순서는 왼발에서 먼저 실시하고, 이어서 오른발의 순서로 진행한다. 발 반사 자극은 기본 반사구에서 시작하여 모든 반사구를 자극하든가 병증 반사구를 자극한 다음 마무리를 할 때도 기본 반사구의 자극으로 끝내도록 한다.

발 반사구 자극 시 손이나 반사봉으로 누르는 압력은 보행 시 발바닥면이 받는 부위별 압력분포를 감안하여 발바닥 반사구별로 다르게 압력을 주도록 한다. 압력의 세기는 대상자가 약간 아프다는 느낌을 가질 정도의 압력으로 실시하면 좋지만, 보행 시 발바닥부분에 가해지는 압력의 차이를 고려하고, 연령, 건강 상태에 따라 견딜 수 있는 압력 정도가 다르므로 이러한 요인들을 충분히 고려하여 실시하는 것이 바람직하다.

발 반사요법 시 반사구 자극시간은 평균 한쪽 발에 20분 정도가 적당하며, 양발 시술을 하면 약 30~40분 정도 소요되지만, 연령, 건강 상태, 요구도에 따라 발 반사구 자극시간을 증감할 수 있다.

### 3) 발 반사구 자극 순서

발 반사구 자극은 먼저 왼발 반사구를 자극하고 나서 오른발 반사구를 자극하는 것이 순서이다. 왼발 반사구의 자극 순서는 기본 반사구, 발가락 반사구, 발바닥 반사구, 발 내외측 반사구, 발등·발목·하퇴 반사구, 병증 반사구, 기본 반사구의 순서로 실시한다.

- 외발의 기본 반사구: 부신 → 신장 → 수뇨관 → 방광 → 요도
- 발가락 반사구: 전두동 → 뇌하수체 → 대뇌 → 삼차신경 → 소뇌·간뇌 → 경부 → 코 → 눈 → 귀
- 발바닥 반사구: 부갑상선 → 갑상선 → 승모근 → 폐·기관지 → 심장 → 비장 → 복강신경총 → 위 → 췌장 → 십이지장 → 소장 → 횡행결장 → 하행결장 → S상결장·직장 → 항문 → 생식선
- 발 내측 반사구: 경추 → 흉추 → 요추 → 천(선)골 → (내)미골
- 발 내외측 반사구: 견관절(어깨) → 주관절(팔꿈치) → 슬관절(무릎) → (외)미골 → 고관절
- 발등(족배) 반사구: 상악 및 하악 → 편도선 → 후두·기관·흉부림프절 → 내이미로 → 흉부·유방 → 견갑골 → 횡격막 → 늑골 → 복부 및 골반 림프절 → 서혜부 림프절
- 발목 반사구: 자궁·전립선 → 난소·고환
- 하퇴 반사구: 직장·항문 → 하복부 → 좌골신경
- 병증 반사구 및 기본 반사구
- 왼발 반사구 자극이 끝나면, 오른발 반사구를 자극한다. 자극 순서도 왼발 반사구와 같은 순서로 시행한다. 단, 발바닥 반사구는 다음과 같이 달리 실시한다.
- 오른발 발바닥 반사구: 부갑상선 → 갑상선 → 승모근 → 폐·기관지 → 간 → 담낭 → 복강신경총 → 위 → 췌장 → 십이지장 → 소장 → 맹장 → 회맹판 → 상행결장 → 횡행결장 → 생식선(난소·고환)

### 4) 마무리 릴렉스 단계

좌측 발 반사구와 우측 발 반사구의 자극이 모두 끝나면, 왼발과 오른발을 같이 가볍게 릴렉스 마사지하여 끝낸다.

- 마무리 릴렉스 자극: 종아리 훑기 → 손바닥으로 발등에서 무릎까지 와서 종아리 부위로 쓸어내리기 → 양손으로 쓸어 올렸다가 다시 쓸어내리기 → 마무리
- 온수 마시기: 발 반사 마사지가 끝난 후 따뜻한 물을 한 잔 마신다.

### 5) 발 반사구 자극의 실제

다음은 각 장기와 기관에 상응하는 발 반사구의 위치를 확인하고, 마사지하는 방법에 대

하여 그림과 함께 살펴보도록 하자.

### (1) 부신 반사구

· 부신(adrenal gland) 반사구는 양 발바닥 제2, 3중족골 사이 1/3 지점에 위치한다. 즉 중족골두 바로 아래 위치하며, 발바닥의 전족부를 긴장시키지 않고 부드러운 상태에서 발등을 향해 젖히면 양 발바닥에 나타나는 人자 모양의 중앙에 있다. 부신 반사구는 아주 깊은 곳에 있기 때문에 반사봉을 사용하여 깊게 누른다([그림 4-4]). 부신 반사구는 족소음신경의 용천혈과 일치하는 곳으로 자극 효과가 우수한 반사구이다.

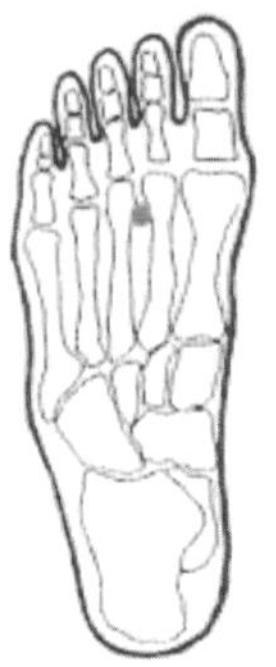

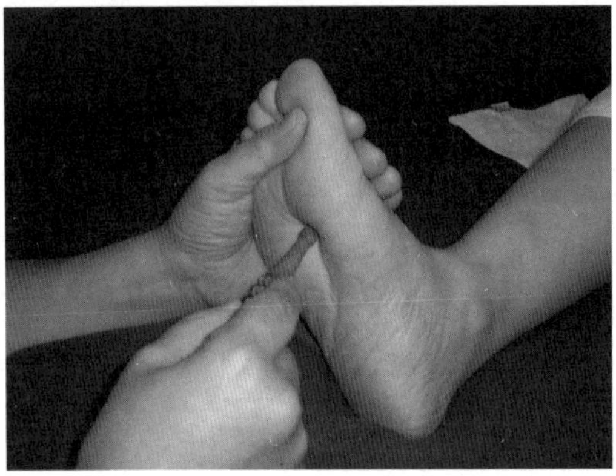

[그림 4-4] 부신 반사구와 자극방법

· 부신 반사구를 자극하면 부신의 기능을 안정시켜 빈뇨, 수종, 각종 염증, 기관지 천식, 각종 과민성 질환을 개선하며, 하체쇠약, 다리경련, 혈압이상, 부정맥, 심계항진의 개선 효과가 있다.

· 부신은 신장 위에 붙어 있는 고깔모자 모양의 무게 약 10g 정도의 작은 기관이다. 밖은 피질, 속은 수질로 되어 있으며, 피질은 뇌하수체의 자극호르몬(ACTH)의 명령을 받아, 당류피질호르몬, 염류피질호르몬, 성호르몬을 분비한다. 당류피질호르몬에는 코르티솔이 있고, 염류피질호르몬에는 알도스테론이 있으며, 모두 스테로이드계통의 물질이다.

코르티솔은 지방을 포도당으로 전환시켜 혈당을 증가시키는 대사에 관여하지만, 정신적으로나 육체적으로 스트레스를 받으면 분비가 촉진된다. 코르티솔은 스트레스에 대한 또 다른 반응으로 림프구 등의 면역계를 억제한다. 고민과 고통이 오래 지속되면 면역계의 기능이 저하되며 교감신경도 계속 자극을 받아 위궤양이 생기게 된다. 그런데 이 스트레스는 적당히 받으면 오히려 몸에 좋다. 한 예로, 운동을 열심히 하면 근육이 스트레스를 받아 그 결과 근육의 탄력성을 유지하고 운동성을 높여준다. 또한 심폐 기능도 항진시키는 작용을 한다. 코르티코스테론은 염증을 억제하는 작용이 있어 연고 같은 의약품에 많이 쓰인다. 연고도 많이 자주 바르면 과민반응과 같은 부작용이 나타난다. 알도스테론은 신장의 세뇨관에서 나트륨이온과 염소이온의 재흡수를 촉진하고 인산의 흡수도 조절하여 혈액의 항상성 유지에 중요한 역할을 한다.

한편 부신수질에서 분비하는 에피네프린은 아드레날린이라고도 한다. 부신수질의 분비세포는 신경세포가 변형된 것으로 교감신경 끝에서와 똑같은 에피네프린이 분비된다. 이 호르몬 역시 스트레스를 받았을 때 빠르게 반응을 일으켜, 심장박동을 촉진시키고 호흡을 빠르게 하여 온몸에 양분과 산소를 공급하고, 간과 지방조직에 저장된 포도당과 지방산을 분해하여 모든 근육에 에너지를 보내며, 눈의 동공을 확장시켜 위기 상황을 빨리 볼 수 있게 한다. 이때는 내장도 긴장하여 소화관들이 소화액 분비를 중지한다. 이렇게 부신수질이 몸에 바로 닥친 위기를 이겨내는 반응을 한다면, 부신피질에서는 장기전에 대비하는 반응이 일어난다. 이렇게 분비된 에피네프린도 시간이 지나면 간에서 분해되고, 정상으로 돌아가게 된다.

### (2) 신장 반사구

・신장(kidney) 반사구는 양 발바닥의 부신 반사구 약간 아래 제2, 3중족골 간 중앙에 위치한다. 신장 반사구 자극은 위쪽 부신에서 아래쪽 수뇨관 반사구의 방향으로 자극한다([그림 4-5]).

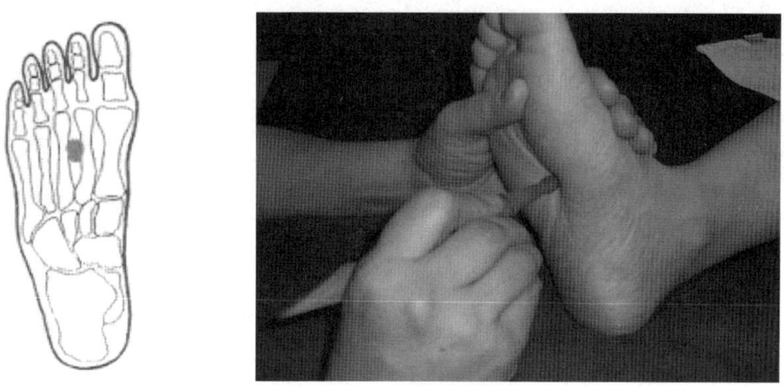

[그림 4-5] 신장 반사구와 자극방법

• 신장 반사구를 자극하면 신장의 기능을 강화하여, 고혈압, 동맥경화, 빈혈, 이명, 수종(부종)을 개선하고, 비뇨기 질환, 정맥류, 관절염, 피부질환, 만성기관지염의 증상 개선에 효과가 있다.

• 신장은 누에콩을 닮아서 콩팥이라고도 한다. 횡경막 아래, 척추 양쪽, 복막 뒤에 한 쌍이 위치한다. 크기는 작은 주먹만 하고 무게는 120~160g 정도이다. 밖은 피질, 안쪽은 수질, 요관과 연결된 신우로 구성된다. 신우에 모인 소변이 (수)뇨관을 타고 내려가 방광에 모이고, 일정량 이상이 되면 요도를 통해 배설된다.

신장의 주요 기능은 요소와 같은 노폐물을 걸러 배설하는 것 외에도, 체액의 수소이온농도(pH)와 혈액의 농도를 조절하며, 체액을 삼투압이 같은 등장액으로 유지되도록 한다. 신장은 우리 몸의 항상성 유지에 매우 중요한 역할을 담당하며, 심장, 뇌와 함께 그 기능을 잃으면 생명을 잃게 되므로 'vital organ'이다.

신장은 우리 몸의 수분대사에 중요한 일을 하는 곳으로 우리가 먹은 음식물이 분해될 때 나오는 물을 수분 보충에 이용한다. 또한 신장에서는 물의 재흡수가 활발하게 일어나 소변을 통해 몸 밖으로 배출되는 수분의 양을 엄청나게 줄일 수 있다.

신장을 지나는 혈액의 양은 하루에 1톤이 넘으며, 심장이 뿜어낸 전체 혈액의 20% 정도가 지난다. 신장에는 각각 약 100만 개의 네프론이 있다. 이 각각의 네프론에는 보우만주머니가 있고, 이 주머니 안에는 모세혈관 덩어리인 사구체가 들어 있으며, 보우만주머니 아래에 세뇨관이 연결되어 하나의 단위(신단위)를 이룬다. 신장의 사구체에서 걸러지는 혈액의 양은 하루에 약 180리터(1드럼) 정도이지만, 그 가운데 99%는 세뇨관에서 재흡수되고 나머지 1%(약 1.8리터)만 오줌으로 배출된다. 사구체의 구멍이 매우 작기 때문에 고분자 물질인 단백질이나 적혈구는 통과하지 못하지만 이것을 뺀 혈액의 나머지 성분들은 모두 이곳을 통과할 수 있다. 이때 사구체를 통과한 물질을 원뇨(여과액)이라고 부른다. 균의 침입으로 사구체에 손상이 생기면 혈단백이 새어나올 수 있는데, 그 단백질은 너무 큰 분자라서 세뇨관에서 재흡수되지 못하고 오줌과 함께 나오게 되는데 이것이 단백뇨이다.

사구체에서 여과된 원뇨는 루프처럼 두 겹으로 감겨 있는 긴 세뇨관에서 물, 포도당, 아미노산, 비타민, 나트륨, 칼륨, 인산 등의 무기질은 물론이고 40%의 요소까지도 재흡수된다.

포도당(혈당)은 세뇨관에서 거의 재흡수되는 것이 정상이지만, 당뇨병 환자의 경우는 포도당이 재흡수되지 못하고 오줌과 함께 쏟아져 나온다. 당뇨병인 사람은 혈액 속의 포도당 농도가 보통 사람들보다 높은데, 워낙 농도가 짙기 때문에 사구체를 통과할 때 제대로 재흡수하지 못한다. 또 사구체나 세뇨관 또는 신우에 염증이 생기면 적혈구가 빠져나와 눈에 보이도록 붉은 오줌을 배출하는데 이것이 혈뇨이다.

신장에 이상이 생기면 여과작용이 제대로 일어나지 못해 몸에 물이 남아 있게 되므로, 혈압이 오르고 부종이나 요독이 생긴다. 신장은 스스로 레닌이라는 호르몬을 만들어 혈량과 혈압을 유지하고, 프로스타글란딘이 신장혈관을 확장시켜 피의 흐름을 증가시키는 일을 한다. 신부전이 되면 신장에서 적혈구 조혈인자를 만들지 못해 빈혈 상태가 된다. 모든 약물은 간에서 분해되기도 하지만, 신장에서 걸러져 배출되는데 이때 신장에 큰 해를 끼친다.

세뇨관을 통과한 오줌은 수집관을 지나 신우에 모인 다음, 다시 수뇨관을 지나 방광으로 간다. 수뇨관은 연동 운동을 하여 오줌을 방광으로 밀어내고, 이렇게 모인 오줌이 방광에 400cc 정도만 차면 요의를 느끼게 된다. 오줌이 방광벽을 자극하면 골반신경이 흥분되고, 이 흥분은 등골(척추)의 배뇨중추에 전달되어 대뇌에 '보고'를 한다. 방광은 약 1리터의 오줌을 담을 수 있는데, 괄약근이 있어서 오줌이 역류하는 것을 방지하고 흘러나가는 것도 조절한다. 요도의 길이는 남녀가 달라서 남자는 20cm, 여자는 4cm 정도이다.

이렇게 오줌은 피의 형태로 온몸의 구석구석을 다녀왔기 때문에, 오줌을 검사해 보면 어느 기관이 어떤 상태인지 짐작할 수 있다. 이러한 이유로 병원에서는 오줌을 분석하는 것이다.

### (3) 수뇨관 반사구

- 요관(ureter) 반사구는 양 발바닥의 신장 반사구에서 시작하여 완만한 곡선의 흐름으로 방광 반사구와 연결된다. 즉 양 발바닥의 제2중족골 신장 반사구에서 설상골을 지나 주상골의 안쪽 끝에 있는 방광 반사구와 연결되는 선상에 위치한다. 따라서 신장 반사구에서 방광 반사구 방향으로 눌러 자극한다([그림 4-6]).

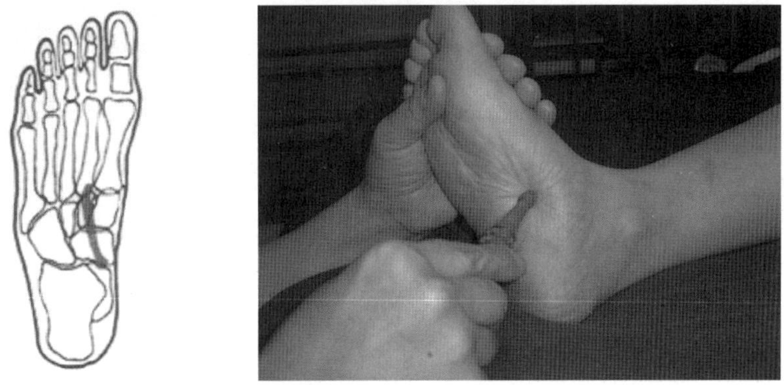

[그림 4-6] 수뇨관 반사구와 자극방법

• 수뇨관 반사구를 자극하면, 신장에서 만들어진 소변을 요관을 통해 쉽게 방광으로 흘러들어가게 하므로 요관결석, 요관협착, 고혈압, 동맥경화, 배뇨곤란, 비뇨기 감염, 관절염의 증상 개선에 효과가 있다.

### (4) 방광 반사구

• 방광(bladder) 반사구는 양발 내측 복사뼈 아래쪽 족궁과 접한 곳으로 주상골과 거골이 접한 부분에 근육이 약간 볼록하게 튀어나온 부분이다. 자극방법은 위쪽에서 아래쪽으로 누른다([그림 4-7]).

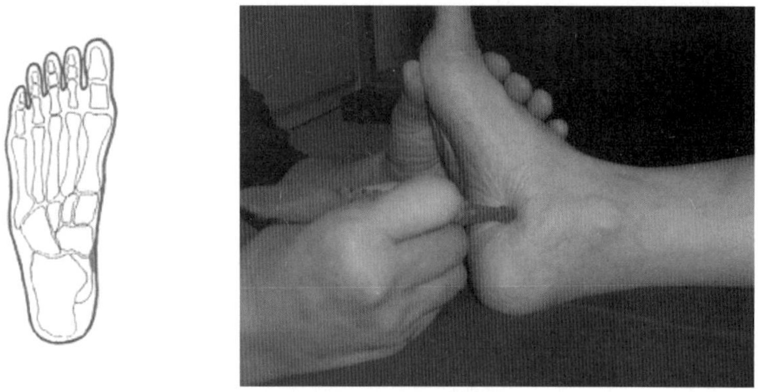

[그림 4-7] 방광 반사구와 자극방법

• 방광 반사구를 자극하면, 방광의 괄약근과 배뇨근의 기능을 강화하여 요실금, 방광염, 빈뇨, 방광결석의 증상을 개선하고 고혈압, 동맥경화의 증상 완화에도 효과가 있다.

### (5) 요도 반사구

• 요도(urethra) 반사구는 양발의 내측 복사뼈 아래에 있으며, 방광 반사구에서 아킬레스건을 연결하는 선상에 비스듬히 상향으로 위치한다. 반사구를 발 안쪽의 방광 반사구에서 뒤꿈치 방향으로 지그시 누른 후 밀어 자극한다([그림 4-8]).
• 요도 반사구 자극은 요도의 기능을 강화하여 요도염증, 요실금, 배뇨곤란 등 비뇨기 증상을 개선하고, 남녀의 불감증이나 여성의 냉증과 같은 생식기계의 이상을 개선하는 효과가 있다.

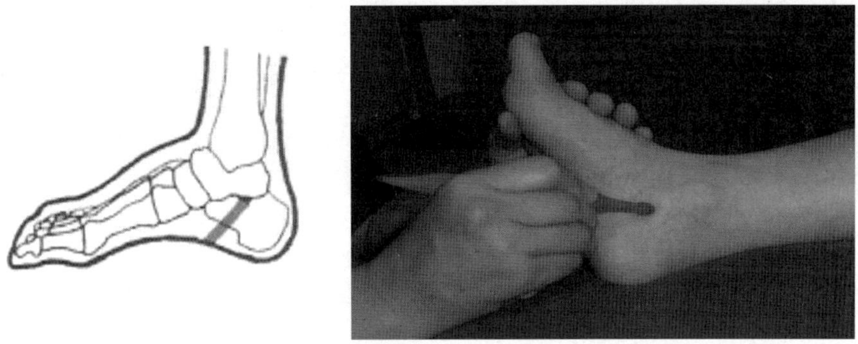

[그림 4-8] 요도 반사구와 자극방법

(6) 전두동 반사구

· 전두동(frontal sinus) 반사구는 양발 각각 5개 발가락의 골두 끝부분과 아래 도톰한 부분에 위치한다. 우측 전두동 반사구는 왼발에, 좌측 전두동 반사구는 오른발에 있다. 반사구는 엄지발가락의 끝면 내측에서 외측으로 누른다. 제2~5발가락은 발가락 끝에서 뒤꿈치를 향해 누른다([그림 4-9]).

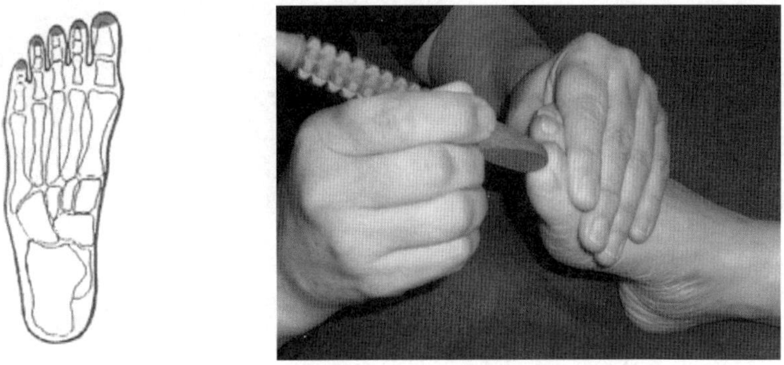

[그림 4-9] 전두통 반사구와 자극방법

· 전두동 반사구 자극은 전두동을 활성화하여 동내의 내용물 배출을 원활히 하여 축농증(부비동염), 두통, 비염, 감기를 개선하고, 불면증, 현훈, 건망증, 뇌졸중 등의 증상 개선에 효과적이다.

· 두개골 뼈에는 공기를 함유한 빈공간인 동(부비동)이 좌우 4쌍이 있는데, 이들은 전두동, 사골동, 접형동 및 상악동으로 비강구조와 연결되기 때문에 부비동이라 한다. 부비동은

두개골의 무게를 줄이고, 목소리를 증폭시키는 역할을 한다. 또한 비강통로와 인두로 연결되기 때문에 코와 인두의 염증이 부비동으로 이동하게 되는데 이 때문에 부비동염을 잘 일으킨다. 부비동염일 때는 코가 막히고 얼굴 부위에 통증이 심하다. 특히 전두동은 이마 부위에 있어 감염이 되면 두통을 심하게 호소한다.

### (7) 뇌하수체 반사구

・뇌하수체(pituitary gland) 반사구는 양측 엄지발가락의 바닥면에서 지문이 말리는 중앙부 가장 높은 곳이다. 엄지발톱 쪽을 손가락으로 지지하면서 엄지발가락의 중앙을 지그시 눌러 자극한다([그림 4-10]).

・뇌하수체 반사구 자극은 뇌하수체 활성을 자극하여 여러 가지 내분비 장애와 갱년기 증상을 개선하는 효과가 있고, 발육부진에 적용하면 효과적이다.

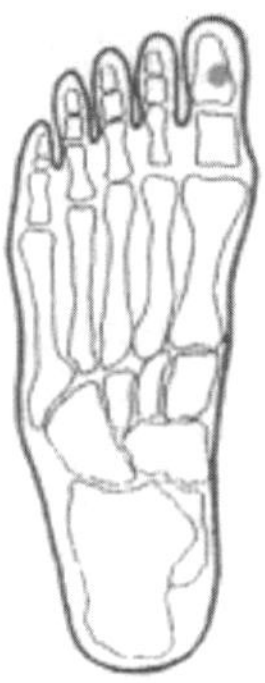

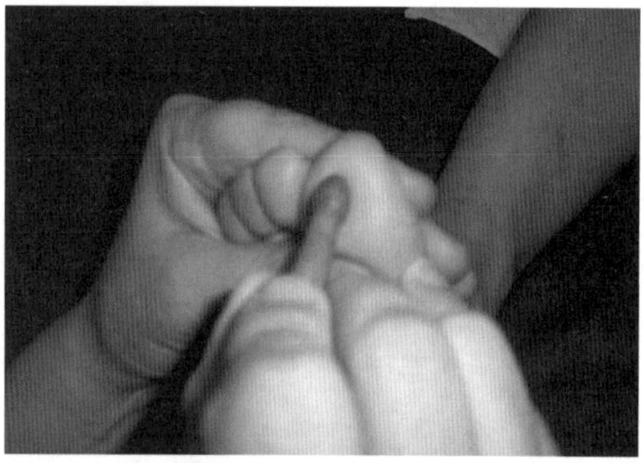

[그림 4-10] 뇌하수체 반사구와 자극방법

・뇌하수체는 강낭콩만한 크기에 무게가 0.5g밖에 되지 않는 작은 기관이지만 여러 가지 중요한 호르몬을 분비하고 조절하는 기능이 있어 'master gland'라고도 한다. 뇌하수체는 전엽과 후엽으로 나뉘는데, 전엽 호르몬은 세포에 직접 작용하는 것으로 성장호르몬과 유즙분비호르몬(프로락틴)이 있고, 다른 호르몬기관을 자극하는 것으로 갑상선자극호르몬, 부신피질자극호르몬, 난포자극호르몬, 황체형성호르몬이 있다.

성장호르몬은 뼈나 근육의 성장을 촉진시키고 포도당의 산화를 억제하며 지방산의 분해를 촉진시키는 등 여러 물질대사에 관여한다. 그래서 너무 적게 분비되면 난쟁이가 되고, 너무 많이 분비되면 거인이 되며, 나이가 든 후에 과다 분비되면 손과 발의 끝이 커지는 말단비대증이 된다. 유즙분비호르몬은 임신 후반부, 특히 분만 후에 분비되기 시작하는데, 뇌하수체 후엽에서 분비되는 자궁근수축호르몬인 옥시토신의 자극을 받아 분비가 시작되며, 유아가 엄마의 젖을 빠는 것이 자극이 되어 계속 분비되지만 젖을 빨지 않으면 호르몬의 분비가 중지되어 젖도 나오지 않는다. 그렇게 되면 이 호르몬에 의해 억제되어 분비되지 않았던 에스트로겐과 프로게스테론의 분비가 재개되고, 다시 난소의 난포와 난자가 성숙하여 임신이 가능하게 된다.

뇌하수체 후엽에서는 항이뇨호르몬(ADH)과 자궁근수축호르몬(옥시토신)을 분비하는데, 이 호르몬은 시상하부에서 만들어져 일단 후엽에 저장되었다가 시상하부가 신경성 자극을 받으면 분비된다. 항이뇨호르몬은 신장의 세뇨관에서, 몸에 물이 많으면 세뇨관 세포들이 물을 재흡수하게 하고 적으면 흡수하지 않고 지나가도록 함으로써 소변의 양을 조절한다. 만일 뇌하수체 후엽이나 시상하부에 문제가 생겨 ADH가 적게 분비되면 세뇨관에서 물을 재흡수할 수가 없어, 평소 하루에 1.8리터의 소변을 배뇨하던 사람이 30리터까지도 배출하게 되는 요붕증에 걸리게 된다. 물론 이 병에 걸리면 갈증이 생겨 계속 물을 먹게 되고, 하루 종일 화장실을 드나들게 된다. 한편, 자궁근수축호르몬(옥시토신)은 분만이 가까워 오면 분비되어 자궁근을 수축시키고 태아를 자궁경부로 밀어내게 한다.

### (8) 대뇌 반사구

• 대뇌(cerebrum) 반사구는 양측 엄지발가락의 바닥면에서 말절골의 전두동 반사구 아랫부분에 위치한다. 우측 대뇌 반사구는 왼발 엄지발가락 바닥에 있고, 좌측 대뇌 반사구는 오른발 엄지발가락 바닥에 있다. 대뇌 반사구의 자극은 위쪽에서 아래쪽으로 누른다([그림 4-11]).

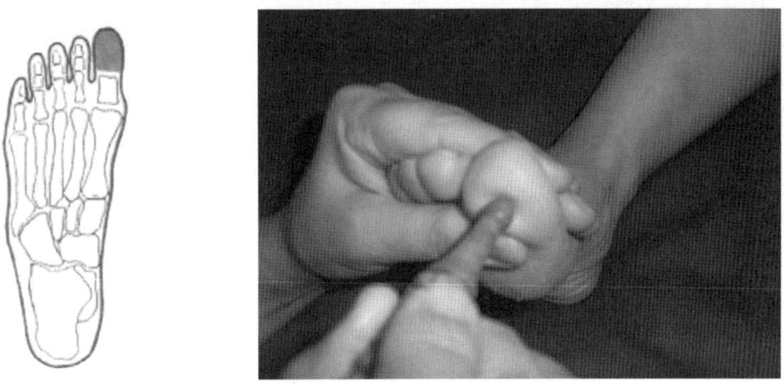

[그림 4-11] 대뇌 반사구와 자극방법

· 대뇌 반사구를 자극하면, 대뇌 기능이 활성화되어 두통, 현훈, 불면증의 증상을 개선하는 효과가 있으며, 혈압이상, 시각장애, 신경쇠약, 뇌성마비, 뇌졸중, 뇌혈관 질환, 뇌혈관 병변 등의 증상 개선에도 효과적이다.

· 대뇌는 체중의 2%(약 1.5kg), 면적 2,300$cm^2$밖에 되지 않지만, 허파에서 받아들인 산소의 20%를 소비한다. 대뇌에서 이루어지는 생리 기능이 다른 조직보다 10배나 높다. 그래서 산소 결핍으로 인해 뇌조직이 제일 먼저 손상을 입게 되며 고열에도 약하다. 대뇌는 전체 뇌의 약 7/8을 차지하며, 크게 대뇌피질(신피질)과 변연계(구피질)로 나눌 수 있다. 대뇌피질은 뇌의 가장 바깥에 있고 그 안쪽 아래에 변연계가 대뇌피질에 싸여 있다.

변연계는 주로 본능적인 행동과 정서, 학습과 기억 등 개나 고양이에서도 관찰되는 행동에 관여하는 원시뇌이지만, 대뇌피질은 고도의 사색과 판단, 창조의 기능을 수행한다. 전자가 감성적이고 즉흥적이며 본능에 가까운 동물적 행동의 중추라면, 후자는 이성적이고 건전한 정신과 창조적 혼이 깃들어 있는 곳이다. 또 전자가 생존을 위한 감각중추라면, 후자는 인간의 특성을 결정짓는 중추이다. 알츠하이머증후군, 즉 '노인성 치매'에 걸린 노인은 대뇌피질이 마비되고 변연계만 작동한다.

뇌를 구성하는 신경세포는 그 개수가 무려 1,000억 개나 되는데, 뇌의 모든 조직들은 신경세포가 서로 연결되어 신경흥분을 전달하는 시스템이다. 신경이 정보를 전달하여 근육을 이쪽저쪽으로 움직이도록 명령하는 종합상황실인 중추가 바로 뇌이다. 그래서 뇌가 제 기능을 발휘할 수 없어 움직이지 못하고 의식이 없는 사람을 '식물인간'이라고 한다. 대뇌는 감각을 받아들이는 감각령과 여러 상황을 종합하는 종합령, 각 기관에 명령을 내리는 운동령으로 나뉘는데, 대뇌피질의 기능적 국재에는 어느 부위가 몸의 어느 기관과 관련이 있는지 밝히고 있다.

### (9) 삼차신경 반사구

· 삼차신경(trigeminal nerve) 반사구는 양발 엄지발가락의 말절골 외측 옆면에 위치한다. 엄지발가락 외측 옆부분의 발가락 끝에서 소뇌, 뇌간 반사구를 향해 밀어 자극한다([그림 4-12]).

· 삼차신경 반사구 자극은 삼차신경의 과잉반응을 완화시켜 편두통, 안면신경마비, 눈, 코, 입의 질환, 불면증의 증상을 개선하며, 유행성 이하선염 등에 적용하면 효과적이다.

· 삼차신경은 12개의 뇌신경중 다섯 번째 뇌신경으로 얼굴 부위에 분포하는 3개의 가지를 가진 감각작용 및 운동작용을 하는 신경이다. 삼차신경의 감각가지는 두피, 안면, 치아

로부터 오는 접촉, 압력, 통증과 관련한 정보를 뇌로 운반하고, 운동가지는 씹는 근육인 저작근육을 움직이게 한다.

안면 부위에 발생하는 신경통을 삼차신경통이라고 하는데, 얼굴의 심한 통증발작이 특징적이다. 발작성 통증은 먹기, 면도하기, 차가운 온도에 노출되는 것 같은 사건에 의해 유발된다.

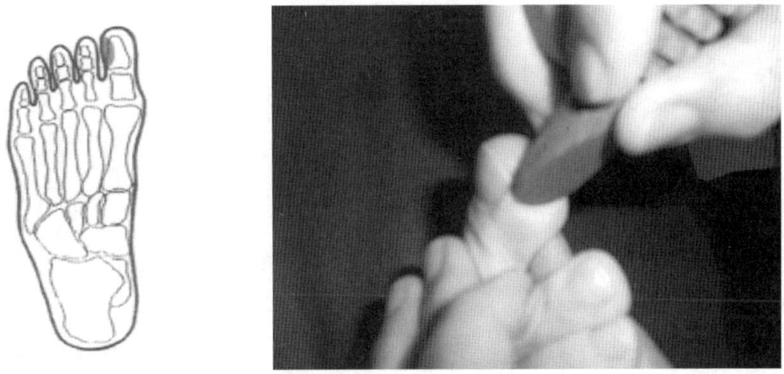

[그림 4-12] 삼차신경 반사구 자극방법

### (10) 소뇌 및 뇌간 반사구

• 소뇌(cerebellum)와 뇌간(brain stem) 반사구는 양발 엄지발가락의 지절관절 외측면, 즉 지절관절 횡문 바로 윗부분이다. 우측 소뇌 · 뇌간 반사구는 왼발 엄지발가락에, 좌측 소뇌 · 뇌간 반사구는 오른발 엄지발가락에 있다. 반사구 자극방법은 엄지발가락의 외측 옆부분에서 밑부분 방향으로 밀어 자극한다([그림 4-13]).

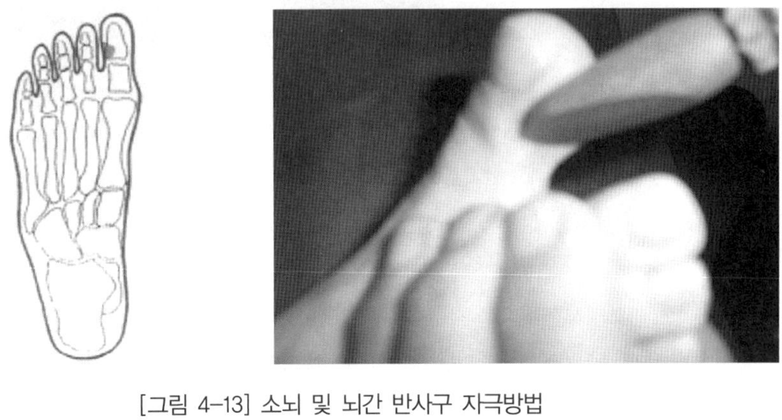

[그림 4-13] 소뇌 및 뇌간 반사구 자극방법

・소뇌 및 뇌간 반사구를 자극하면, 소뇌와 뇌간을 활성화시켜 신경통, 두통, 현훈, 멀미, 불면증을 완화하여 증상을 개선시키며, 부정맥, 혈압이상, 자율신경 실조증, 뇌진탕 등의 증상 개선에 효과적이다.

・소뇌는 골격근의 작용을 조절하고, 귀의 평형 및 회전 감각과 관계가 있다. 겨울에 빙판에서 넘어지거나 넘어질 뻔 했을 때 몸의 평형을 조절하는 데에는 소뇌가 '빠른 반사'를 하는 것이다. 만약 빙판이 어떤 상태인가를 눈으로 확인하고 대뇌에 보고하여 다리를 어떻게 하라는 대뇌명령을 받는다면 누구나 빙판에 엉덩방아를 찧게 될 것이다. 소뇌는 중뇌, 연수, 척수와 더불어 대뇌의 지배를 받지 않는 일종의 자율중추이다.

뇌간은 척수와 대뇌를 연결하며, 중뇌, 교, 연수로 구성된다. 뇌간의 백질은 대뇌에서 감각 및 정보를 연결해 주는 경로이며, 이 백질 사이에 넓게 흩어진 회백색 조각을 핵이라 한다. 핵은 혈압과 호흡 같은 기능에 깊은 영향을 끼친다. 간뇌와 교를 연결하는 중뇌는 감각과 운동 정보를 연결하며, 시각과 청각의 반사중추인 핵이 있다. 교는 중뇌와 연수를 연결하는 중간 역할을 하는 경로이다. 교는 호흡률과 호흡리듬의 조절에 중요하다. 연수는 척수와 교를 연결하며 감각 및 운동 정보를 연결한다. 연수의 핵은 심박동수, 혈압, 호흡을 조절한다. 생명 기능과 관련된 중요성 때문에 연수를 생명중추(vital center)라고 한다. 연수는 약물에 대단히 민감하며, 특히 모르핀을 과잉복용하면 숨 쉬는 것을 멈추게 하며 사망할 수 있다.

### (11) 경부 반사구

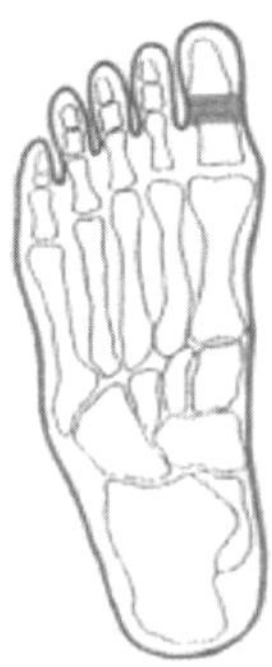
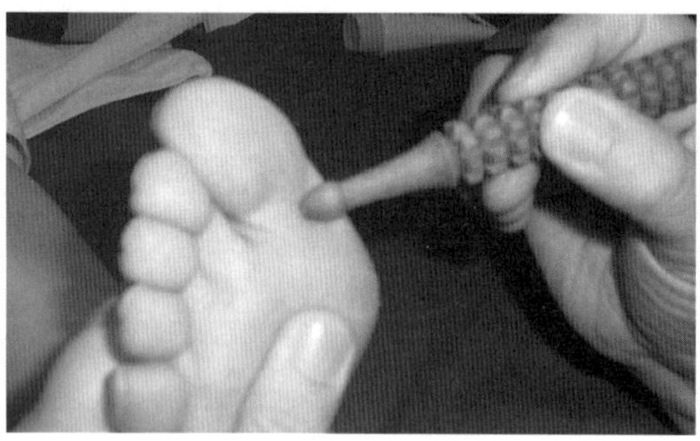

[그림 4-14] 경부 반사구와 자극방법

・경부(neck) 반사구, 즉 목 반사구는 양쪽 엄지발가락의 발바닥 쪽 말절골과 기절골의 연결선에 위치한다. 신경이 연수에서 좌우로 교차하기 때문에 목 위의 반사구는 좌우 교차

하지만, 목 아래 반사구는 좌우 교차하지 않는다. 경부 반사구 자극방법은 엄지발가락의 외측에서 내측 방향으로 지그시 누르듯이 자극한다([그림 4-14]).

・경부 반사구를 자극하면, 경부의 부담을 덜어 주어 경항통증, 낙침(落枕), 감기, 인후염의 증상을 개선하는 효과가 있으며, 호흡장애, 기관장애, 천식, 연하장애, 고혈압 등에 적용하면 증상 개선에 효과적이다.

・경부는 머리와 흉곽으로 연결되는 복잡한 부위로 척수, 신경, 기관, 식도와 큰 혈관들이 구부러짐이 자유로운 이 지역을 통과하게 되고 또한 몇몇 중요한 선들도 경부 부위 내부에 위치한다. 이러한 복잡성 때문에 경부는 임상적으로 매우 중요한 부위이며 경부에서 관찰되는 표면적인 특징들로 내부 구조의 위치를 가늠할 수 있다. 주요 부위로 앞쪽으로는 기관과 식도가 지나고 있으며, 뒤쪽으로는 7개의 경추가 있다. 목에는 머리를 움직이는 데 관여하는 여러 근육이 있으며, 주요 동맥 및 정맥이 왕래하고 림프선, 갑상선, 부갑상선이 위치하고 있다.

### (12) 코 반사구

・코(nose) 반사구는 양쪽 엄지발가락의 말절골 내측 옆면에 위치한다. 삼차신경 반사구와 같은 높이에 대칭되는 곳에 위치하고 있다. 엄지발가락의 내측면 발톱과의 경계선을 발톱이 자라는 방향으로 밀어 자극한다([그림 4-15]).

・코 반사구를 자극하면 코의 기능을 강화시켜 급만성 비염, 축농증(부비동염), 코막힘의 증상을 개선하고, 비출혈, 호흡기 질환 등의 증상 개선에 효과적이다.

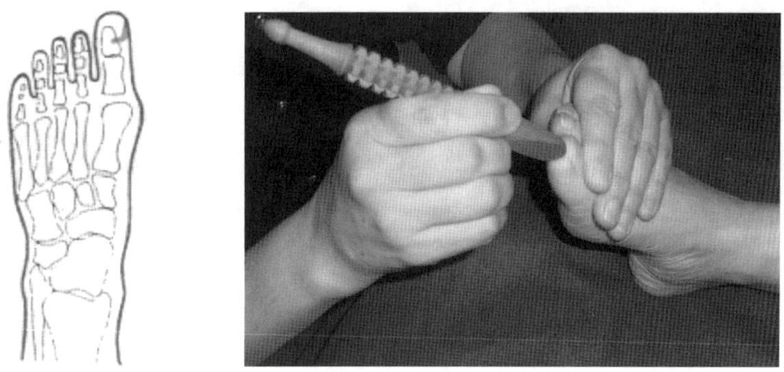

[그림 4-15] 코 반사구와 자극방법

· 코는 크게 바깥코와 그 바로 안쪽의 비강 그리고 비강에 잇닿아 주위의 여러 뼈 내부에 뻗쳐 있는 부비동으로 나뉜다. 코는 숨을 쉬는 기능뿐만 아니라 냄새를 맡고, 비강의 공명을 통해 발성의 보조 역할을 하며, 먼지를 거르는 청소 기능과 가습작용도 하여 기도와 폐를 보호한다. 바깥코는 탄성연골로 되어 있으며, 비강은 비중격이라는 얇은 막이 양쪽으로 나눈다. 콧구멍에는 코털이 얼개를 이루고 항상 끈끈한 점액이 흘러 호흡할 때 묻어 들어오는 먼지를 걸러 준다. 주변 벽에서 점액이 분비되어 먼지나 세균을 잡는데 이것이 말라붙으면 코딱지가 된다. 코는 피하지방이 발달하지 못하여 열을 빨리 빼앗기기 때문에 날씨가 추우면 동상에 잘 걸린다.

비강 안에는 바깥쪽 벽에 세 개의 층으로 된 선반 모양의 칸막이인 비갑개가 있어 혈관이 많이 분포하여 난방기와 가습기 역할을 한다. 차가운 공기에 혈관의 열을 전달하여 31~35℃의 따듯한 공기로 데우고, 건조한 공기는 수분을 뿜어내어 75~85%의 습도 높은 공기로 만들어 폐로 보낸다. 습도조절을 위해 여기에서는 하루에 1리터 이상의 수분이 공기 중으로 방출된다.

콧구멍의 털에서 걸러지지 않은 작은 먼지나 세균들은 계속 분비되는 코의 점액에 들어있는 항바이러스 물질과 면역글로불린, 라이소자임과 같은 물질에 의해 걸러진다. 인플루엔자바이러스가 비강의 점막에 침입하여 상처를 내면 점막에서는 바이러스와 독성을 씻어내기 위해 평소보다 더 많은 점액을 분비하는데, 이것이 콧물이다.

우리의 코는 구조에 따라 특유의 음색을 결정한다. 한마디로 코는 공명상자 역할을 하여 소리내기(발음)에 아주 중요한 구실을 하는 것이다. 비강의 안쪽 천장 부위에는 냄새를 맡는 후각신경이 많이 있다. 냄새를 맡는 후각상피의 점막층에 화학물질이 녹아들어 약 1만 가지의 냄새를 구별할 수 있다고 한다.

입을 벌려 입 속을 거울에 비춰보면 인두 쪽 천장에 목젖이 붙어 있는데, 그 뒤쪽이 뒷콧구멍이다. 뒷 콧구멍은 음식을 삼킬 때는 닫히고 숨을 쉴 때는 열리는데, 목젖도 이 여닫이 운동에 중요한 몫을 한다.

코는 소리의 공명, 온도 · 습도의 조절을 담당하고, 오뚝 솟아서 안구를 보호하며, 냄새를 맡아 먹을 것과 먹지 못하는 것을 구분하기도 하지만, 감기 따위의 병원균이 들어가는 통로가 되기도 한다. 손을 비누로 자주 씻고 유행성 감기에 걸린 사람이 있는 곳을 피하도록 한다.

## (13) 눈 반사구

· 눈(eye) 반사구는 양발 제2, 3발가락의 중절골과 기절골두의 내측, 외측, 바닥 쪽에 위치한다. 눈의 마사지는 제2, 3발가락의 발등을 제외한 내측, 외측, 바닥 쪽을 위쪽에서 아래쪽으로 밀어 누르듯이 자극한다([그림 4-16]).

· 눈 반사구를 자극하면, 명목총이를 도모하여 눈의 긴장을 풀어 주고 기능을 활성화시켜 졸음, 두통, 충혈된 눈이나 결막염, 각막염의 증상을 개선하고, 시력이상을 교정하며, 녹내장, 백내장 등에 적용하면 증상 개선에 효과적이다.

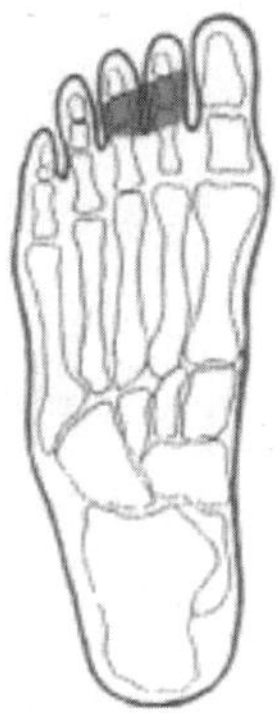

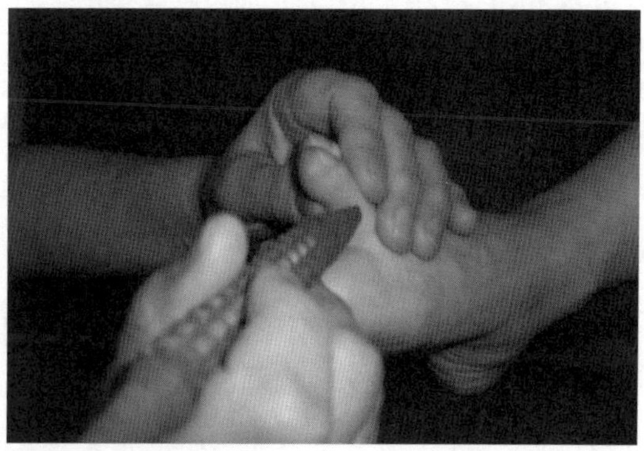

[그림 4-16] 눈 반사구와 자극방법

· 눈은 동그란 탁구공만한 크기로, 뇌의 일부분에서 시작되어 안포, 안구, 수정체(렌즈), 각막의 순서로 만들어진다. 뇌는 전체적으로 단단한 두개골에 둘러싸여 있으나, 눈만이 바깥으로 튀어나와 있어 유일하게 세상을 보는 뇌이다.

속눈썹이 붙어 있는 부분을 눈시울이라 하고, 눈물이 씻어 모은 먼지나 세균 덩어리인 눈곱이 끼는 내안각(눈구석)이 있으며, 눈구석의 반대쪽 끄트머리에는 눈초리(외안각)가 있다. 눈은 비록 밖으로 나와 있지만 그 둘레에 약간 튀어나와 있는 뼈의 보호를 받는다. 또 지방이 많이 든 눈두덩(윗눈꺼풀)이 눈 위를 덮고 있어서 외부에서 가해지는 충격을 많이 완화시킨다. 무언가 위험한 물체가 눈가를 스치면 자기도 모르게 눈을 감는 것을 '눈깜박이 반사(각막반사)'라 하며 중뇌가 담당하는 반사반응이다. 반면, 응급실에서 중환자의 눈꺼풀을 벌려 전등을 비춰보는 것을 대광반사라 하며, 눈동자(동공)가 불빛에 수축 반응을 보이면 일단 뇌를 크게 다치지 않았다는 판단을 하는 것이다.

우리는 2~10초에 한 번씩 눈을 깜박이는데, 이때마다 윗눈꺼풀(상안검) 안쪽에 있는 눈물샘에서 눈물이 조금씩 흘러나와 안구의 운동을 원활하게 하며, 먼지나 병균을 모으고 죽이는 일을 한다. 눈물에는 염분 외에도 세균의 감염을 방지하는 라이소자임이 들어 있어 눈을 보호한다. 눈물샘에서 나온 눈물이 내안각 쪽으로 모여 넘쳐 흐르면, 눈물의 일부는 누점을 통해 비루관을 타고 콧속으로 흘러 내려가게 되므로, 눈물과 콧물이 섞여 '코눈물'이 된다.

눈동자 둘레에 있는 눈조리개(홍채)라는 근육의 수축과 이완으로 눈동자가 작아지고 커짐에 따라 빛의 양이 조절되는데, 이 눈조리개의 색깔 때문에 눈 색깔이 다른 것이다. 홍채의 양쪽에 있는 흰자위는 공막의 일부가 밖으로 나와 보이는 것이다.

눈앞에 있는 물체에서 반사된 빛은 각막→눈동자→수정체→유리체(초자체)를 지나 망막에서 초점이 맞아 영상이 거꾸로 맺힌다. 그러면 그림자의 모양이나 위치에 따라 망막의 시신경을 자극하고, 시신경에서 생긴 일종의 전기신호(흥분)는 시신경을 타고 대뇌 후두엽의 시각중추에 전달되어 그곳에서 입력된 신호를 판독하게 된다. 이 과정에서 수정체는 양쪽에 붙어 있는 모양체의 수축·이완으로 얇아졌다, 두꺼워졌다 하는 신축현상이 일어나서 망막에 물체의 초점을 맞춘다. 나이가 들어 노인이 되면 이 수정체의 단백질이 응고되어 빛이 난반사를 일으키고 탄력성이 줄어들게 되는데, 이를 노인성 백내장이라고 한다. 눈망울을 굴리기도 하고 상하좌우로 움직일 수도 있는 세 쌍의 동안근이 있는데, 한쪽의 근육이 약해지거나 강해지면 균형을 잡지 못해 눈알이 한쪽으로 치우치게 되어 사시가 된다.

망막의 시세포에는 간상세포(막대세포)와 원추세포(원뿔세포)가 있는데, 간상세포는 명암과 행태를, 원추세포는 색을 구별하는 데 관여한다. 또 원추세포에는 적색, 녹색, 청색 등에 예민한 세 종류의 색소세포가 있다. '색약'은 3색계의 원추세포가 모두 있기는 하지만 그 가운데 하나 또는 두 종류의 세포가 기능적으로 부실할 때이고, '색맹'은 어느 한 색의 원추세포가 결손되었을 때를 말한다. 성염색체(X염색체)에 그 유전인자가 들어 있기 때문에 반성유전한다.

### (14) 귀 반사구

· 귀(ear) 반사구는 양발 제4, 5발가락의 중절골과 기절골두의 외측, 내측, 바닥면에 위치한다. 귀 반사구 자극방법은 눈 반사구 자극방법과 같다([그림 4-17]).

· 귀 반사구를 자극하면 명목총이를 도모하여 졸음, 이명, 멀미, 현훈을 개선시키며, 난청, 중이염 등에 적용하면 증상 개선의 효과가 있다.

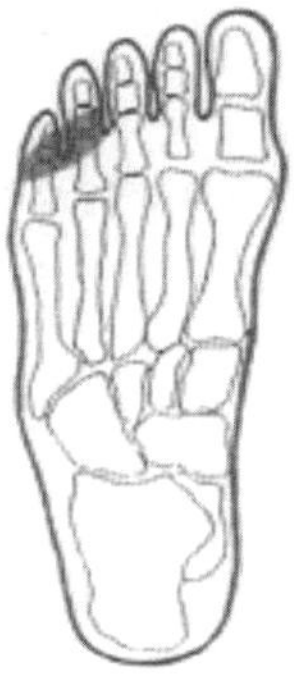

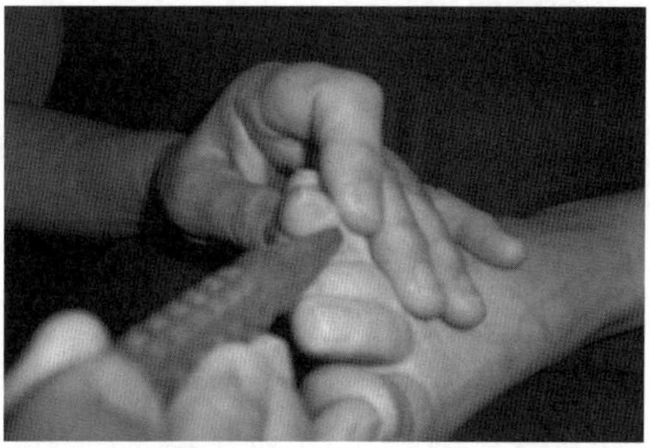

[그림 4-17] 귀 반사구와 자극방법

• 소리는 귓바퀴(이개)에 모여 귓구멍(외이도)을 통해 귓속으로 들어간다. 귓바퀴는 피하지방조직이 없고 탄성연골로 되어 있기 때문에 쉽게 열을 빼앗겨 동상에 걸리기 쉽다. 귀는 앞으로 향해 있지만, 귓바퀴 안쪽에 주름이 져서 소리가 미끄러져 날아가는 것을 막고 소리를 모으는 일을 한다.

귓구멍 안은 컴컴한 S자 모양의 터널이다. 둘레에는 피지샘(귀지선)이 있어 끈끈한 지방성분을 분비하며, 입구의 1/3은 연골로 되어 있다. 이곳이 겉귀길(외이도)로, 소리의 반사와 울림이 일어나며 외부의 압력이 고막에 맞닿는 것을 예방해 준다. 피지샘의 지방 성분은 먼지나 세균을 잡아 귀지로 만든다. 귀지는 고막 쪽으로 들어가지 않고 조금씩 밖으로 밀려난다.

고막은 타원형으로 연분홍색이며 막의 가운데가 안쪽으로 약간 함몰되어 있으며, 고막까지가 겉귀이다. 중이에는 고막에 연결된 세 개의 뼈, 즉 모루뼈(추골), 망치뼈(침골), 등자뼈(등골)의 청소골(이소골)이 있다. 이는 소리를 전하는 장치로 음을 50배나 증폭시킨다. 가운뎃귀 아래에는 유스타키오관(이관)이 인두 쪽 벽과 연결되어 있어 보통 때는 그 끝이 닫혀 있지만 음식을 먹거나 하품을 하면 열린다. 코를 세게 풀 때 귀가 멍멍해지는 것은 코의 기압이 이 관을 타고 가운뎃귀를 누르기 때문이고, 기차가 굴로 들어가거나 비행기가 이착륙할 때 귀에서 느껴지는 빽빽함도 같은 원리이다. 이때는 하품을 하거나 침을 삼키거나 껌을 씹어 관의 끝을 열어 주면 안팎의 기압이 평형으로 유지되어 괜찮아진다. 어린이가 감기 끝에 중이염에 걸리는 경우가 있는데 이는 심한 기침을 할 때 코의 세균이 이관을 타고 귀로 올라가기 때문이다.

### (15) 부갑상선 반사구

· 부갑상선(parathyroid gland) 반사구는 양 엄지발가락 근위지골과 제1중족골두 연결선상의 내측에 위치한다. 반사구 자극방법은 엄지발가락 끝에서부터 흉추 방향으로 누르듯이 밀어 자극한다([그림 4-18]).

· 부갑상선 반사구를 자극하면, 부갑상선 기능항진이나 기능저하로 인해 초래될 수 있는 증상을 개선하는 효과가 있고, 골다공증, 근육마비, 요통, 불면증, 수전증, 심장병, 각종 과민성 질환 등의 증상 개선에 효과적이다.

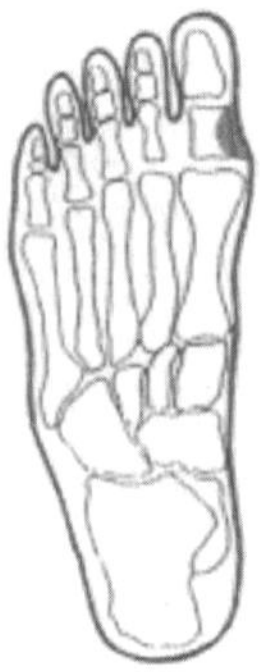
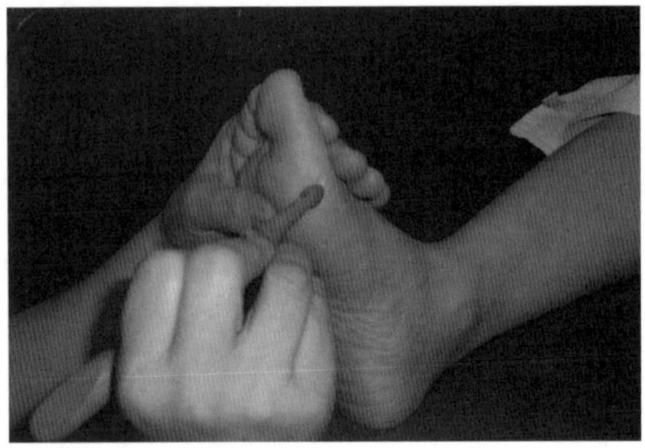

[그림 4-18] 부갑상선 반사구와 자극방법

· 부갑상선은 갑상선 속에 매몰되어 있는 4개의 조그마한 기관으로, 칼슘대사와 관계있는 호르몬인 파라트로몬을 분비한다. 파라트로몬은 칼슘을 뼈에서 혈관 쪽으로 방출시켜 혈액 속의 칼슘 농도를 높이고, 신장에서 콜레칼시페롤을 만들게 한다. 또 소장에서 칼슘의 흡수를 촉진시켜 혈액 속의 칼슘 농도를 높인다.

칼슘대사에 관여하는 호르몬은 갑상선과 부갑상선에서 각각 분비되어 칼슘의 농도가 균형을 이루고 있지만, 늙어가면서 칼시토닌의 기능 저하 때문에 뼈의 칼슘이 빠져나와 뼈가 약해지는 골다공증이 생기게 된다. 따라서 이를 예방하기 위해서는 평소에 칼슘이 든 식품을 충분히 먹어서 뼈에서 칼슘이 빠져나가지 않도록 노력을 기울여야 한다. 골다공증이 되면 뼈가 부러지기 쉬울 뿐만 아니라 골절이 되었을 때 치유되는 속도도 더디다. 적당한 운동으로 뼈를 운동시키는 것도 하나의 예방법이 될 수 있고, 작은 멸치 같은 것을 통째로 먹는 것도 좋다. 그러나 부갑상선의 기능항진으로 혈액 속에 칼슘 농도가 너무 높으면 신장에서 오줌의 칼슘과 인산이 결합·침전되어 요결석의 원인이 되기도 한다.

### (16) 갑상선 반사구

· 갑상선(thyroid gland) 반사구는 양 발바닥 제1중족골 1/2지점 내측에서 제1, 2중족골 사이로 해서 제1중족골두 외측으로 연결되는 곳이다. 엄지발가락 밑 제1중족골의 골두 밑에 있는 덩어리를 띠처럼 둘러싸고 있다. 반사구 자극방법은 엄지발가락 밑 제2중족골 골두에서 엄지발가락과 둘째 발가락 사이 방향으로 눌러 밀듯이 자극한다([그림 4-19]).

· 갑상선 반사구를 자극하면, 갑상선 기능을 정상화시키는 데 효과가 있다. 따라서 갑상선 기능항진에 의한 불면증, 조급증, 수전증의 증상을 개선하며, 갑상선 기능저하에 의한 비만, 심장병 등의 증상도 개선하는 효과가 있다. 또한 갑상선증, 갑상선 비대와 같은 갑상선 질환의 증상 개선에 효과적이다.

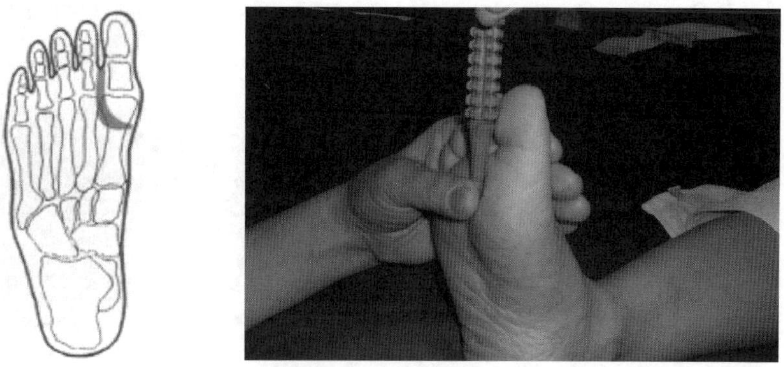

[그림 4-19] 갑상선 반사구와 자극방법

· 갑상선은 목젖의 바로 아래 옆으로 기관 밖에 붙어 있는 조직이다. 뇌하수체 전엽의 자극호르몬의 자극을 받아 티록신이라는 호르몬을 만들어 분비하는데, 이 호르몬의 합성에는 요오드가 필요하다.

티록신은 물질대사(특히 이화작용 · 분해)에 관여하는데, 많이 분비되어 각 세포의 대사 기능을 항진시키면 모든 물질의 분해가 빨라져 기초대사량이 증가한다. 따라서 티록신이 과다하게 분비되면 아무리 많이 먹어도 계속 분해되기 때문에, 체중이 감소하고 맥박이 빨라지며 땀도 많이 나고 더위도 참지 못하게 된다.

반대로 갑상선호르몬이 너무 적게 분비되면 갑상선 기능저하증이 되어, 모든 대사가 떨어지고 심장의 박동도 느려진다. 추위도 견뎌내지 못하고 말도 어눌해지며, 근육의 반사까지도 더뎌지고, 머리털이 빠지고 육체와 정신이 게을러지면서 갑상선이 위축된다.

칼시토닌은 갑상선의 C세포에서 분비되는 호르몬으로 부갑상선 호르몬인 파라트로몬과 반대작용을 한다. 칼시토닌은 파골세포의 활동을 저하시켜 뼈에서 칼슘이 빠져나오지 못하도록 하며, 동시에 혈액에 있는 칼슘이 뼈로 흡수되도록 하여 혈액 속의 칼슘 농도를 줄이도록 한다.

### (17) 승모근 반사구

· 승모근(trapezius muscle) 반사구는 양발 제2~5발가락의 기절골 하단에서 중족골이 접하는 부분까지 띠 모양으로 생긴 도톰한 부분으로, 눈과 귀 반사구의 아랫부분이다. 승모근 반사구 자극은 발의 외측에서 내측 방향으로 눌러 밀듯이 마사지 한다([그림 4-20]).

· 승모근 반사구를 자극하면, 승모근을 이완시켜 혈액순환을 순조롭게 하여 견비통, 손 저림을 개선하고, 경부통증 및 경추질환 등에 적용하면 증상 개선에 효과적이다.

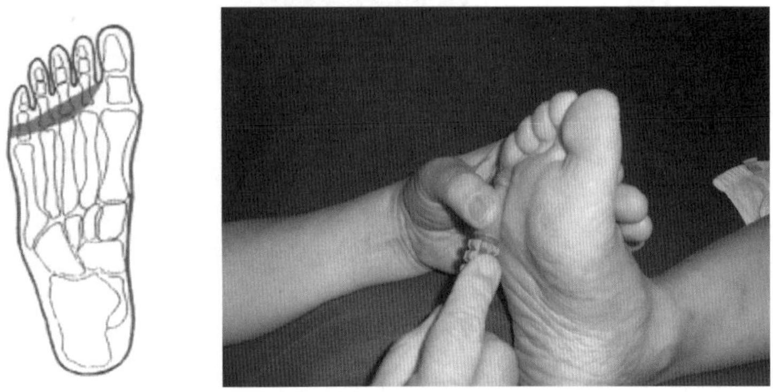

[그림 4-20] 승모근 반사구와 자극방법

· 승모근은 목의 뒷면에 위치한 넓고 납작한 삼각형의 골격근으로 양쪽 어깨 상부 뒤쪽에 위치한다. 등 뒤에서 어깨와 상완을 움직이는 근육 중 하나이며, 수축 시 승모근은 어깨를 으쓱하고 올려주며 뒤로 당긴다. 또한 하늘을 쳐다보며 머리를 신전하게 해주는 근육이다. 정신적 긴장 시 통증이 잘생기며, 두꺼운 의복이나 가방끈 등에 의해 상해를 잘 입는 자세 근육이다. 또한 추위에 민감한 근육으로 과하게 피로하면, 체온조절을 잘 못하여 감기에 잘 걸리는 열 조절 근육이기도 하다.

### (18) 폐 · 기관지 반사구

· 폐(lung)와 기관지(bronchus) 반사구는 양 발바닥의 승모근 반사구 아랫부분에서 제2~5 종족골두까지 근육의 도톰한 부위에 위치한다. 폐 반사구는 내측에서 외측 방향으로, 기관지는 폐 반사구에서 제3발가락 둘째 관절 방향으로 밀듯이 자극한다([그림 4-21]).

· 폐와 기관지 반사구를 자극하면, 기침을 완화하고, 객담배출을 도와주며, 폐렴, 기관지염, 폐기종, 폐결핵과 같은 폐질환의 증상 개선에 효과적이다. 또한 아토피와 같은 피부질환에도 효과가 있는 것으로 알려져 있다.

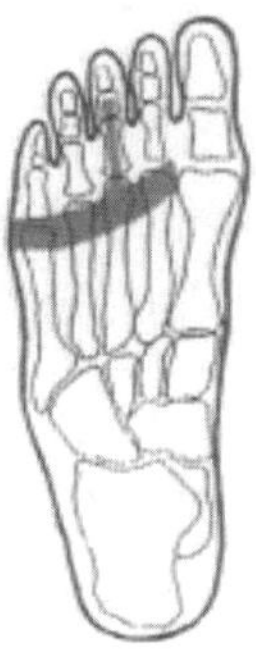

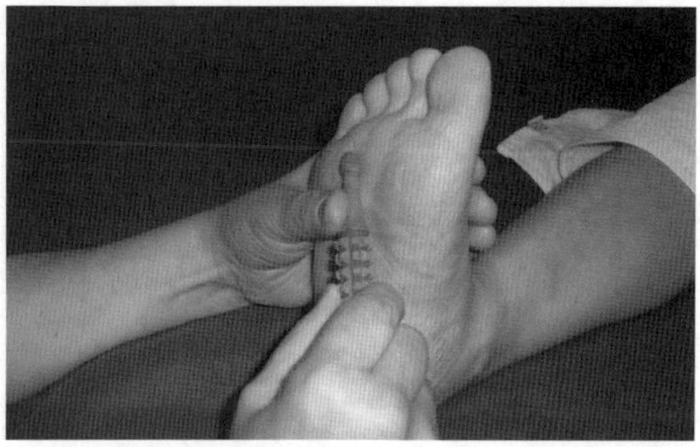

[그림 4-21] 폐 · 기관지 반사구 자극방법

· 기관(trachea)은 고리 모양의 탄성연골로 끝에서 두 가지로 나뉘어 기관지가 된다. 기관지는 다시 세기관지→종말세기관지→호흡세기관지→허파꽈리관→폐포의 순서로, 모두 20~27회에 걸쳐 가지치기를 한다. 기관에서 종말세기관지까지는 가스 교환이 일어나지 않고, 그 다음의 호흡세기관지부터 허파꽈리관 사이에서 산소와 이산화탄소의 교환이 일어난다.

숨관인 기관의 입구에서 종말세기관지까지 관의 벽은 모두가 점액세포와 섬모세포로 구성되어 있는데, 먼지와 세균은 점액선에서 분비되는 끈끈한 점액에 잡히며, 세균은 라이소자임 효소의 공격을 받아 세포막이 부서져 죽고, 면역글로불린은 바이러스도 죽일 수 있다. 항암물질인 인터페론까지 등장하여 몸에 해를 끼치는 이물질을 무력화시키고 죽인다. 이렇게 죽거나 무력화된 병균과 먼지를 섬모 운동을 통해 후두 쪽으로 차례차례 밀어 보내는데, 그것이 모인 것이 객담이다. 들숨은 천천히 일어나고, 날숨은 공기의 속도가 들숨보다 빨라서 들락거리는 가래도 결국은 밖으로 밀려나게 되어 있다.

허파에는 허파꽈리가 오디처럼 다닥다닥 붙어 있는데, 허파꽈리 둘레에는 눈에 보이지 않는 모세혈관이 거미줄처럼 얽혀서 허파꽈리와 실핏줄 사이에서 가스 교환을 한다. 한 사람이 가지고 있는 허파꽈리는 약 7억 5,000만 개로, 전부 펼쳐보면 $70m^2$나 되고, 체표면(2~$3m^2$)의 약 30배에 이른다.

폐는 오른쪽이 3엽, 왼쪽이 2엽이며 스스로 움직이는 근육이 없는 것은 물론이고 통증을 느끼는 지각신경도 없다. 호흡은 흉강과 복강을 가로지르는 횡격막과 늑간근의 신축에 의해 일어나는 수동적인 운동이다. 즉 늑골이 올라가고 횡격막이 내려가면 흉강의 기압이 낮아져서 기압이 높은 바깥 공기가 허파로 저절로 들어오고, 반대로 갈비뼈가 내려가고 가로막이 올라오면 기압이 높아져서 공기가 밀려나가는 것이다. 이때 남자는 주로 가로막이 많이 작용하는 복식 호흡을 하고, 여자는 갈비뼈 근육이 주로 작용하는 흉식 호흡을 한다.

허파가 공기를 가장 많이 담았을 때의 용적은 5~6리터 정도 된다. 이것을 폐활량이라고 하는데 체표면적이 넓을수록(몸이 클수록) 폐활량이 크다. 그런데 보통 우리가 호흡할 때 콧구멍을 드나드는 공기량은 0.5리터 정도로, 폐활량의 10분의 1에 지나지 않는다. 따라서 일상생활을 할 때는 가끔 심호흡을 하여 쓰이지 않고 허파 아래쪽에 고여 있는 공기를 가끔 뽑아내 주어야 한다. 사실 아무리 가로막을 수축시키고 가슴을 눌러 허파의 공기를 뽑아내어도 허파 속에는 1.5리터 정도의 공기가 남아 있게 되는데 이것을 잔기량이라고 한다.

호흡중추는 연수가 담당하는데, 여기에서 척추를 타고 내려와 가로막과 늑간근에 분포하는 자율신경이 우리가 잠을 자는 동안에도 계속 호흡조절을 하고 있다. 숨골인 연수는 호흡 운동과 심장박동을 조절하는 곳이기 때문에 '생명중추'라고도 한다. 숨골을 다치면 호흡이 중단되고 심장박동이 중지된다.

우리 몸에 필요한 산소도 너무 많으면 몸에 해로워 과산소증으로 가슴에 통증이 오고, 허파의 실핏줄에 변화가 생기며, 허파꽈리가 납작해진다고 한다. 대기 중에는 21%의 산소가 있는데 이 농도에 사람의 몸이 적응했기 때문이라는 해석도 있지만, 어쨌든 산소도 과하면 몸에 해롭다고 한다.

### (19) 심장 반사구

· 심장(cardiac) 반사구는 왼쪽 발바닥 제4, 5중족골 사이 발가락 쪽 중족골 1/4지점에 위치한다. 반사구 자극방법은 뒤꿈치 쪽 아래에서 발가락 쪽 위 방향으로 눌러 자극한다([그림 4-22]).

· 심장 반사구를 자극하면, 빈맥이나 서맥, 심계항진과 같은 부정맥을 비롯하여 협심증, 심근경색 등 심장질환의 증상을 개선하는 효과가 있고, 혈압이상, 고지혈증, 설염을 완화시키는 효과가 있으며, 기억력저하, 불면증, 다몽의 개선에 효과적이다.

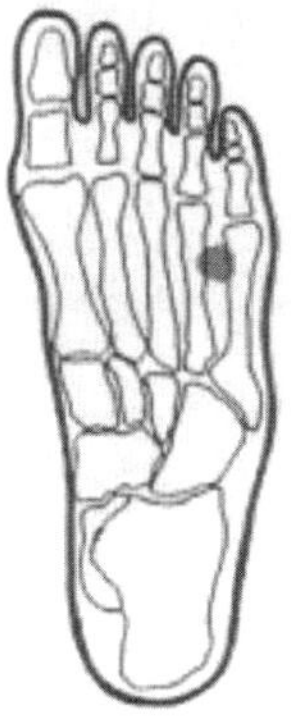

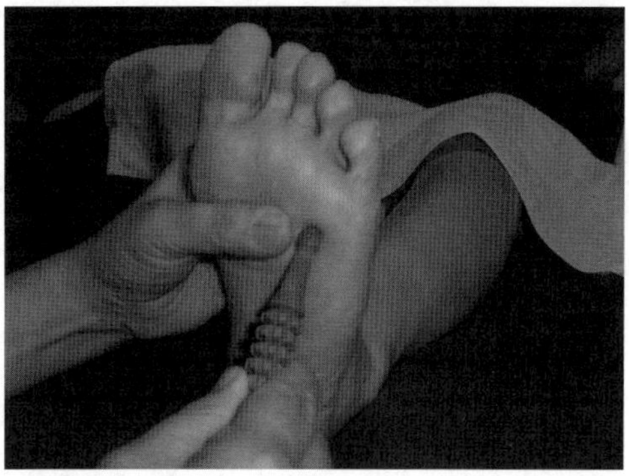

[그림 4-22] 심장 반사구와 자극방법

・심장은 보통 자기 주먹만한 크기에 무게는 약 350g 정도이다. 자기가 입고 있는 와이셔츠의 위에서 세 번째 단추(가슴 정중앙선)의 약간 왼쪽이 심장의 중심인데, 왼쪽 젖꼭지 아래에서 박동을 느낄 수 있다. 심장은 허파와 마찬가지로 가슴뼈(흉골)와 갈비뼈(늑골)에 둘러싸여 있고, 아래에는 가로막이 걸쳐 싸고 있다. 다시 말하면 생명과 직결되는 심장과 허파는 단단한 뼈(흉곽)의 보호를 받는다. 비록 주먹만 하지만 심장은 '마음'의 근원이요, 박동은 그 힘이 대단하여 우리 몸에 분포한 지구둘레의 3배에 해당하는 혈관에 혈액을 뿜어 보낼 수 있다. 2분에 온몸을 한 바퀴 도는 빠른 속도로 혈액이 흐른다.

심장은 좌심방, 좌심실, 우심방, 우심실로 이루어져 있고, 심방의 혈액은 심실로 흘러가며, 방과 실이 교대로 수축, 이완한다. 하루에 심장을 지나는 혈액은 9,000리터가 넘으며, 건강한 성인이 1분에 72회 박동을 하므로 70세가 되면 약 25억 회의 박동을 한다. 어떻게 잠 잘 때도 쉬지 않고 25억 회나 뛸 수 있을까? 이것의 해답은 심장을 구성하는 근육(심장근)의 특수성에서 하나를 찾을 수 있고, 다른 하나는 심장이 수축과 이완을 반복할 때 그 중간에 잠깐의 휴식이 있다는 점이다. 심장근은 활동이 매우 강렬하면서도 잘 지치지 않는다. 가로무늬근과 민무늬근의 특징을 모두 갖춘 근육이기 때문이다.

심장박동은 자율신경의 지배를 받고 있어서 제 몸에 붙어 있어도 제 마음대로 조정할 수가 없다. 그래서 우리 마음대로 심장을 정지시킬 수도 없고 빠르게 뛰게 할 수도 없는 것이다. 달리기를 한다거나 무거운 짐을 들 때, 도둑을 쫓거나 뱀에 쫓길 때, 숨골은 에너지를 낼 수 있도록 명령을 내려서 심장을 빨리 뛰게 하고 온몸에 혈액을 공급하게 한다.

자율신경에는 교감신경과 부교감신경이 있는데, 이 두 신경이 모두 심장의 상대정맥과 우심방의 경계에 있는 동결절에 그 뿌리를 내리고 있어서 사람이 흥분, 초조, 고민 등의 비정상적인 상황에 처하면 그에 대한 반응으로 교감신경이 흥분하여 아드레날린을 분비한다.

그러면 심장박동이 촉진되고 수축력도 증가하여 온몸에 피를 빨리 많이 보내게 되므로 혈압이 올라가게 된다. 한편 기분이 상쾌한 상태에서는 부교감신경이 자극을 받아 신경 끝에서 아세틸콜린이 분비되어 심장의 흥분이 가라앉고 충격의 전도도 떨어져 심장박동이 느려지고 혈압도 떨어진다. 이는 두 신경이 서로 적절히 조절하여 조금 빨라지면 느리게 하고, 느리면 빨라지게 하는 길항작용에 의해 가능한 것이다. 심장의 박동에는 동결절에서 시작된 전기자극이 중요한 역할을 한다. 이 자극은 심방과 심실에 걸쳐 있는 방실결절을 타고 흘러 푸르키네(purkyne) 섬유를 지나 좌심실과 우심실에 동심원을 그리면서 충격을 전달한다. 이 전기의 흐름을 측정하는 검사가 심전도 검사이다.

심장에 분포하고 있는 제일 큰 동맥을 관상동맥이라고 하는데, 이 관상동맥이 두꺼워지고 굳어지거나 또는 포화지방산인 콜레스테롤이 관상동맥 안에 쌓여 심장에 피가 흐르지 못하면 협심증이 생기게 된다. 좌심실은 혈액을 온몸에 보내야 하기 때문에 근육의 양과 두께가 다른 부위의 2~3배나 된다. 심첨판, 이첨판, 반월판은 모두 심방과 심실 사이, 심실과 동맥 사이에 있어서 혈액이 역류하는 것을 방지하기 위한 장치이다. 이 부분들이 열리지 않는 협착증이나, 열리기는 해도 닫히지 않는 폐쇄부전증 같은 증세를 통틀어 심장판막증이라고 한다.

### (20) 비장 반사구

· 비장(spleen) 반사구는 왼쪽 발바닥 제4, 5중족골 사이 기절부에, 심장 반사구 아랫부분에 위치한다. 심장 반사구 방향으로 눌러 자극한다([그림 4-23]).

· 비장 반사구를 자극하면, 빈혈, 혈소판 감소증을 비롯하여, 식욕부진, 소화기 질병의 증상을 개선하는 데 효과적이며, 각종 염증, 면역력 저하, 각종 알레르기 증상, 각종 암 등을 다스리는 데 효과적이다.

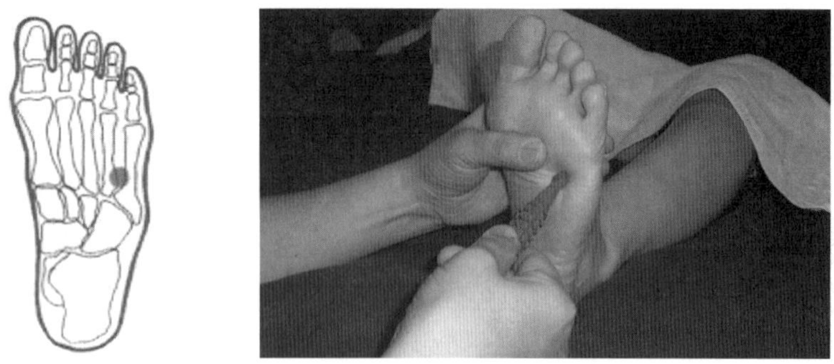

[그림 4-23] 비장 반사구와 자극방법

• 비장은 위의 뒤쪽에 있으며 150g 정도의 무게로, 암적색을 띠고 동그스름하다. 태아일 때에는 적혈구와 림프구, 백혈구를 만드는 일을 하지만, 성장하면 간과 함께 적혈구는 파괴하고 림프구는 계속 만든다. 조직이 듬성듬성한 해면 형태로 되어 있어 혈액을 저장하는 일종의 림프 조직의 특성을 가지며, 갑자기 달리기를 하거나 위험한 순간 또는 재빠르게 몸을 피해야 할 때 이 비장은 저장해 둔 혈액을 온몸에 공급한다. 우리 몸의 다른 기관도 그렇지만, 그 작용에 관한 연구가 가장 덜 된 기관의 하나가 바로 비장이다. 비장은 혈액을 만드는 기능도 갖지만 혈액을 저장하고 혈액이 지나는 기관이다.

### (21) 간 반사구

• 간(hepatic) 반사구는 오른쪽 발바닥 제4, 5중족골 사이 발가락 쪽 1/4지점에 위치한다. 오른쪽 발바닥 위에서 아래쪽으로 지그시 누른다([그림 4-24]).

• 간 반사구를 자극하면, 영양결핍, 만성피로, 불면증, 식욕부진, 성기능장애, 눈병의 증상 개선 효과가 있다. 또한 간염, 간비대증, 간경변, 황달과 같은 간질환을 비롯하여 알코올성 지방간, 고혈압의 증상 개선에도 효과적이다.

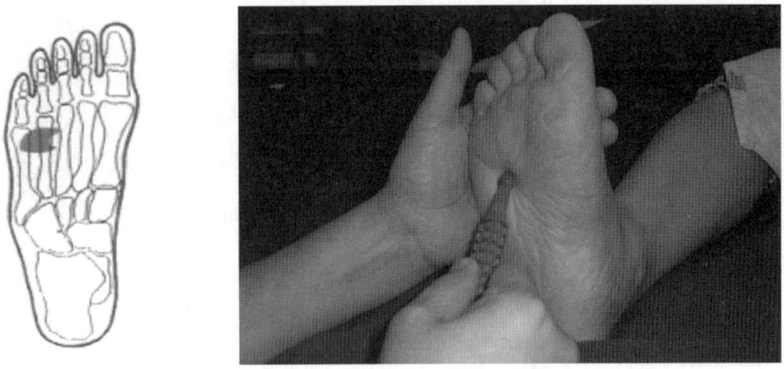

[그림 4-24] 간 반사구와 자극방법

• 간은 오장육부 가운데 가장 크고 하는 일도 가장 많은 기관이다. 간은 이름 그대로 살아 생동하는 기관으로 물질대사에 관여한다.

간은 횡경막 아래, 우측늑골 아래에 자리 잡고 있으며 뒤로는 신장, 옆 밑으로는 위와 십이지장이 접해 있다. 무게는 약 1.5kg 정도이며, 좌우 2엽으로 나뉘고 그 사이에 쓸개가 달려 있다.

간이 하는 일은 보통 500가지가 넘는다. 간은 물질대사가 주된 임무로, 위나 소장에서 소화된 포도당이나 아미노산, 지방산, 수용성비타민, 무기염류 등은 일단 모두 간문맥을 거쳐 간을 지나게 된다. 물론 몸에 해로운 독성물질도 간을 거치도록 되어 있다.

혈액은 항상 0.1%의 혈당이 유지되고 신체는 항상성을 유지한다. 문맥을 통해 들어온 포도당의 과반수 이상이 췌장에서 분비된 인슐린 작용에 의해 글리코겐으로 변하여 간에 저장되고, 나머지는 혈액으로 보내져서 우리 몸의 각 조직에 전달된다. 영양분을 흡수할 수 없을 때는 저장된 글리코겐이 포도당으로 분해되어 혈당으로 보내지고, 글리코겐조차 없는 상황에서는 아미노산이나 지방산 또는 젖산이 포도당으로 바뀌기도 한다.

소장에서 흡수된 아미노산은 간에 와서 단백질로 합성되고, 알부민이 만들어진다. 알부민은 혈장의 삼투압을 조절하여 부종을 예방한다. 간에 병이 생기면 배에 복수가 차는데, 이것도 부종과 동일한 현상으로 혈관의 혈장단백 농도가 낮아져서 조직의 물을 빨아들이지 못하기 때문에 일어나는 현상이다.

간에서는 단백대사로 생기는 독성물질인 암모니아를 오르니틴 회로라는 복잡한 과정을 통해 무독한 요소로 만든 다음 물에 녹여 오줌으로 내보낸다. 가스 상태인 암모니아는 특히 뇌신경에 독성을 발휘하는데, 오르니틴 회로에서는 암모니아만 제거하는 것이 아니라 혈액 속에 들어 있는 이산화탄소도 요소 합성의 재료로 이용하여 독성을 감소시킨다.

간에서는 흡수된 지방산과 글리세린을 지방으로 재합성하기도 하고, 성호르몬의 기본 물질이 되는 콜레스테롤을 합성하기도 한다. 또 당을 지방으로 전환시키는 작용도 간에서 일어난다. 우리 몸에서는 당이 지방으로, 지방이 당으로 서로 바뀔 수 있으며, 단백질이 당과 지방으로 바뀔 수도 있다. 그러나 당이나 지방이 단백질로 합성되지는 못한다. 따라서 단백질이 부족하면 세포대사에 치명적인 영향을 미치기 때문에 끊임없이 충분한 양을 섭취하여 보충하지 않으면 안 된다.

우리 몸의 많은 내분비기관에서는 여러 종류의 호르몬이 만들어져 분비되고 있는데, 제 할 일을 다 하고 나면 간에서 분해하여 배설한다. 성호르몬도 예외는 아니다. 여자의 몸에서도 약간의 남성호르몬이, 남자의 몸에서도 여성호르몬이 생성되는데, 자기의 성(性)과 관계없는 것은 간에서 계속 파괴하여 호르몬의 농도를 조절한다.

알코올과 니코틴, 모든 약은 간에서 분해되고 수용성으로 바뀌어 배설된다. 술은 간세포에서 알코올 가수분해효소에 의해 분해되어 배설된다. 술이나 약을 장기간 과음 · 과용하면 간은 더 이상 견디지 못하고 병이 드는데, 간염이나 간경화, 종국에는 간암으로까지 진행되고 만다.

### (22) 담낭 반사구

· 담낭(gall bladder) 반사구는 오른쪽 발바닥 제4중족골 중앙부에 위치하며 간 반사구에 싸여 있다. 반사구 자극방법은 간 반사구 쪽에서 뒤꿈치 쪽으로 지그시 눌러 자극한다.

· 담낭 반사구 자극은 만성피로, 불면증, 황달을 개선시키며, 담낭염, 담결석, 담낭비후 등 담낭질환과 간질환의 증상 개선에 효과적이다. 또한 소화불량 시에도 적용한다([그림 4-25]).

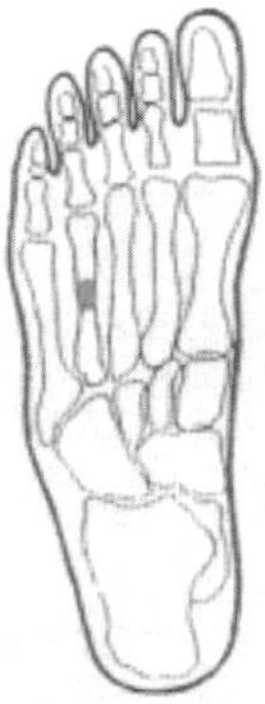

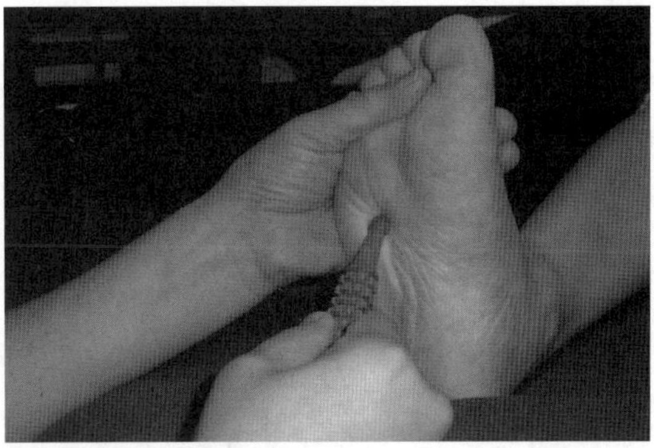

[그림 4-25] 담당 반사구와 자극방법

· 담낭은 간의 우엽 아래쪽에 붙어 있으며, 주머니 모양을 하고 있어 보통 쓸개주머니라고 한다. 쓸개는 간에서 만들어진 담즙을 일정 기간 저장하는데, 저장되어 있는 동안 수분이 흡수되어 진한 녹색을 띤다. 담즙은 하루에 0.5~1리터가 십이지장으로 분비된다. 특히 지방 성분이 많은 음식일 경우 쓸개주머니를 빨리 수축시켜 담즙이 더 많이 분비될 수 있도록 한다. 담즙은 지방을 유화시켜 소화가 잘 되도록 도와주고, 지용성비타민 A · D · E · F · K의 흡수를 촉진시키는 작용도 한다.

담즙에는 빌리루빈이라는 물질이 들어 있는데 적혈구의 헤모글로빈이 파괴된 물질이다. 빌리루빈은 농도가 진할 때는 녹색이다가 묽어지면 누르스름한 색을 띤다. 간에서 만들어진 빌리루빈은 십이지장으로 나가고 마지막에는 음식물과 섞여 대변으로 배설되는데, 대변의 황금색은 곧 빌리루빈의 색깔 때문이다. 간이나 비장에서 생성된 빌리루빈은 혈관을 타고 신장에서 여과되어 소변으로도 배출되는데, 오줌이 노란색을 띠는 것도 바로 빌리루빈 때문이다. 간이나 담낭에 이상이 생겨 담즙이 분비되지 않거나 적혈구가 너무 많이 파괴되면 빌리루빈이 몸에 쌓여 황달이 생기게 된다.

담석증이나 담낭염이 심하면 담낭을 제거할 수밖에 없는데, 담낭이 없으면 담즙을 담아

놓을 수가 없어 음식이 내려오지 않아도 시도 때도 없이 담즙이 흘러나오게 되고 대장을 손상시켜 폴립(polyp)을 만든다.

### (23) 복강신경총 반사구

· 복강신경총(celiac plexus) 반사구는 양 발바닥 제2, 3, 4중족골 중앙 부위 부신, 신장 반사구 둘레에 타원형으로 위치한다. 반사구 자극방법은 양손을 이용하여 발바닥 중앙에서 발가락 방향으로 밀어 자극한다([그림 4-26]).

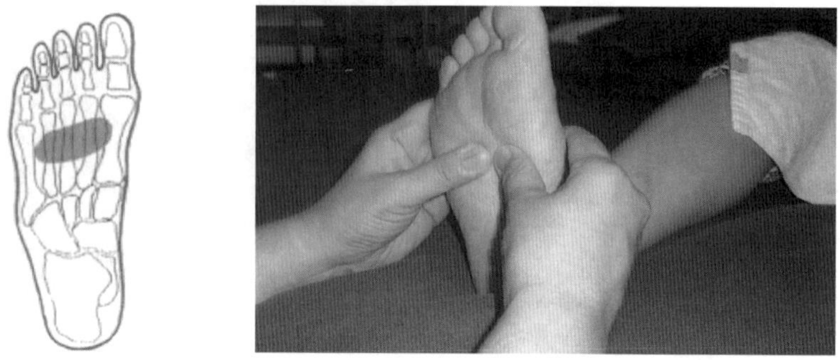

[그림 4-26] 복강신경총 반사구와 자극방법

· 복강신경총 반사구를 자극하면, 신경성 소화기 질환을 개선하는 데 효과적이며, 스트레스, 근심, 우울증, 불면증, 갱년기 증상의 개선에 효과가 있다.

· 복강신경총은 흉수(등골)에서 시작하는 자율신경인 교감신경이 위, 비장, 췌장, 간, 소장, 신장에 연결되는 신경절 묶음이다. 이와 같이 복강신경총은 소화기관에 분포하며, 스트레스에 매우 민감하게 반응하여 소화액의 분비에 영향을 미친다.

### (24) 위 반사구

· 위(stomach) 반사구는 양 발바닥 제1중족골의 중앙에 위치한다. 위 반사구 자극방법은 위쪽 갑상선 반사구에서 아래 췌장 반사구 방향으로 밀어 자극한다. 위 반사구, 췌장 반사구, 십이지장 반사구는 연결하여 밀어 자극한다([그림 4-27]).

· 위 반사구를 자극하면, 위염, 구토, 위경련, 복부팽만, 소화불량의 증상을 개선하고 그 외 위궤양, 위하수, 위산과다 등 위장질환의 증상 개선에 효과적이다.

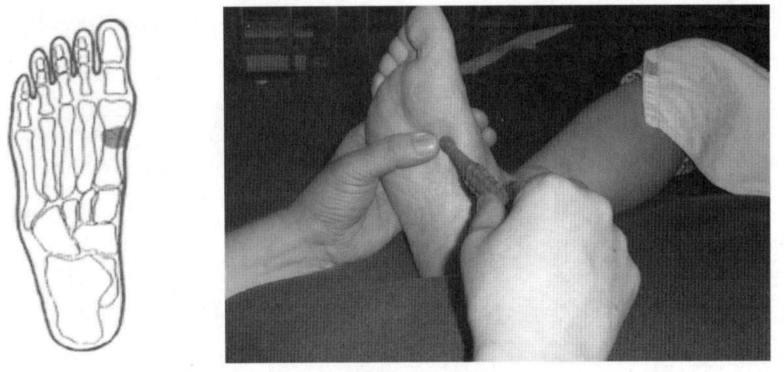

[그림 4-27] 위 반사구와 자극방법

· 위는 명치뼈 아래에 위치하고 있어, 소화불량이나 위궤양일 때 그 부분이 거북하고 쓰리다. 위의 아래쪽에는 유문괄약근이 있어 때가 되면 여닫이 운동을 하여 음식을 조금씩 아래로 내려 보내는데 이를 유문반사라고 한다. 유문반사는 위의 음식물을 십이지장으로 한꺼번에 쏟아 붓는 것이 아니고 조금씩 내려가게 하는 반응이다. 위는 강산성이고 십이지장은 알칼리성이므로, 위에서 내려간 음식이 알칼리성인 췌장액과 담즙에 섞여 일단 알칼리성이 되면 다시 유문이 살짝 열리면서 음식을 내려 보낸다.

위액은 위에서 분비되는 가스트린이라는 호르몬의 자극을 받아 분비된다. 위벽에 분포한 3만 5,000개 정도의 위샘에서는 하루에 2~3리터의 위액을 분비하는데, 보통 때에는 위액이 분비되지 않다가 음식이 들어오면 순간적으로 많은 양이 분비된다.

위샘은 크게 점액분비세포, 주세포, 부세포(벽세포)로 구성되어 있다. 점액분비세포에서는 뮤신이라는 점액 단백질을 분비하여 위벽을 덮어 주어 세균이나 자극성 물질, 위의 단백질 분해효소인 펩신으로부터 위벽을 보호한다. 펩신이 단백질로 되어 있는 위벽을 가수분해(소화)시키지 못하는 것은 항펩신물질인 이 뮤신을 분해하지 못하기 때문이다. 그러나 위염이나 위궤양일 때는 위벽(점액층)에 상처가 나 펩신이나 위산(염산)의 공격을 받게 되므로 위가 아프고 쓰린 것이다. 그러나 건강한 위에는 매운 고춧가루나 독한 위스키, 고량주를 섭취하여도 이 뮤신 점액층이 위벽을 보호하고 있기 때문에 끄떡없다.

주세포에서는 펩시노겐이 분비된다. 펩시노겐은 부세포에서 분비되는 염산을 촉매로 하여 펩신으로 활성화되어 폴리펩티드를 분해하는데, 수많은 아미노산이 결합된 폴리펩티드 가운데 페닐알라닌과 티로신, 아미노산의 양쪽과, 루신과 글루탐산 사이의 펩티드 결합을 자른다.

부세포에서 분비하는 염산은 pH2의 강산성이다. 위벽에는 방어 장치가 되어 있어서 별

문제가 없지만 자칫하면 식도 등 다른 기관들을 몹시 상하게 할 수 있다. 음식에 묻어 입을 통과해 들어온 수많은 세균은 이 염산의 살균작용으로 거의 전멸하고 만다. 이 염산의 분비가 과다할 때 신트림이 나고 소화가 안 되는 위산과다 증상이 생긴다. 위는 신경성 기관이다. 그래서 병도 많고 탈도 많다. 그중에 위경련은 담석증이나 위궤양, 위염 등의 병이 있을 때 흔히 나타나는 증상으로, 근육이 수축되어 그 기능이 일시 중지된 상태이다.

실제로 대부분의 위장병은 신경성이라고 한다. 여기서 신경이란 자율신경, 즉 제10뇌신경에서 나온 부교감신경과 등골에서 나온 교감신경을 말하는데, 부교감신경이 자극을 받으면 상쾌하고 마음이 안정된 상태가 되어 식욕도 나고 소화도 잘 된다. 그러나 교감신경이 자극을 받게 되면 위는 음식을 받아들이지 않는다.

위는 음식을 지나치게 많이 먹으면 위의 연동 운동과 효소, 염산의 제조를 위해 산소나 양분을 많이 필요로 하기 때문에 혈액이 위로 많이 모이게 되고, 그 대신 뇌나 다른 기관에 혈액의 공급이 줄어들어서 식곤증이 온다. 그래서 식후에 목욕을 하거나 과한 운동을 하면 혈액이 사방으로 퍼져버려서 소화불량에 걸리게 된다.

### (25) 췌장 반사구

・췌장(pancreas) 반사구는 양 발바닥 제1중족골 중앙에서 약간 아래, 위 반사구 아래에 위치한다. 반사구 자극방법은 위 반사구에서 십이지장 반사구 방향으로 밀어 마사지한다([그림 4-28]).

・췌장 반사구를 자극하면 당뇨병, 면역력 저하, 소화기 질환의 증상을 개선하고, 급만성 췌장염, 대사장애 등의 증상 개선에 효과적이다.

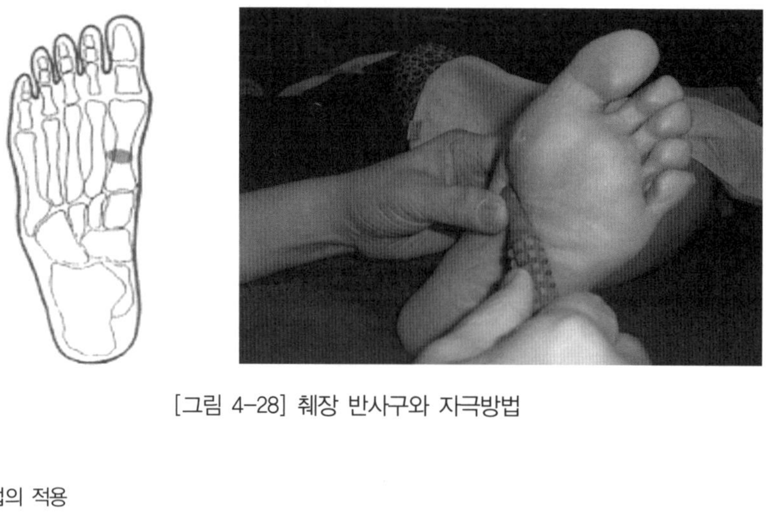

[그림 4-28] 췌장 반사구와 자극방법

• 췌장은 소화액과 호르몬을 함께 분비하며, 위(胃)의 뒤쪽 아래에 길게 뻗어 있다. 옅은 황색으로 가로로 길게 위치한다. 하루에 약 1리터, pH8.5 정도의 약알칼리성 췌장액을 십이지장으로 분비한다.

위에서 내려온 음식 속의 염산에 자극을 받는 십이지장에서는 세크레틴과 콜레시스토키닌 호르몬을 분비하고, 그 물질들은 혈액을 타고 간이나 췌장에 가서 담즙과 췌장액의 분비를 촉진시킨다. 이렇게 십이지장으로 분비되는 췌액에는 탄수화물, 지방, 단백질의 3대 영양소를 소화시키는 강력한 소화효소가 모두 들어 있다.

녹말은 우선 입에서 프티알린(아밀라아제)에 의해 이당류로 바뀐다. 그리고 위에는 당 분해효소가 없으므로 췌장액의 아밀라아제가 입에서 분해되지 않고 내려온 녹말을 이당류로 바꾼다. 마지막으로 소장에서 락타아제는 이당류인 젖당을 단당류인 포도당과 갈락토오스로, 말타아제는 엿당을 포도당으로, 수크라이제는 설탕을 포도당과 과당으로 분해한다.

지방은 입이나 위에서는 잘게 자르고 부수는 기계적 소화를 거쳐 주로 췌장의 리파아제에 의해 지방산과 글리세롤로 분해되어 흡수된다. 물론 담즙은 지방을 분해하는 효소가 없지만 지방을 젖처럼 묽게 유화시키는 일을 도와준다.

단백질의 소화는 3대 영양소 중 가장 복잡하여 더 많은 효소의 작용을 필요로 한다. 입에서는 그다지 하는 일이 없고, 위에서 펩신, 췌장에서 트립신과 키모트립신, 소장에서 아미노펩티다아제와 디펩티다아제가 분비되어 최종적으로 물에 녹을 수 있는 간단한 물질인 아미노산으로 분해된다.

췌장의 랑게르한스섬에 있는 β세포에서는 인슐린이, α세포에서는 글루카곤이라는 호르몬이 분비된다. 인슐린이 혈당을 감소시키는 주된 호르몬이라면, 글루카곤은 반대로 혈당을 증가시키는 작용을 한다.

밥을 먹어 혈당의 농도가 높아지면 간에서는 재빨리 포도당을 글리코겐으로 합성, 저장하거나 지방으로 전환시키고, 혈당은 각 세포 안으로 유입되어 분해된다. 인슐린은 각 세포로 가서 세포막의 특수 부위에 결합한 뒤, 복잡한 단계를 거쳐 세포 안의 효소를 활성화시킴으로써 포도당이 각 세포에 들어갈 수 있게 만든다. 만일 췌장의 랑게르한스섬에 이상이 생겨 그 기능을 발휘하지 못하면 인슐린의 분비가 줄어들고, 그 결과 당을 분해할 수 없는 것은 물론, 글리코겐과 지방이 당으로 전환되어 당이 홍수를 이루게 된다. 뿐만 아니라 과다한 당은 신장에서 재흡수되지 못하고 소변과 함께 배출되고 만다. 이것이 당뇨병인데, 이 병이 생기고 나면 영양분 손실에 따른 체력의 감소는 물론이고, 원뇨(原尿)의 당 농도가 높아져 물의 재흡수에도 지장을 받으므로 소변도 자주 보게 되고 갈증도 더 많이 느끼게 된다.

심한 통증을 일으키는 급성 췌장염, 생명을 앗아가는 췌장암도 무섭다. 췌장은 소화액과 호르몬을 동시에 제조, 분비하는 기관이다.

### (26) 십이지장 반사구

· 십이지장(duodenum) 반사구는 양 발바닥 제1중족골과 내측 설상골이 연결되는 지점에 위치한다. 위 반사구에 연결되어 췌장 반사구를 감싸고 아래로 이어져 횡행결장과 접해 있다. 췌장 반사구에서 아래쪽으로 누른다. 위장, 췌장, 십이지장 반사구는 연결하여 밀어 자극한다([그림 4-29]).

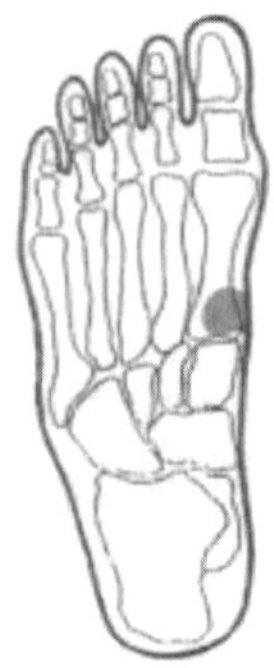

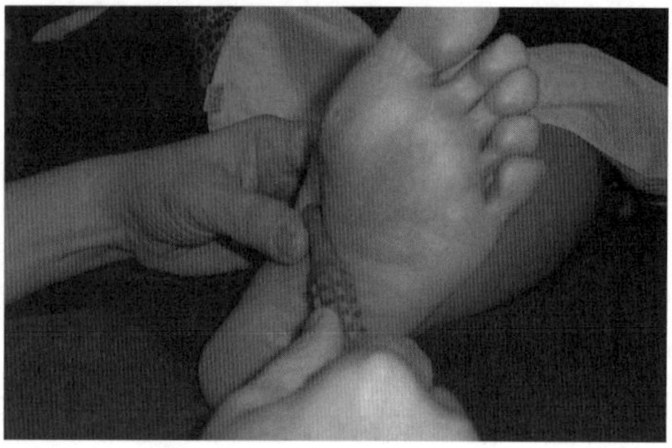

[그림 4-29] 십이지장 반사구와 자극방법

· 십이지장 반사구를 자극하면, 소화불량, 복부팽만, 식욕부진, 구취를 개선하는 작용이 있으며, 십이지장궤양의 증상을 개선하는 데 효과적이다.

· 십이지장은 소장의 첫 번째 구역으로, 위로부터 유미즙을 받는 것 외에도 담낭, 췌장과 같은 부속기관으로부터 분비액을 받아 대부분의 소화를 책임진다.

### (27) 소장 반사구

· 소장(small intestines) 반사구는 양 발바닥 제1, 2, 3설상골과 주상골, 입방골 부위에 위치한다. 소장 반사구 자극방법은 발가락 쪽에서 뒤꿈치 쪽으로 밀어 자극한다([그림 4-30]).

· 소장 반사구를 자극하면, 설사, 복통, 장염, 영양불량, 피로, 근육무력, 소화불량 등의 증상 개선에 효과적이다.

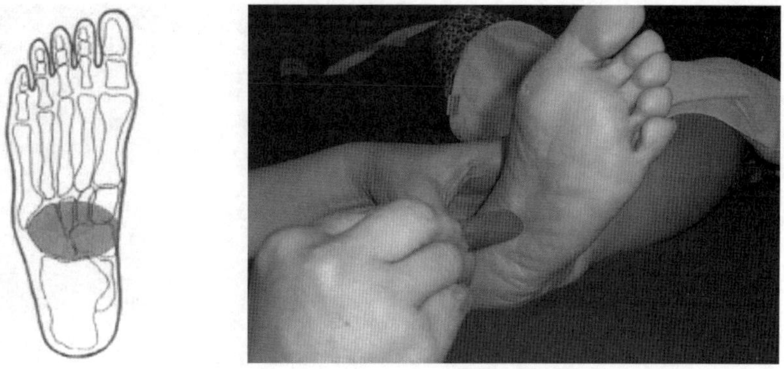

[그림 4-30] 소장 반사구와 자극방법

· 소장은 길이가 6~7m이며, 십이지장, 공장, 회장의 세 부분으로 이루어진다. 십이지장은 C자 모양으로 그 중간쯤에 있는 작은 구멍(십이지장유두)에서 담즙과 췌장액이 샘처럼 솟아나기 때문에 샘창자란 이름이 붙여졌으며, 십이지장은 손가락 12개를 가지런히 놓았을 때의 길이(약 25cm)라는 뜻이다. 위의 유문반사로 음식물이 샘창자로 내려오면 소화액은 더 많이 분비된다. 샘창자 다음에 공장(빈창자)으로 연결이 되는데 이 빈창자는 길이가 약 2m, 지름이 3~4cm로 샘창자보다 조금 가늘며, 창자 속이 비어 있는 경우가 많다고 해서 공장이라 한다. 빈창자 다음으로는 길이 약 4m, 지름 2~3cm인 돌창자(회장)가 나타난다. 빈창자와 돌창자 둘레에는 부채 모양의 장간막이 있어 많은 혈관이 분포할 뿐만 아니라 지방도 많이 붙어 있다. 샘창자에서는 음식물이 내려올 때 위액의 자극을 받아 세크레틴이라는 호르몬이 분비되는데, 이 물질은 혈관을 타고 췌장에 가서 췌장액 분비를 촉진시키고, 그 췌장액은 다시 췌관을 타고 샘창자의 벽으로 분비된다. 이렇게 소화액의 분비에 관여하는 호르몬을 살펴보면, 타액 분비에는 파로틴, 위액 분비에는 가스트린, 췌장액 분비에 세크레틴이 작용한다. 빈창자에서는 주로 음식물의 소화가 일어나고 돌창자에서는 영양분의 흡수가 일어난다.

### (28) 횡행결장 반사구

· 횡행결장(transverse colon) 반사구는 우측 발바닥 상행결장에 이어 내측으로 나와 좌측 발바닥으로 횡단하여 제5중족골 하단까지 이어져 위치한다. 반사구 자극방법은 왼쪽 발은 내측에서 외측 방향으로 가로지르고, 오른쪽 발은 외측에서 내측 방향으로 가로질러 밀어 자극한다([그림 4-31]).

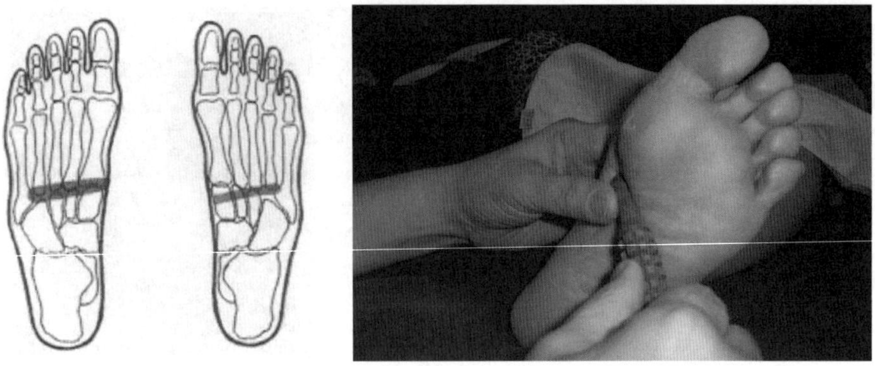

[그림 4-31] 횡행결장 반사구와 자극방법

· 횡행결장 반사구를 자극하면, 변비, 설사, 복통, 장염, 장협착, 복부팽만 등의 증상 개선에 효과적이다.

· 결장(대장, 큰창자)은 길이 1.5m, 직경 6cm 정도로, 직경이 굵은 장이다. 결장은 맹장(막창자), 결장(잘룩창자), 직장(곧은창자)으로 이루어져 있으며, 대장의 대부분을 결장이 차지하며, 상행결장, 횡행결장, 하행결장, S자 결장의 네 부위로 나뉜다.

대장의 첫 관문인 맹장은 길이가 아주 짧으며, 가느다란 충수가 그 아래에 붙어 있는데, 면역과 관련된 중요한 기관이다.

맹장에서 이어지는 결장에서는 주로 물을 흡수한다. 대장에는 수많은 세균이 살고 있으며, 서로 세력의 평형을 이루고 있다. 창자가 탈이 없을 때는 우리 몸에 이로운 세균들이 주권을 잡고 있을 때이고, 설사가 날 때는 잡균이 득세할 때라고 보면 된다. 대장균은 소장에서 내려온 찌꺼기를 분해하여 비타민 B, 비타민 K, 아미노산 등을 우리 몸에 공급한다. 그래서 항생제를 장기간 복용하면 비타민 결핍증이 생기고, 혈액응고물질 합성에 필요한 비타민 K 흡수에도 지장을 받아 혈액응고장애도 나타난다.

모든 소화기관은 수축 · 이완의 연동 운동을 하여 장 내용물을 이동시킨다. 이 연동 운동으로 음식이 내려갈 때는 뱃속에서 꼬르르 하는 제법 큰 소리가 난다. 관 안에서 물과 물 사이에 갇혀 있던 공기가 압축되어 한쪽으로 밀려날 때 꼴꼴 소리가 나듯이, 굳어진 대변 덩어리 사이의 공기가 압박을 받아 밀려나면서 나는 소리이다. 공복일 때 그 소리가 자주 크게 난다.

이렇게 대장에 모인 공기가 방귀로 공기를 부수고 나오는데, 세균(미생물)이 단백질을 분해할 때 나온 인돌, 스카톨, 황화수소, 메탄 등의 가스가 섞여 구린내가 난다. 탄수화물을 먹었을 때에는 보리 방귀가 나오지만 고기(단백질)를 먹었을 때는 독한 방귀가 나오며, 항문 괄약근이 열리면 대변이 나온다. 이렇듯 음식물이 입에서 항문까지 이동하는 데에는 약 24시간이 걸린다.

### (29) 하행결장 반사구

· 하행결장(descending colon) 반사구는 좌측 발바닥 횡행결장 끝에서 시작하여 입방골 우측 끝을 지나 종골 우측 모서리로 하행하며 위치한다. 반사구 자극방법은 발가락 쪽에서 뒤꿈치 쪽으로 밀어 자극한다([그림 4-32]).

· 하행결장 반사구를 자극하면, 변비, 설사, 복통, 장염, 장협착, 복부팽만 등의 증상 개선에 효과적이다.

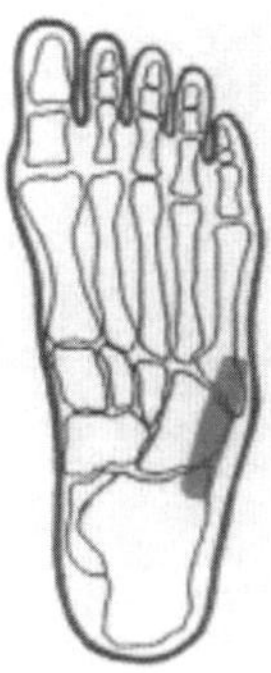
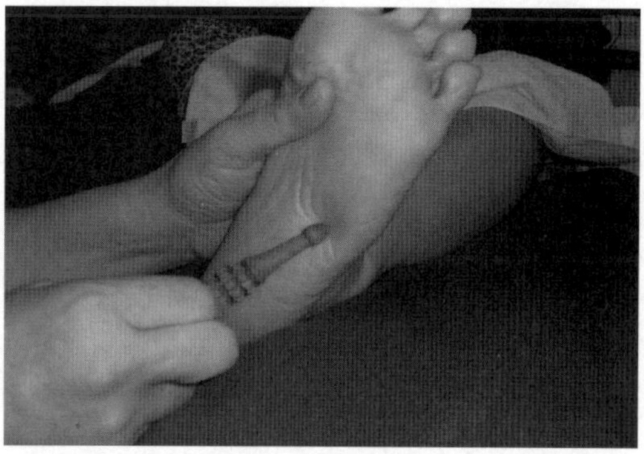

[그림 4-32] 하행결장 반사구와 자극방법

· 하행결장은 횡행결장이 비장 가까이에서 구부러져 비장만곡을 이룬 부분에서 시작하여 좌측복벽을 하행하여 골반까지 이르러 S상결장에 연결된다.

### (30) S상결장 · 직장 반사구

· S상결장(sigmoid colon)과 직장(rectum) 반사구는 좌측 발바닥의 하행결장에 이어서 종골의 상단에 위치한다. 반사구 자극방법은 왼쪽 발바닥 뒤꿈치 앞족 종골상단을 외측에서 내측으로 밀어 자극한다([그림 4-33]).

· S상결장 및 직장 반사구를 자극하면, 변비, 설사, 치루, 직장염, 복부팽만, 변실금 등의 증상 개선에 효과적이다.

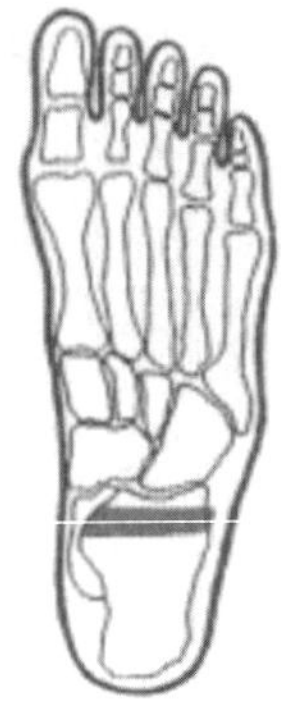 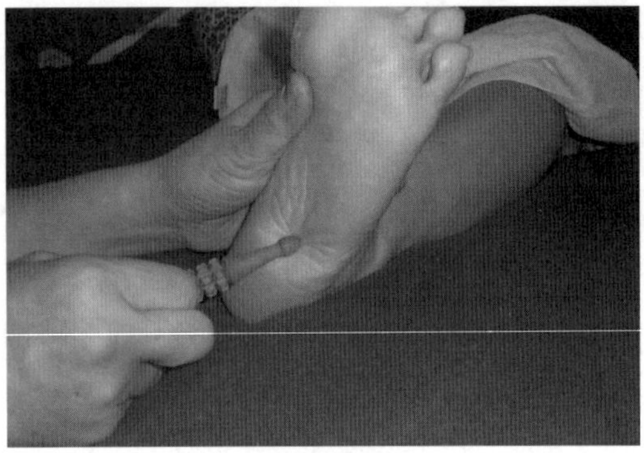

[그림 4-33] S상결장 · 직장 반사구와 자극방법

· S상결장은 하행결장이 끝나는 부분에서 시작하여 직장과 항문으로 연결되는 곳까지로 골반강 내에서 내측으로 S상 형태로 구부러진 부위이다. S상결장은 S상결장간막이라는 복막에 의해서 후복벽에 연결되어 있다.

직장은 위장관의 마지막 20cm 부위이며 직장의 끝부분 약 2~3cm 되는 부위가 항문관이다. 직장은 천골의 전면에 위치하며 복막에 의해서 골반벽에 단단히 부착되어 있으며, 대변이 배출될 때까지 저장되는 곳이다.

### (31) 항문 반사구

· 항문(anus) 반사구는 좌측 발바닥의 종골 내측 상단 모서리 끝부분에 위치한다. 항문 반사구 자극방법은 왼쪽 발바닥 내측 종골상단 모서리 끝부분을 지그시 눌러 자극한다([그림 4-34]).

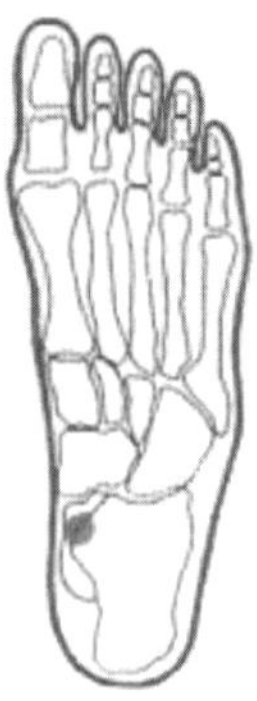 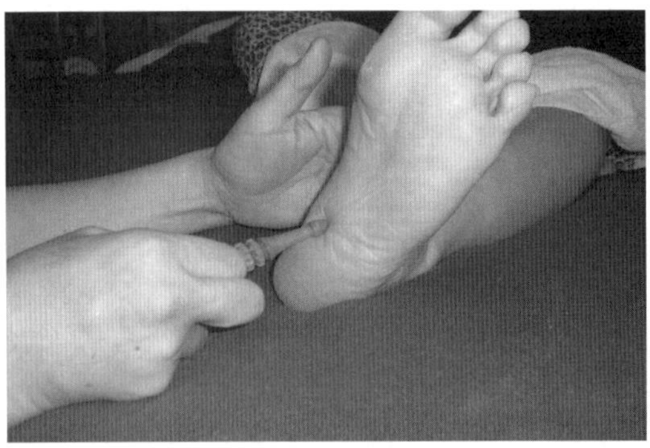

[그림 4-34] 항문 반사구와 자극방법

· 항문 반사구를 자극하면, 치질, 직장염, 변비, 치루, 혈변, 변실금, 탈항 등의 증상 개선에 효과적이다.

· 항문은 항문관이 끝나는 곳으로 불수의적인 내부괄약근과 수의적인 외부괄약근으로 구성되어 있어 항문의 개폐를 담당하고 있다. 항문 괄약근은 대변을 배출할 때를 제외하고는 닫혀 있으며, 항문관의 끝 부위에는 혈관이 풍부하고 종축으로 발달된 점막주름인 항문주(항문기둥)가 있다.

### (32) 맹장 반사구

· 맹장(cecum) 반사구는 우측 발바닥의 종골(발꿈치뼈) 외측 상단에 위치한다. 맹장 반사구 자극방법은 오른쪽 발바닥의 좌측 종골 상단을 지그시 눌러 자극한다([그림 4-35]).

· 맹장 반사구를 자극하면, 충수염, 맹장염, 하복부팽만, 하복부 통증 등의 증상 개선 효과가 있다.

· 맹장은 우하복부에 위치하고 있다. 맹장에는 충수돌기가 붙어 있으며, 가끔 충수가 감염되면 충수염(맹장염)을 일으켜 수술을 하여 충수를 제거해야 하며 제거되지 않으면 충수염이 파열되어 복막염을 일으킬 수 있다.

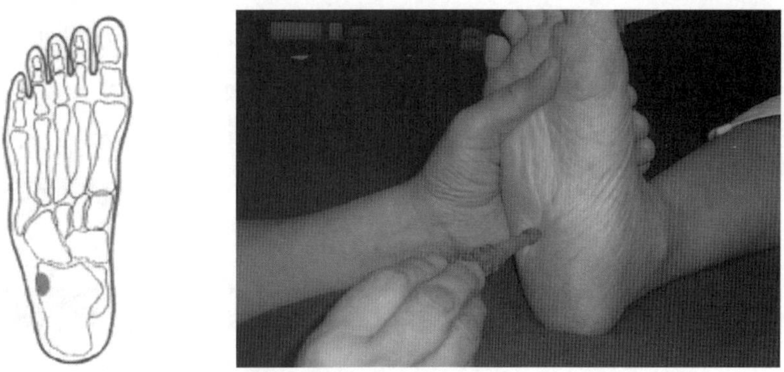

[그림 4-35] 맹장 반사구와 자극방법

### (33) 회맹판 반사구

· 회맹판(ileocecal valve) 반사구는 우측 발바닥 맹장 반사구 바로 위에 위치한다. 회맹판 반사구 자극방법은 우측 발바닥 맹장 반사구 바로 위를 지그시 눌러 자극한다([그림 4-36]).

· 회맹판 반사구를 자극하면 하복부 팽만, 복통의 증상 개선에 효과적이다.

· 회맹판은 맹장(대장의 일부분)의 내용물이 다시 회장으로 역류하는 것을 방지한다. 회맹판에 문제가 생겨 판막이 벌어지면, 대장의 내용물이 소장으로 역류되어 장염이 발생할 수 있다. 한편, 회장의 내면에는 Peyer반점이라고 부르는 수많은 림프성 조직의 반점이 있어 소장 내의 박테리아를 감소시켜 소장의 깨끗한 환경을 유지하는 데 기여한다.

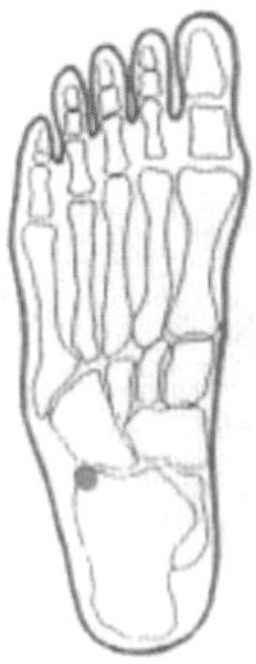
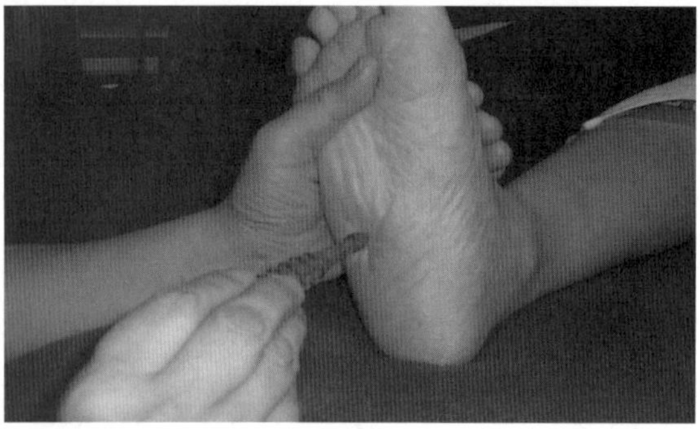

[그림 4-36] 회맹판 반사구와 자극방법

(34) 상행결장 반사구

· 상행결장(ascending colon) 반사구는 우측 발바닥의 종골 외측과 입방골이 접한 모서리 끝에서 제5종족골 기절부 하단까지 상행선으로 위치한다. 상행결장 반사구를 자극하는 방법은 우측 발바닥 외측 종골과 입방골이 접한 모서리 끝에서 제5종골 기절부 하단까지를 밀어서 자극한다([그림 4-37]).

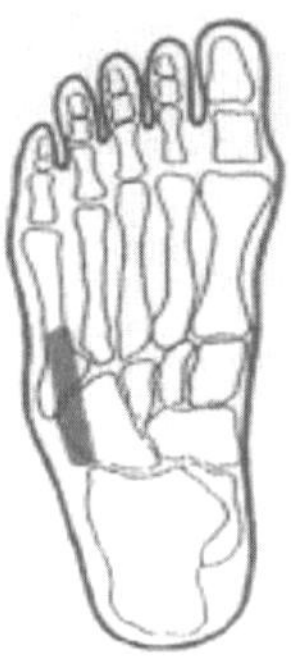
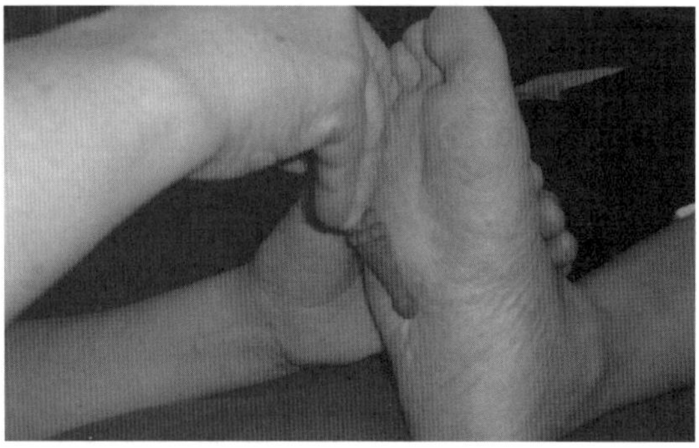

[그림 4-37] 상행결장 반사구와 자극방법

· 상행결장 반사구를 자극하면, 변비, 장염에 의한 설사와 혈변, 장협착에 의한 복부팽만 및 복통 등의 증상 개선에 효과가 있다.

· 상행결장은 맹장에서 연속되어 우측복벽을 상행하여 간장의 하면에까지 이르는 부위이며, 간장의 하면에서 좌측으로 급격하게 구부러져(간측 만곡이라 함) 복부를 가로지르는 횡행결장에 연결된다.

### (35) 생식선 반사구

· 생식선(gonad) 반사구는 양 발바닥의 뒤꿈치부분 종골의 중앙에 위치한다. 생식선 반사구 자극방법은 양 발바닥 뒤꿈치 중앙부를 지그시 눌러 자극한다([그림 4-38]).

· 뒤꿈치에 위치한 생식선 반사구를 자극하면, 성기능과 성호르몬 분비를 자극하여, 성기능저하, 불감증, 월경불순, 월경통, 갱년기 증상 등의 증상 개선에 효과적이다.

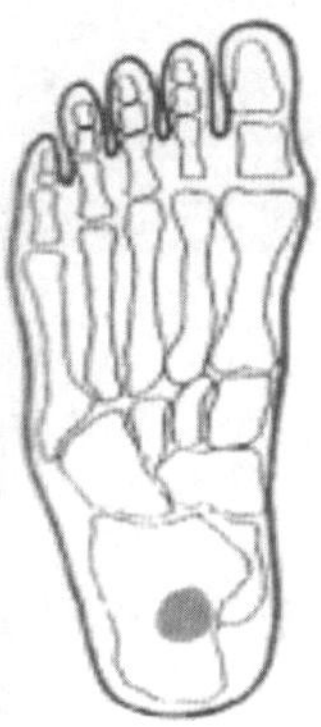

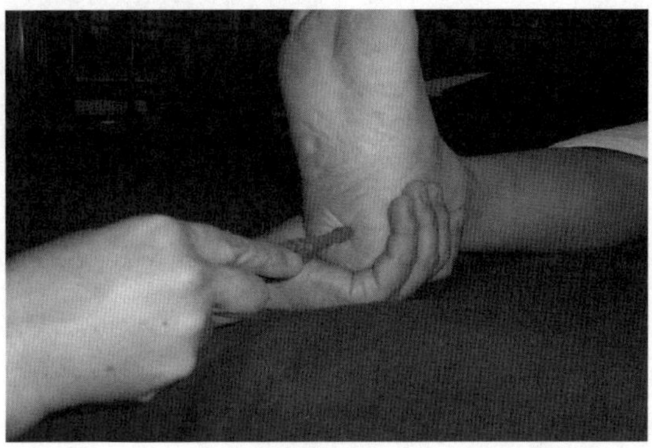

[그림 4-38] 생식선 반사구와 자극방법

· 남성과 여성의 생식기관은 각각의 고유한 유전자를 가진 생식자를 생산하고 이들이 결합하기에 적합한 장소를 제공한다. 남성 생식기계의 기능은 정자를 생성하여 성행위를 통해 여성에게 전달한다. 또한 남성 생식기관들을 유지하고 남성의 성욕에 관여하는 성호르몬을 생성한다. 여성 생식기계는 난자를 생산하고 남성으로부터 정자를 받아들일 뿐만 아니라 수정, 발생 중 배반포의 착상 그리고 임신장소를 제공하고 더불어 출산을 할 수 있도록 특수화되어 있다. 여성 생식기계는 유선에서 젖을 분비하도록 하며, 여성 생식기관을 유지하고 성욕에 관계되는 성호르몬을 생산 분비하는 복잡한 작용을 한다.

## (36) 경추 반사구

· 경추(cervical vertebrae) 반사구는 양발 엄지발가락의 기절골과 말절골간에서 기절골측 내측면에 위치한다. 양발 엄지발가락의 부갑상선 반사구 위에 있는 제1관절과 제2관절 내측면을 흉추 방향으로 가볍게 눌러 자극한다([그림 4-39]).

· 경추 반사구를 자극하면, 경추질환, 두통, 현훈, 경부통증, 불면증, 요통, 좌골 신경통 등의 증상 개선에 효과적이다.

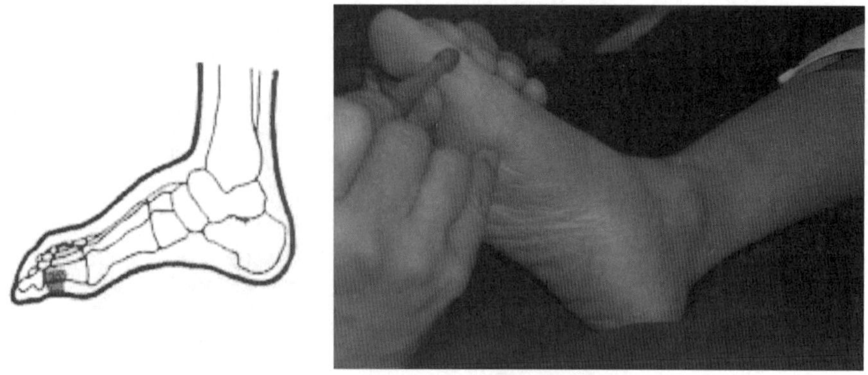

[그림 4-39] 경추 반사구와 자극방법

· 등뼈는 척주라고도 하며 두개골에서 골반까지 26개의 뼈로 연결되어 있고, 여러 형태의 척추뼈가 기둥처럼 쌓아올려져 있다. 목 부위에 위치한 척추를 경추(목뼈)라고 하며, 7개가 목 부위에 위치하며 목의 골격을 형성하며 머리를 지지한다. 척추동맥과 척추정맥이 횡돌공을 통과한 후 뇌에 혈액을 공급하고, 7개의 뼈가 경추만곡을 형성한다. 컴퓨터 단말기(VDT, Visual Display Terminal)증후군이 있으면, 경추만곡 주위의 근육이 긴장하여 경추만곡이 없어지고, 근육이 굳어져 혈액순환에 지장이 생겨 두통을 비롯하여 목, 어깨, 팔의 통증을 심하게 호소한다.

## (37) 흉추 반사구

· 흉추(thoracic vertebrae) 반사구는 양발 내측면의 연부조직 부위, 제1중족골의 내측에 위치한다. 흉추 반사구 자극방법은 양발 제1중족골 내측 부위를 부갑상선 반사구 쪽에서 요추 반사구 방향으로 지그시 눌러 밀듯이 자극한다([그림 4-40]).

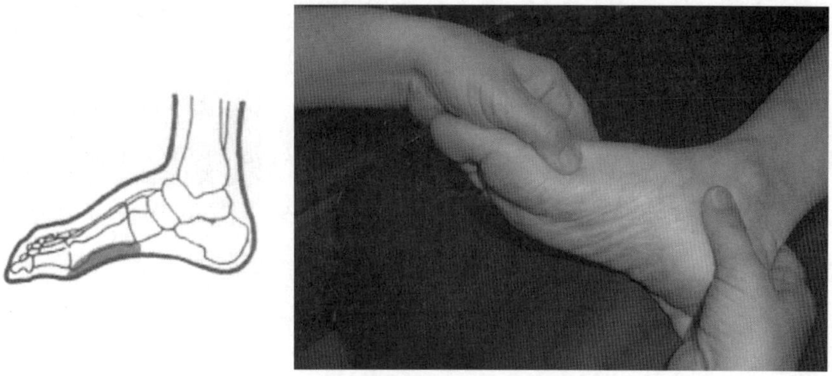

[그림 4-40] 흉추 반사구와 자극방법

· 흉추 반사구를 자극하면, 등의 통증, 내장병변의 증상을 개선해 주고, 추간판 탈출증, 흉추염 등의 증상 개선에 효과적이다.

· 흉추(등뼈)는 12개의 척추뼈로 구성되며, 늑골과 관절을 이루어 흉강을 형성하고 흉곽의 고정 부위가 된다. 흉추는 경추보다 크고 아래로 갈수록 점점 커지며, 흉추만곡을 형성하고 있다. 흉추로부터 나온 척수신경은 흉강과 복강의 장기, 즉 폐, 심장, 간, 담, 위, 췌장, 십이지장에 분포한다.

### (38) 요추 반사구

· 요추(lumbar vertebrae) 반사구는 양발 내측면 연부조직 부위, 제1설상골과 주상골 1/3 지점 내측에 위치한다. 흉추 반사구에 이어서 위치하며, 자극방법은 흉추 반사구 쪽에서 천추 반사구 및 미골 반사구 방향으로 지그시 눌러 밀듯이 자극한다([그림 4-41]).

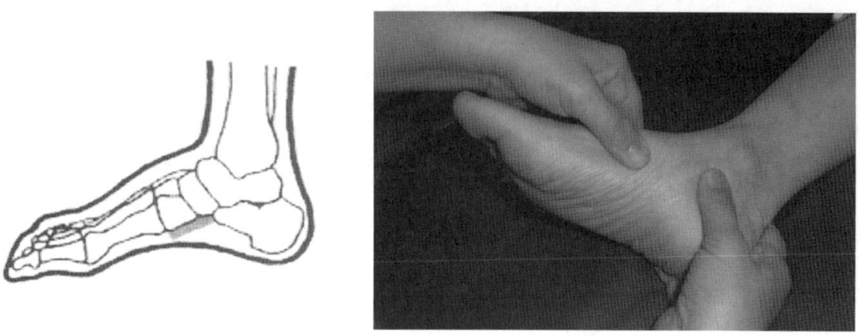

[그림 4-41] 요추 반사구와 자극방법

• 요추 반사구를 자극하면, 요통, 빈뇨, 요추 추간판 헤르니아, 변형성 척추증, 골다공증, 좌골 신경통, 생식기 병변 등의 증상 개선에 효과가 있다.

• 요추는 5개의 굵은 척추뼈로 구성되며, 요추로부터 나온 척수신경이 하복부에 위치한 생식기와 방광을 비롯하여 하지에 분포한다. 특히 요추부의 추간판이 주위로 빠져나와서 척수신경을 누르기도 하는데, 이런 압박이 통증의 원인이 되므로 이를 추간판 탈출증이라고 하고, 돌출된 추간판을 제거하는 수술을 시행하기도 한다.

### (39) 천골 반사구

• 천골(sacrum) 반사구는 양발 내측면 연부조직 부위, 주상골 2/3지점과 거골두 밑에 걸쳐서 위치한다. 천골 반사구 자극방법은 요추 반사구 끝부분에서 뒤꿈치 아래 방향으로 지그시 누른 후 비스듬히 돌리듯이 자극한다([그림 4-42]).

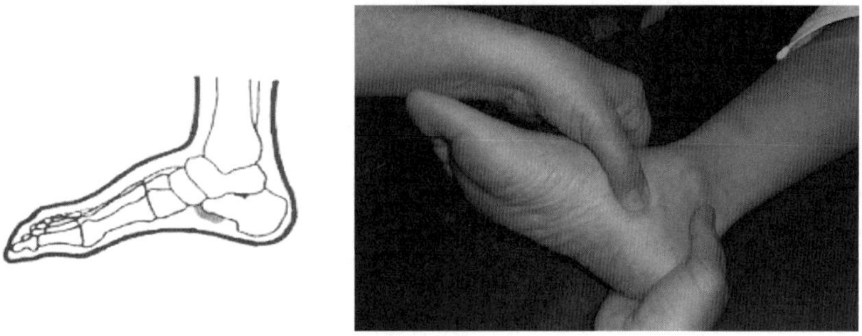

[그림 4-42] 천골 반사구와 자극방법

• 천골 반사구를 자극하면, 좌골 신경통, 척추염, 골다공증, 미골통 등의 증상 개선에 효과적이다.

• 천골은 엉치뼈라고도 하며, 26세 이후에 한 개로 완전히 융합되어 천골이라고 칭하며, 천골의 내면은 골반강의 내면을 형성한다. 엉치뼈에서 출발하는 천신경의 한 가지는 좌골 신경이 되어 하지에 분포한다.

### (40) 내 · 외미골 반사구

• 내미골(medial coccyx) 반사구는 양발 종골 내측면에 위치하고, 외미골(lateral coccyx)

반사구는 양발 종골의 외측면에 위치한다. 반사구 자극방법은 발꿈치 아래 부위에서 윗 부위 방향으로 지그시 누른 후 약간 돌리듯 끌면서 자극한다([그림 4-43]).

• 발뒤꿈치 안팎에 있는 내미골 반사구와 외미골 반사구를 자극하면 좌골 신경통의 증상을 개선하고, 미골손상 후유증을 완화하는 데 유효하다.

• 미골(꼬리뼈)은 작은 척추뼈 4개가 흉합되어 1개의 작은 삼각형 모양의 미골이 되었으며, 뻐꾸기새의 부리를 닮았다고 한다. 1쌍의 미신경이 천신경과 함께 좌골신경이 되어 하지에 분포한다. 미골은 엉덩방아 찧을 때 골절되거나 손상되기 쉽고 미골이 골절되면 허리를 펴고 걸을 수 없다.

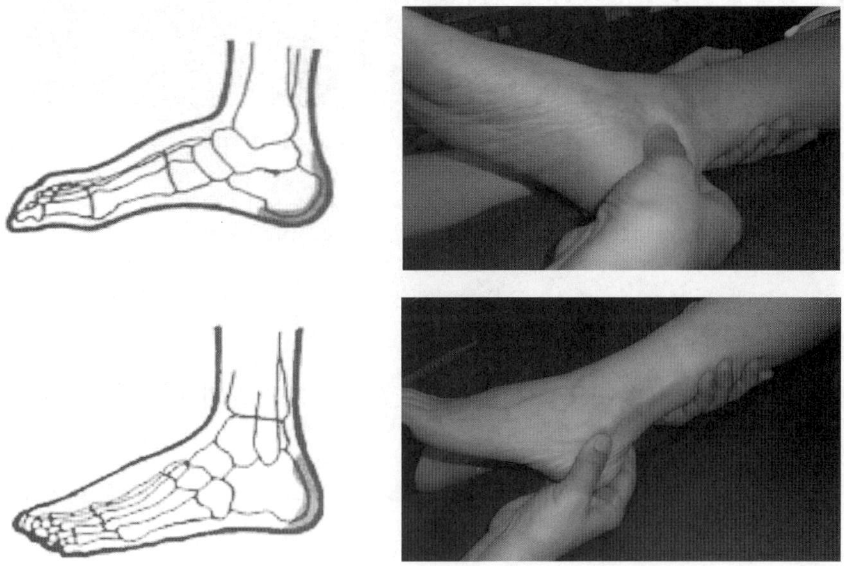

[그림 4-43] 내 · 외미골 반사구와 자극방법

### (41) 견관절 반사구

• 견관절(shoulder joint) 반사구는 양발의 제5중족골과 발가락 사이 관절에서 중족골측 외측면에 위치한다. 견관절 반사구 자극방법은 제5중족골 골두를 발가락 쪽에서 뒤꿈치 방향으로 지그시 누른 후 밀듯이 자극한다([그림 4-44]).

• 견관절 반사구를 자극하면 견비통, 견관절통, 팔의 마비, 팔의 저림, 수전증 등의 증상을 개선하는 효과가 있다.

• 견관절(어깨관절)은 상완골두와 견갑골 관절와 사이의 구상관절로 운동범위가 매우 넓어 자유롭게 움직일 수 있다. 하지만 강한 힘이 어깨에 가해질 때 탈구가 잘 발생할 수 있

는 관절이다. 견관절통은 견관절주위의 근육이나 인대의 지속적인 긴장에 의해 발생하기 쉬우며, 승모근(trapezius muscle) 및 흉근(pectoralis muscle), 광배근(latissimus dorsi)의 근력강화와 함께 영양상태를 좋게 하도록 한다.

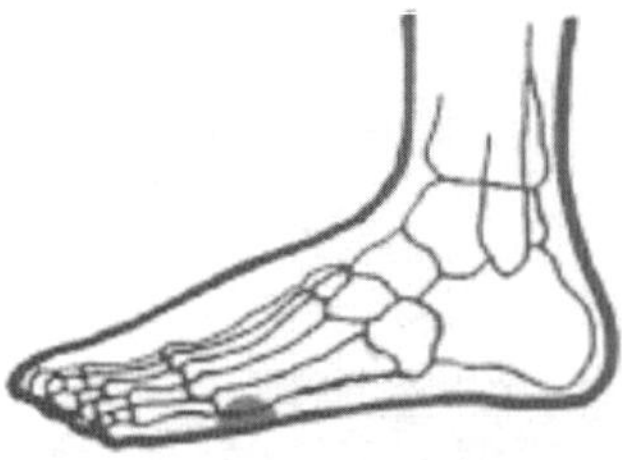
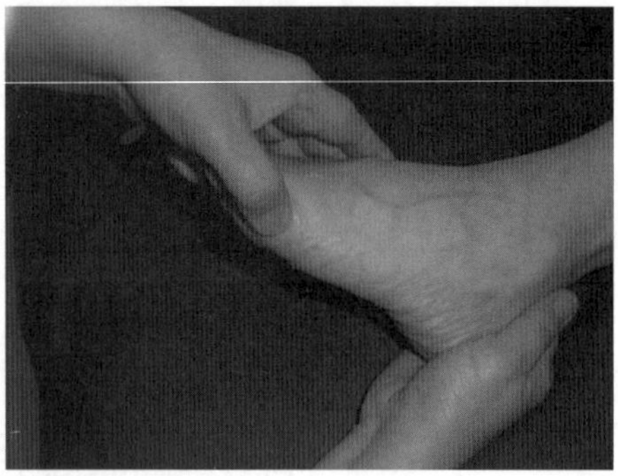

[그림 4-44] 견관절 반사구와 자극방법

(42) 주관절 반사구

· 주관절(elbow joint) 반사구는 양발의 제5중족골 외측면 기절부에 둥글게 튀어나온 지점에 위치한다. 제5중족골 기절부 측면을 슬관절 반사구 방향으로 지그시 누르듯 자극한다([그림 4-45]).

· 주관절 반사구를 자극하면, 주관절 통증, 주관절 질환의 증상 개선에 효과적이다.

· 팔꿈치(주관절) 관절은 윗팔과 아래팔을 연결하는 매우 안정된 경첩관절이지만, 팔을 잘못 잡아당기면 탈골이 발생할 수도 있다. 주관절을 둘러싸고 있는 인대와 힘줄(건)이 손상되면 테니스엘보나 골프엘보와 같은 주관절 통증이 발생한다.

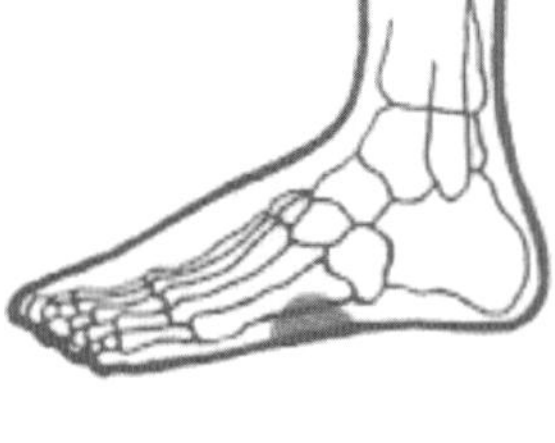
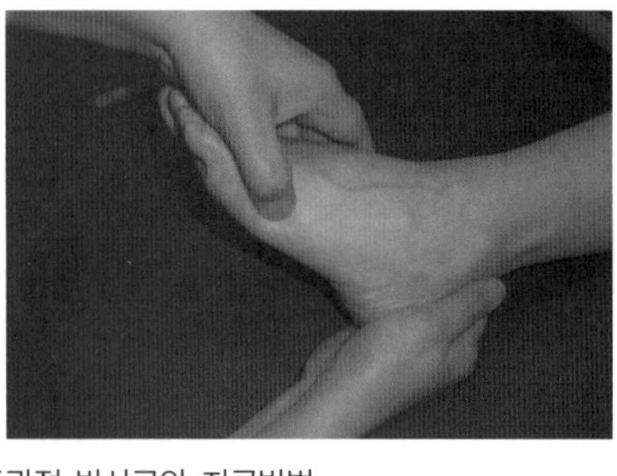

[그림 4-45] 주관절 반사구와 자극방법

### (43) 슬관절 반사구

・슬관절(knee joint), 즉 무릎관절 반사구는 양발 외과에서 일직선으로 내려와 종골과 입방골이 맞닿아 오목하게 들어간 부분에 위치한다. 슬관절 자극방법은 주관절 반사구 쪽에서 뒤꿈치 반사구 방향으로 지그시 누른 후 반원을 그리듯이 자극한다([그림 4-46]).

・슬관절 반사구를 자극하면, 슬관절염이나 무릎병변에 의한 슬관절통 등의 증상 개선에 효과적이다.

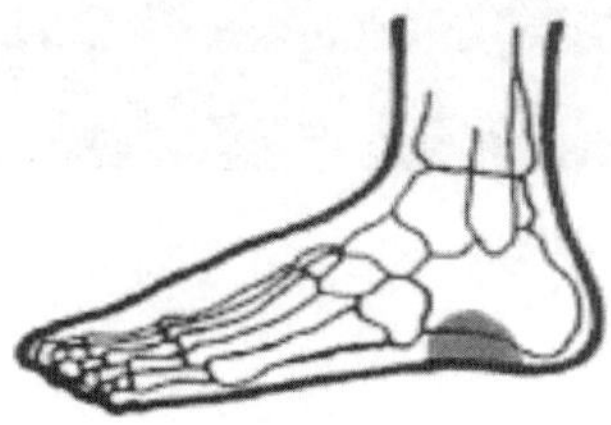
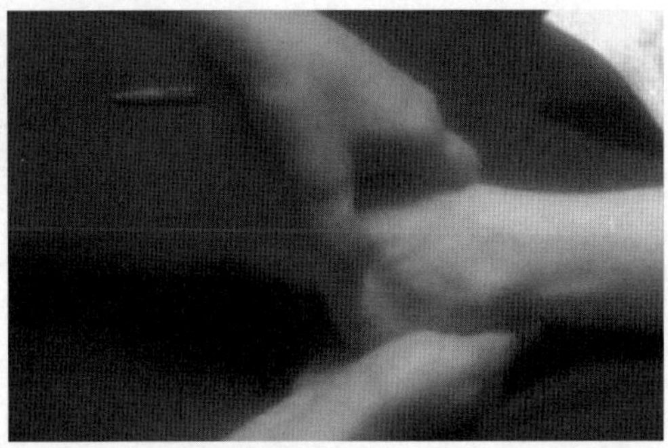

[그림 4-46] 슬관절 반사구와 자극방법

・무릎관절(슬관절)은 체중이 많이 실리는 곳으로 발목과 함께 가장 많은 일을 하는 곳이다. 경첩관절이면서 윤활관절로서 초승달 모양의 연골패드인 내측반월과 외측반월이 있어 걷고 뛰면서 받는 충격을 흡수하고, 전십자인대와 후십자인대가 무릎관절을 보강하고 있어 무릎 손상을 방지하고 있다. 하지만, 반월상 연골이 찢어지거나 멍들거나 닳거나 하면, 제거해야하고, 제거하고 나면 무릎관절의 손상이 더 많아지고 반복되면 슬관절염이 발생한다.

### (44) 고관절 반사구

・고관절(hip joint) 반사구는 양발의 내과와 외과 밑부분에 위치한다. 좌우 고관절 반사구 모두 좌우 내과 및 외과 아래에 있다 고관절 반사구 자극방법은 내외측 복사뼈 주위를 뒤쪽에서 앞쪽 방향으로 지그시 잡고 돌리듯이 자극한다([그림 4-47]).

・고관절 반사구를 자극하면, 고관절을 튼튼히 하고, 고관절염, 고관절 탈골, 좌골 신경통, 요통, 미골통 등의 증상을 개선할 수 있다.

・고관절은 엉덩관절이라고도 하며, 대퇴골두가 볼기뼈의 함몰 부위인 볼기뼈절구(관절

구)와 관절한다. 엉덩관절은 주위의 튼튼한 근육과 힘줄, 인대에 의해 둘러싸여 잘 보강되어 있지만, 나이가 들면 대퇴골경이 곧잘 부러지는 골반골절을 일으키게 된다.

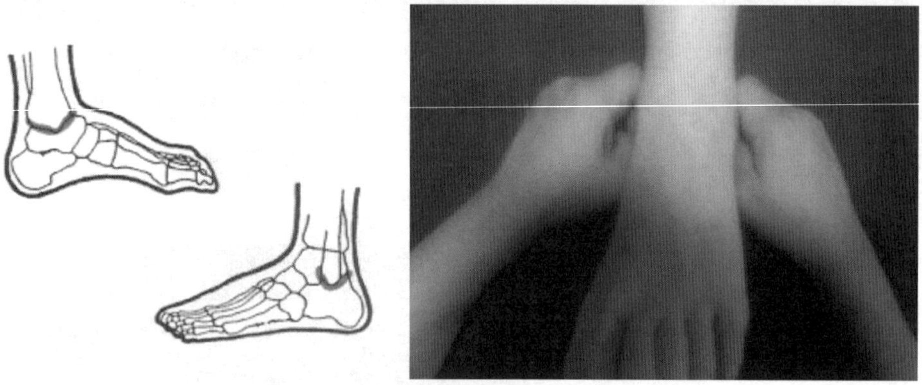

[그림 4-47] 고관절 반사구와 자극방법

### (45) 상악 및 하악 반사구

・상악(maxilla, 위턱) 반사구는 양 발등의 엄지발가락 발톱과 첫째 관절 사이에 위치하고, 하악(mandible, 아래턱) 반사구는 상악 반사구에서 발꿈치 쪽으로 이어서 다음 관절에 위치한다. 반사구 자극방법은 상악 반사구는 엄지발가락의 내측에서 외측 방향으로, 하악 반사구는 외측에서 내측 방향으로 가볍게 밀듯이 자극한다([그림 4-48]).

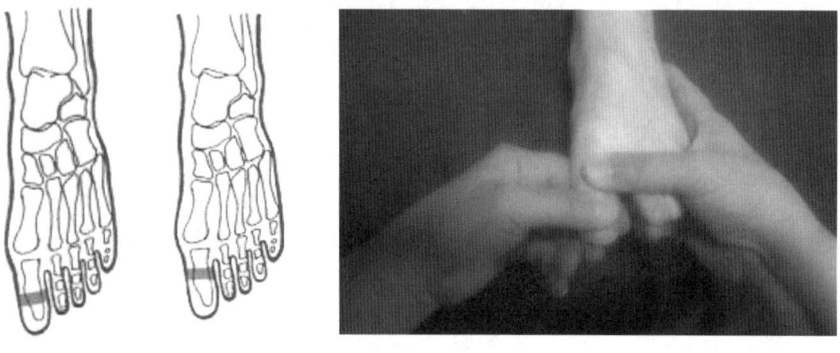

[그림 4-48] 상악 및 하악 반사구와 자극방법

・상악 반사구와 하악 반사구를 함께 자극하면 치통, 잇몸염증, 구취증, 치주질환, 코골

이 등의 증상 개선에 효과적이다.

・위턱을 구성하는 상악골은 좌우 한쌍을 이루며 얼굴뼈 중에서 가장 크다. 위턱에는 윗니가 박혀 있으며, 입천장의 앞부분을 이루고, 코 안의 일부분을 담당하고 있으며, 안와의 일부를 구성하고 있다. 이 부분에는 가장 큰 부비동인 상악동이 있어 축농증이 잘 생기는 곳이기도 하다. 아래턱에는 하악골이 있으며, 이곳에 아랫니가 박혀 있다. 아래턱은 씹기 근육이 부착되는 지점이기도 하며, 앞부분을 턱이라 한다. 아래턱은 측두골과 관절하여 턱관절을 이루어 머리뼈 중에서 자유롭게 움직일 수 있다. 긴장하거나 스트레스가 있으면 턱관절에 통증을 느끼는 사람이 있다. 수면 중 치아갈이증이 있는 경우도 턱관절 통증을 호소한다.

### (46) 편도선 반사구

・편도선(tonsils) 반사구는 양 발등 엄지발가락의 기절골 내외측 중앙에 잘록 들어간 부분에 위치한다. 양손을 사용하여 제2관절의 중간부분을 지그시 눌러 자극한다([그림 4-49]).

・편도선 반사구를 자극하면, 감기, 발열, 편도선 비대증, 편도선염, 상기도 감염 등의 증상을 개선하는 데 효과적이다.

・편도선은 인후에 있는, 부분적으로 막으로 덮여 있는 림프조직이다. 코 혹은 입을 통해 몸으로 들어온 병원체로 오염된 조직액을 여과한다. 인두에서 구강으로 연결되는 부위에는 1쌍의 림프조직인 구개편도가 위치하고, 상부인두에서 비강이 연결되는 부위에는 인두편도가, 혀의 뿌리 윗면에는 설편도가 위치하고 있어 감염에 대비한 면역 기능을 하고 있다.

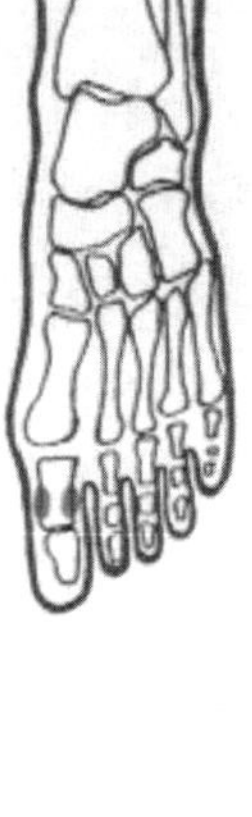

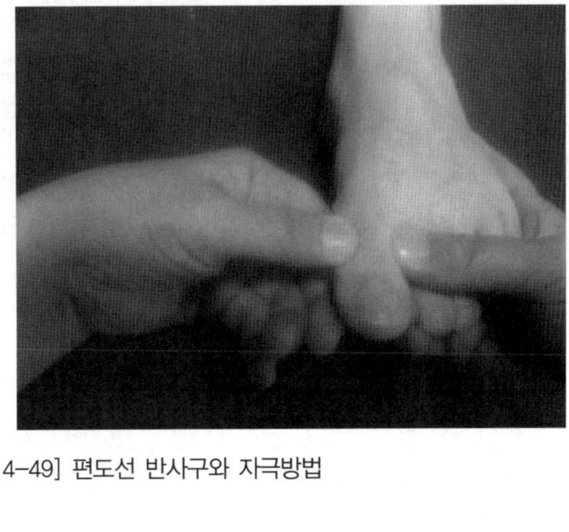

[그림 4-49] 편도선 반사구와 자극방법

### (47) 후두 · 기관 · 흉부 림프절 반사구

· 후두(larynx), 기관(trachea), 흉부 림프절(thoracic lymph nodes) 반사구는 양 발등의 제1, 2중족골 사이에서 제1중족골 부위 쪽에 위치한다. 제1지와 제2지를 겹쳐서 발등 제1~2중족골간 제1중족골 쪽을 누르며 발가락 쪽으로 잡아당기듯이 자극한다([그림 4-50]).

· 후두, 기관, 흉부 림프절 반사구를 자극하면, 기침, 기관지염 등 호흡기 질환, 성대마비, 성대비후의 증상 개선에 효과적이다. 또한 가슴이 답답하거나 흉통, 호흡곤란, 호흡기 질환의 증상 완화에 효과가 있다.

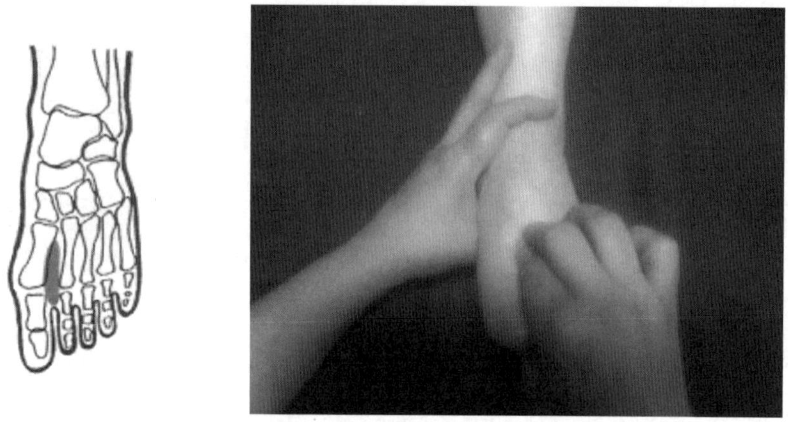

[그림 4-50] 후두 · 기관 · 흉부 림프절 반사구와 자극방법

· 후두: 우리가 들이마신 공기는 코를 지나 숨관의 입구인 후두로 들어가게 된다. 후두는 항상 열려 있지는 않고 개폐를 조절하는 뚜껑인 후두개가 있어, 숨을 쉴 때는 열리고 음식이 인두로 넘어갈 때는 닫혀 음식이 숨관으로 들어가는 것을 막아 준다. 그러나 가끔 이물이 후두로 들어가면 급히 그것들을 내보내느라 기침을 심하게 하게 되는데 이를 사래라고 한다. 후두개의 바로 아래에는 갑상연골이 앞으로 툭 튀어나와 있어 이를 후두융기라 하는데, 이것이 아담이 뱀의 유혹에 넘어가 금단의 열매를 따먹다가 목에 걸렸다는 Adam's Apple이다. 이 후면에서부터 피열연골을 향해 성대주름이 있고, 그 안에 성대근이 붙어 있어 이 울대에서 발성이 일어난다.

기관: 관상기관으로 후두를 기관지와 연결하고 있다. 기관은 흉강 안으로 뻗어 있으며 식도 앞쪽에 위치한다. 16~20개의 C자 모양의 초자연결이 기관의 지지벽을 형성하며, 공기통로를 항상 열려 있게 해준다. 이들 연골이 열려진 부분이 식도와 닿아 있으며, 음식을

삼키는 동안 식도가 기관 쪽으로 약간 확장할 수 있게 해준다. 기관의 점막층은 점액을 분비하는 수많은 goblet cell을 포함하고 있다. 기관은 폐의 중심에서 우측과 좌측으로 기관지로 분지하면서 갈라진다.

흉부 림프절: 림프절은 대개 신체의 특정 부위에 모여 있다. 림프절이 주요 집단을 이루고 있는 부위는 하지의 오금 림프절, 서혜 림프절, 골반 림프절, 상지의 팔오금 림프절, 액와 림프절, 가슴 부위의 흉 림프절, 목의 경 림프절 등이다. 덩어리를 이루고 있는 림프절은 세망조직으로 분비액을 깨끗하게 해주는 식세포를 포함하고 있다. 즉 림프절은 완두콩 모양의 소체로서 림프구가 생산되는 장소이며 면역반응이 일어나는 중요한 곳이다.

### (48) 내이미로 반사구

・내이미로(labyrinth) 반사구는 양 발등의 제4, 5지골 기절골 사이의 오목하게 들어간 부위에 위치한다. 반사구 자극방법은 반사구를 지그시 누른 후 발가락 방향으로 당기듯이 자극한다([그림 4-51]).

・내이미로 반사구 자극은 속귀를 자극하는 것으로 현기증, 멀미, 이명, 혈압이상 등의 증상 개선에 효과가 있다.

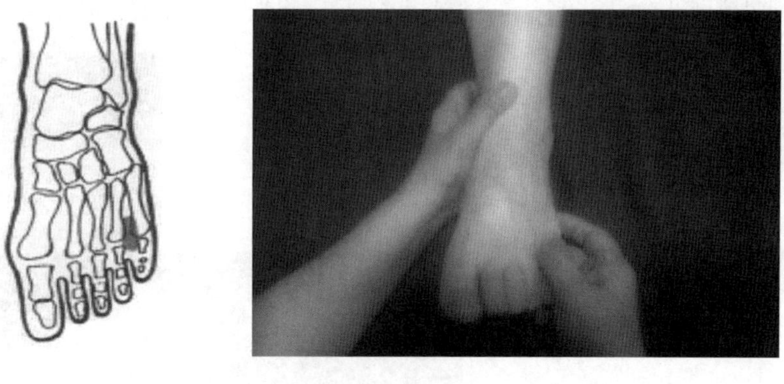

[그림 4-51] 내이미로 반사구와 자극방법

・내이는 세반고리관, 전정기관, 달팽이관으로 나뉜다. 달팽이관은 청각에 관여하고, 전정기관은 중력이나 관성, 원심력 등의 자극을 받았을 때 원래의 자세를 유지하려고 하는 균형(평형)감각에 관여하며 소뇌가 그 반사중추이다. 세반고리관은 세 개의 반고리관들이 서로 90° 각도로 연결되어 있다. 그 속에는 림프액이 차 있고 관의 벽에는 섬모가 나 있어

사람이 한쪽으로 움직이면 림프액도 관성을 받아 움직이므로 관 속의 섬모도 한쪽으로 쏠리게 된다. 우리가 한 방향으로만 계속 돌다가 갑자기 서려고 할 때 몸이 중심을 잡지 못하고 돌던 쪽으로 쓰러지는 현상은 세반고리관 속의 림프액이 관성에 의해서 계속 돌기 때문에 일어나는 현상이다. 세반고리관은 이런 원리로 회전감각에 관여한다.

전정기관은 두 개의 주머니—타원주머니와 둥근주머니—로 되어 있으며 속에는 림프액과 이석이 들어 있어 소뇌의 반사로 인해 바로 설 수 있도록 하는 몸의 평형감각기관이다. 몸이 도는 회전감각은 물론이고, 제 위치도 몇 번이 바뀌었으나 정확하게 착지하는 것은 이 두 기관의 중추인 소뇌반사가 일어나기 때문이다. 귀는 소리만 듣는 것이 아니라 몸의 중요한 회전·평형감각을 맡고 있다.

달팽이관은 크게 위아래 반으로 나뉘어 있고 그 속에는 림프액이 가득 차 있으며 윗부분은 전정계와 달팽이세관, 아랫부분은 고실계라는 가는 관으로 이루어져 있다. 음파가 전정계의 난원창을 통해 들어가고 그 속의 림프액에 파동을 일으키는데, 이 파동은 전정계를 따라 관의 속 끝까지 올라가 그곳에 연결된 고실계로 파급되고 마침내 달팽이세관에 도달한다. 달팽이세관에는 코르티기관이라는 것이 있는데 이 기관의 기저막이 파동에 의해 상하로 움직이면, 청세포와 개막 사이에 떨림이 일어난다. 이 떨림으로 자극을 받은 청세포가 여기에 연결된 청신경으로 소리의 정보를 전달하고, 다시 대뇌의 청각중추로 전달되어 청각이 일어난다. 달팽이세관은 끝으로 가면서 가늘어지고 좁아지는데, 진동수가 적은 저음은 달팽이세관의 입구인 넓은 곳에서 감지되고, 진동수가 많은 고음은 끝부분에서 감지된다.

### (49) 흉부·유방 반사구

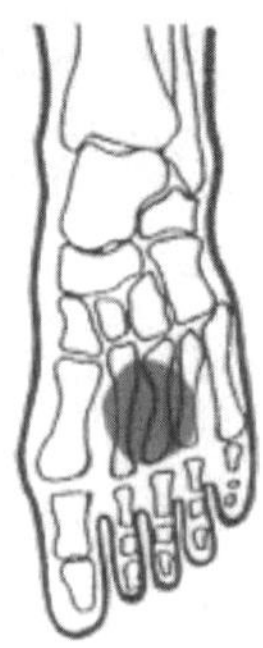

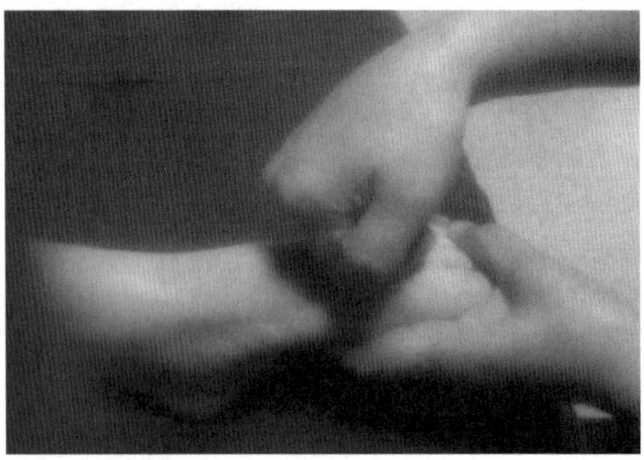

[그림 4-52] 흉부·유방 반사구와 자극방법

· 흉부(chest, 가슴), 유방(breast) 반사구는 양 발등의 제2, 3, 4중족골 사이에 원형으로 넓게 위치한다. 주먹을 쥐고 관절부를 이용하여 발가락 쪽에서 발등 방향으로 살며시 마사지하듯 자극하면 효과적이다([그림 4-52]).

· 흉부, 유방 반사구를 자극하면, 유선암, 유방암, 흉부압박감, 흉통, 흉부질환의 증상 개선에 유효하고, 면역력을 증강시키며, 산모의 유즙분비 부족 등을 개선하는 데 효과가 있다.

· 흉부는 일반적으로 가슴을 말한다. 흉부에는 흉선을 비롯하여, 심장과 폐, 가슴 부위를 지나는 식도, 기관, 지관지, 대동맥 및 대정맥이 흉부근육에 의해 둘러싸여 있으며 바깥쪽에는 유방이 위치하고 있다. 흉부의 유방은 유두 주위를 둘러싸고 있으며, 성숙한 여성의 경우에는 확대되어 유방이 된다. 유방 사이에는 흉골부가 있으며, 액와를 둘러싸고 있는 부위를 액와부라 하고 등의 길이만큼 뻗어 있는 척추부는 척주를 따라 내려간다.

### (50) 견갑골 반사구

· 견갑골(scapular) 반사구는 양 발등의 제4, 5중족골 사이에서 족근중족관절까지 올라와 입방골에서 두 갈래로 나뉘는 곳까지 위치한다. 견갑골 반사구 자극방법은 양손 엄지를 사용하여 발가락쪽에서 고관절 반사구 방향으로 반사구를 지그시 누른 후 밀듯이 자극한다([그림 4-53]).

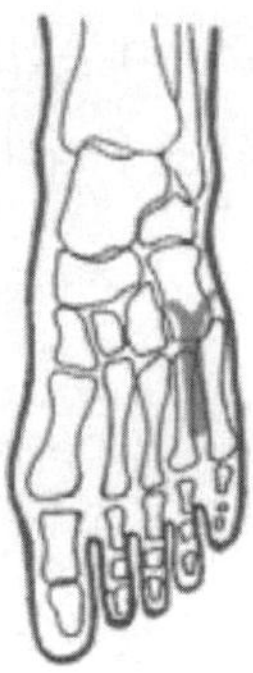
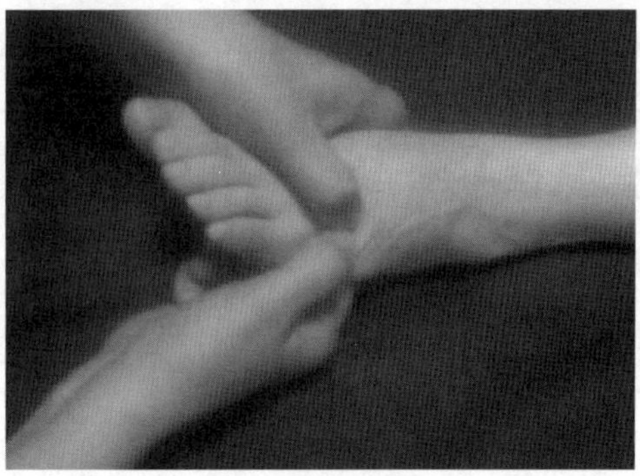

[그림 4-53] 견갑골 반사구와 자극방법

· 견갑골 반사구를 자극하면 근육통, 견관절통, 견비통 등 증상 개선에 효과적이다.

· 견갑골은 날개뼈라고도 하며, 양쪽 어깨뼈 두 개가 흉곽 뒤쪽에 위치한다. 견갑골에는 두 개의 돌기인 견봉돌기와 부리돌기가 있어 쇄골과 관절을 이루며, 팔근육과 가슴근육이 부착하는 장소를 제공한다.

## (51) 횡격막 반사구

· 횡격막(diaphragm) 반사구는 양 발등 중간 부위, 족근중족관절과 입방골, 설상골이 맞닿는 선을 따라 횡으로 띠를 이루며 위치한다. 횡격막 반사구 자극방법은 양손을 적용하여 발등에 있는 횡격막 반사구 중앙에서 지그시 누르면서 발의 내외측 방향으로 당기듯이 자극한다([그림 4-54]).

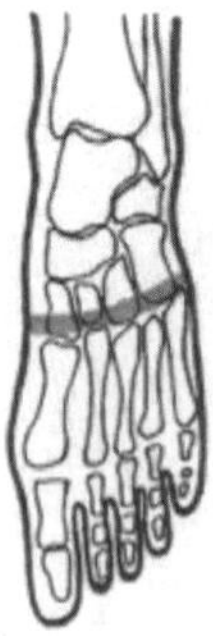
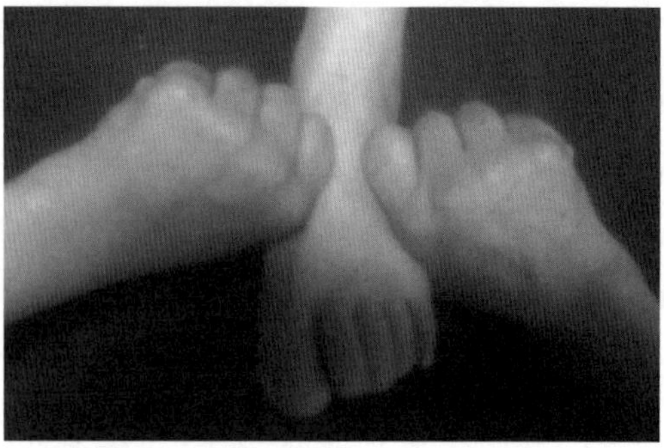

[그림 4-54] 횡격막 반사구와 자극방법

· 횡격막 반사구를 자극하면 딸꾹질, 복부팽만, 오심, 구토, 흉통, 협심증 등의 증상을 개선하는 데 효과적이다.

· 횡격막은 흉강과 복강을 구분하는 반구형의 근육이다. 식도와 대동맥, 대정맥, 신경이 횡격막을 통과하고 있으며, 호흡 중 들이마시기에 관여하는 주된 근육이다. 늑간근과 함께 횡격막이 수축하고 이완하지 않으면 호흡을 할 수 없다.

## (52) 늑골 반사구

· 늑골(ribs) 반사구는 내측 반사구는 제1설상골, 제2설상골, 주상골 사이의 오목한 곳에, 외측 반사구는 제3설상골, 주상골과 입방골 사이의 오목한 곳에 위치한다. 양손을 함께 사용하여 발 바깥쪽과 발 안쪽에서 발등 방향으로 지그시 눌러 자극한다([그림 4-55]).

· 늑골 반사구를 자극하면, 늑막염 증상, 흉통의 증상을 개선하고, 호흡기관의 이상, 호흡기질환, 신장의 이상, 옆구리 통증 등의 증상 개선에 효과가 있다.

· 늑골은 뒤쪽으로는 흉추에, 앞쪽은 흉골에 연결되어 흉곽을 형성하며 가슴 부위의 중요한 장기와 기관을 보호한다. 늑골은 숨을 쉴 때 움직여 흉곽의 부피를 조절한다.

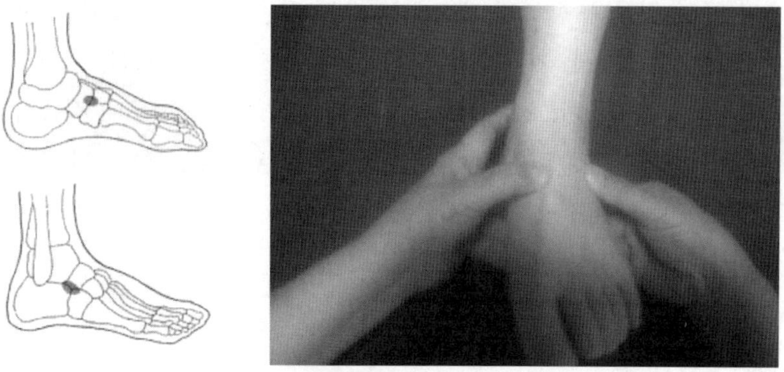

[그림 4-55] 늑골 반사구와 자극방법

(53) 복부 및 골반 림프절 반사구

· 골반(pelvis) 림프절 반사구는 양발의 내과 경골과 거골 접합면 내측의 오목하게 들어간 부위에 위치하고, 복부(abdomen) 림프절 반사구는 양발의 외과 경골과 비골 및 거골의 접합부 오목하게 들어간 부위에 위치한다. 복부 및 골반 림프절 반사구를 자극할 때는 양손을 함께 사용하여 바깥쪽에서는 안쪽 방향으로, 안쪽에서는 바깥쪽 방향으로 지그시 눌러 자극하면 효과적이다([그림 4-56]).

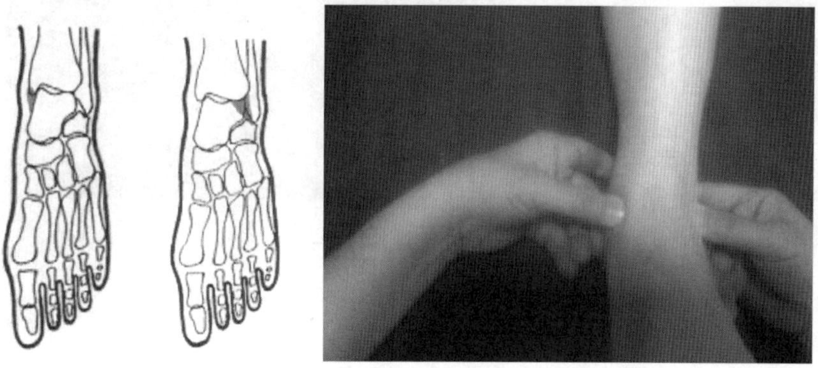

[그림 4-56] 복부 및 골반 림프절 반사구와 자극방법

· 복부 및 골반 림프절 반사구를 자극하면, 복부 및 골반 부위의 각종 염증이나 부종, 발열이 있을 때 또는 저항력이 저하된 경우, 각종 종양, 하지부종 등의 증상 개선에 효과적이며, 전신의 면역력을 강화하여 면역력 향상 효과가 있다.

· 림프계의 주된 작용은 감염에 대한 신체방어 작용, 조직공간에서 혈액으로 조직액의 이동, 소화기계에서 지방 및 지용성비타민의 흡수 등이다. 림프절은 작은 완두콩 모양의 림프조직인데, 림프관을 통해 흐르는 림프를 여과하기 위해 군데군데 전략적으로 배치되어 있다. 림프절은 군집되어 있는 경향이 있으며, 골반 부위에 위치한 골반 림프절, 복부에 위치한 복부 림프절, 목 주위에 위치한 경부 림프절, 겨드랑이 주위에 위치한 액와 림프절, 서혜부에 위치한 서혜 림프절 등이 있다.

### (54) 서혜 림프절 반사구

· 서혜 림프절(lymph nodes of extrimities) 반사구는 양발의 경골 내측 하단과 거골에 연결된 부위 약간 볼록한 지점이다. 서혜 림프절 자극방법은 양손의 엄지손가락을 이용하여 반사구를 지그시 눌러 자극한다([그림 4-57]).

· 서혜 림프절 반사구를 자극하면, 골반강질환, 생리통, 생리불순, 하지통, 성기능장애, 전립선 비대증의 증상 개선에 효과적이며, 면역력을 증강시켜 감염 예방에 효과가 있다.

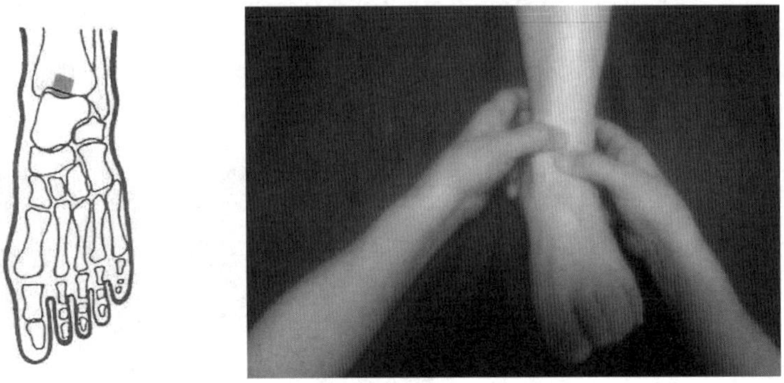

[그림 4-57] 서혜 림프절 반사구와 자극방법

· 서혜 림프절은 서혜부에 위치한 완두콩 모양의 림프조직으로 림프관을 통해 흐르는 림프를 여과한다. 서혜 림프절은 하지 및 외부 생식기에서 몸통으로 들어오는 림프를 배액하고 여과하여 림프액을 심장 쪽으로 흐르게 한다.

### (55) 자궁 · 전립선 반사구

· 자궁(uterus) 혹은 전립선(prostate) 반사구는 양발 내과와 뒤꿈치 사이의 삼각부에 위치한다. 반사구 자극방법은 발 안쪽 복사뼈 아래에서 위쪽 방향으로 지그시 누르면서 밀어 자극한다([그림 4-58]).

· 자궁, 전립선 반사구를 자극하면, 부인 질환, 전립선 질환, 비뇨기 질환, 성기능장애 등의 증상 개선에 효과적이다.

· 여성의 자궁과 남성의 전립선은 상동기관이다. 전립선은 정낭과 요도가 만나는 자리에 요도를 둘러싸고 있는데, 정액 특유의 냄새를 내는 물질을 만든다. 나이가 들면 이 전립선이 팽대해져서 요도를 막기 때문에 소변을 보는 데 지장을 받고, 암이 생기는 경우도 많다. 정액의 약 2/3는 정낭에서, 나머지 1/3은 전립선과 쿠퍼샘에서 만들어진다. 정액은 pH 7.5가 넘는 알칼리성으로 정자를 활성화시킬 뿐만 아니라, 여성의 질이나 자궁의 산성 물질을 중화시키고 요도의 분비물을 씻어내는 등 여러 가지 일을 한다. 또한 정자에 에너지를 공급하기도 한다.

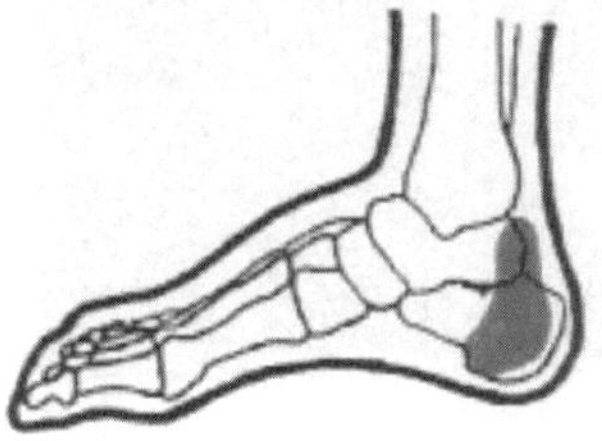
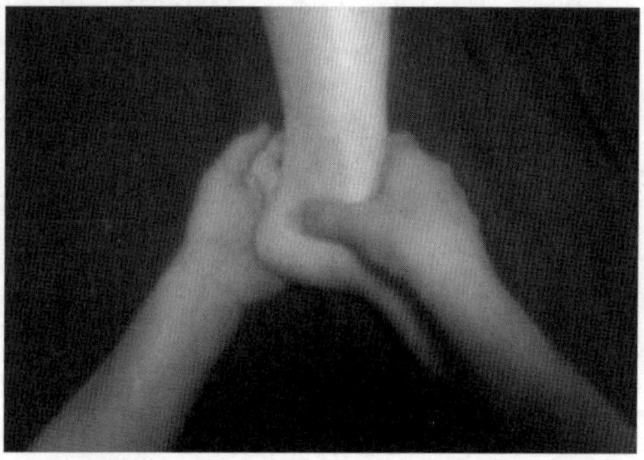

[그림 4-58] 자궁 · 전립선 반사구와 자극방법

· 자궁은 길이 7cm, 너비 5cm로 서양 배(梨) 모양이고, 두께는 약 2.5cm 정도이다. 이렇게 작던 자궁이 임신을 하면 50cm 이상 늘어나 3kg 이상의 태아를 넣는 당당한 '아기집'이 된다. 눈에 보이지도 않는 작은 정자와 눈으로 겨우 식별할 수 있는 난자가 수정되어 3kg 이상의 태아가 태어날 수 있게 해주는 곳이다.

### (56) 난소 · 고환 반사구

· 난소(ovary) 혹은 고환(testis) 반사구는 외측 복사뼈와 발뒤꿈치 사이의 삼각부에 위치한다. 난소, 고환 반사구를 자극하는 방법은 뒤꿈치 방향에서 복사뼈 밑 방향으로 지그시 누른 후 당기듯이 자극한다([그림 4-59]).

· 고환, 난소 반사구를 자극하면, 생식기계 질환, 불감증, 골반강질환, 성기능장애, 성호르몬 불균형 등의 증상 개선에 효과적이다.

· 생식선인 난소와 고환은 난자와 정자를 생산하고 양육 · 운반하며 호르몬을 분비한다. 생식기관은 일차생식기관과 이차생식기관으로 나뉘며, 일차생식기관은 성선(gonads)이다. 여성의 성선은 난소이고, 남성의 성선은 고환이다. 성선은 호르몬을 분비하고 생식자를 생산하는 두 가지 기능을 수행한다. 여성은 에스트로겐, 남성은 테스토스테론을 분비하며 여성은 여성답게, 남성은 남성답게 하며, 젊음을 유지시키는 역할을 한다.

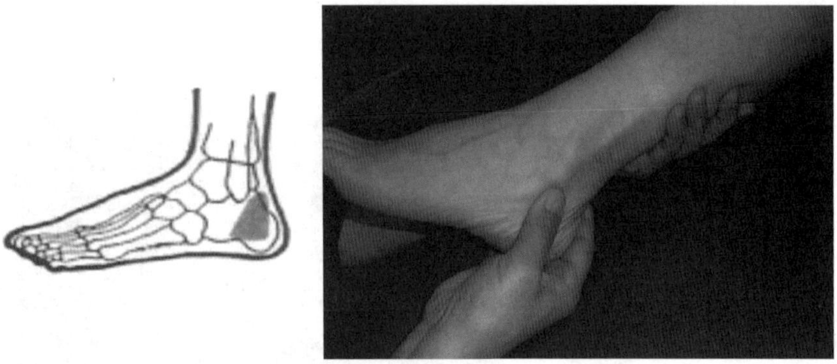

[그림 4-59] 난소 · 고환 반사구와 자극방법

### (57) 직장 · 항문 반사구

· 직장(rectum), 항문(anus) 반사구는 양발의 발목 뒷부분 아킬레스건 내측 위쪽으로부터 경골을 따라 손가락 4횡지 높이까지 위치한다. 반사구 자극방법은 내측 복사뼈 쪽에서 무릎 방향으로 지그시 잡고 미는 듯이 자극한다([그림 4-60]).

· 직장, 항문 반사구를 자극하면, 직장 기능 이상, 하복부팽만, 변비, 치질, 정맥류 등의 증상 개선에 효과적이다.

· 직장과 항문은 대장의 말단 부위로 대변을 모았다가 내보내는 역할을 하는 곳이다. 직

장은 음식물이 들어가거나 내압이 올라가면 변의를 느끼게 하고 항문에서는 내외괄약근이 배변을 조절한다. 직장의 이상은 치질, 염증, 변비, 설사 등을 초래한다. 또한 직장은 암이 잘 생기는 부위이기도 하다.

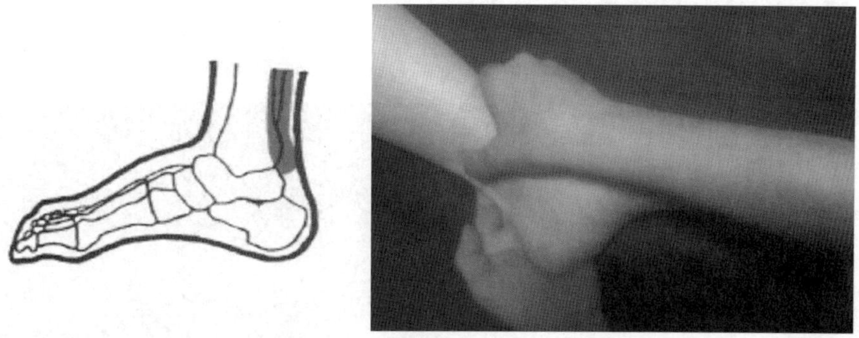

[그림 4-60] 직장·항문 반사구와 자극방법

(58) 하복부 반사구

· 하복부(lower abdominal) 반사구는 양발의 발목 뒷부분 아킬레스건 외측 위쪽으로부터 비골을 따라 손가락 4횡지 높이까지 위치한다. 반사구 자극방법은 양발의 발목을 지그시 잡은 후 바깥쪽 복사뼈 뒤 아랫부분에서부터 윗부분을 향해 밀듯이 자극한다([그림 4-61]).

· 하복부 반사구를 자극하면 생리통, 생리불순, 골반강질환, 전립선 비대, 성기능장애, 변비 등을 개선하는 데 효과적이다.

· 하복부는 소장과 대장의 일부와 방광, 생식기계가 위치한 부위로, 허리엉치신경얼기(요천골신경총)에서 나오는 신경의 지배를 받는다.

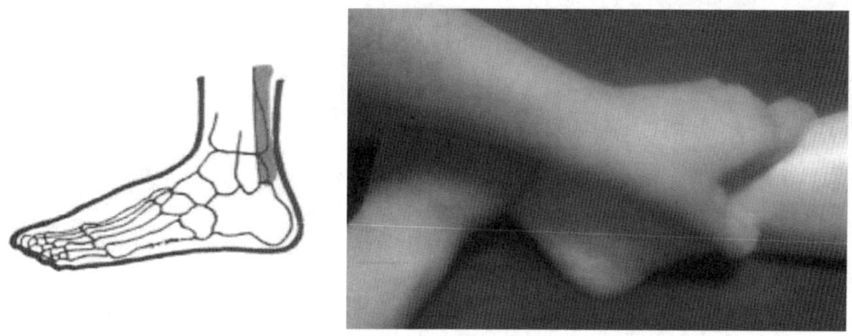

[그림 4-61] 하복부 반사구와 자극방법

(59) 좌골신경 반사구

· 좌골신경(sciatic nerve) 반사구는 양발의 내과, 외과 윗부분에서 경골, 비골을 따라 무릎 안쪽까지 길게 뻗어 있다. 반사구 자극방법은 내외측 복사뼈에서 시작하여 경골연과 비골연을 따라서 무릎 방향으로 지그시 누르면서 미는 듯이 자극한다([그림 4-62]).

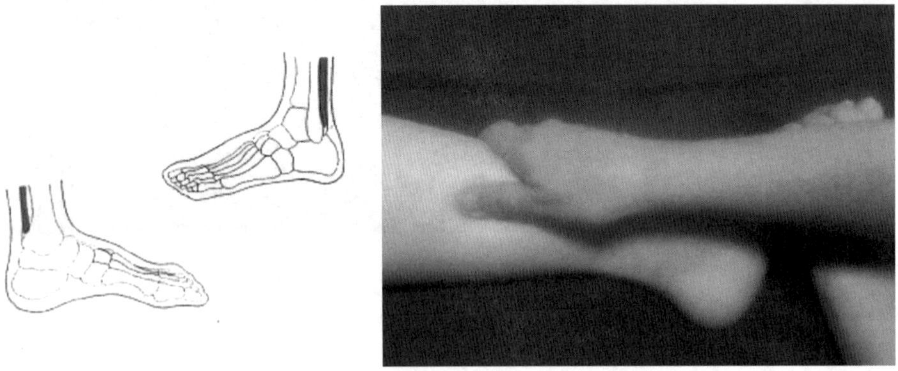

[그림 4-62] 좌골신경 반사구와 자극방법

· 좌골신경 반사구를 자극하면, 좌골 신경통, 요통, 좌골 신경염 등의 증상 개선에 효과적이다.

· 신체의 하복부, 외부 생식기, 엉덩이와 하지의 피부와 근육을 지배하는 허리엉치신경얼기(요천골신경총)에서 나오는 좌골신경(궁둥신경)은 다리와 발의 전체 근육조직을 지배한다. 궁둥신경에는 염증이 발생할 수 있고, 그렇게 되면 엉덩이와 대퇴 뒷부분에 극심한 통증이 발생한다. 이를 좌골 신경통이라고 하며, 좌골 신경통의 원인은 척추디스크의 파열이나 탈출이다.

## 4. 발과 건강

### 1) 발 반사 자극 후의 변화

발 반사 자극을 받은 후에는 여러 반응이 나타나는데 이러한 반응은 부작용이라고 할 수 없다. 즉 발 반사 자극을 받은 후에 대소변에 변화가 나타날 수 있으며, 노폐물의 배설 기능이 좋아져 소변량이 많아지거나 냄새가 심하고 색이 진하거나 탁한 소변이 나올 수 있다. 또한 위와 소장, 대장의 연동 운동이 활발해져 장내 가스가 많이 배출되거나 대변의 냄새가 심해질 수 있다. 한편, 반사구 자극을 받은 부위에 정맥이 파랗게 드러나는 변화를 보일 수 있는데 이는 혈액순환이 활발해져 정맥량이 증가되어 나타나는 현상이다. 발목이 붓는 증상은 림프 순환에 문제가 있어 일시적으로 나타나는 현상이며, 림프의 항균작용이 활발해져 일시적으로 체온이 약간 상승할 수도 있다. 땀이 나고 갈증을 느끼게 되는 것은 노폐물이 땀으로 배설되고 대소변의 배설량 증가로 인한 것이다.

자극한 반사구에 통증이 나타나는 경우도 가끔씩 일어나는 현상으로 시간이 조금 경과하면 통증이 저절로 사라진다. 이완 효과에 의해 수면시간이 길어지기도 한다.

### 2) 일상생활에서의 발 관리

발은 매일 이상이 없는지 관찰하여 건강한 상태를 유지하도록 관리하여야 한다.

· 발을 씻을 때는 따뜻한 물과 약한 비누로 매일 닦도록 하고, 발을 물에 너무 오래 담그지 않도록 한다.

· 발가락 사이의 물기 제거 시 발을 씻은 후 발가락 사이를 잘 말리는 것에 초점을 둔다. 발등과 발바닥의 물기는 부드러운 타월로 두드려 닦도록 하며, 특히 발가락 사이를 잘 말려서 수분이 남아 있지 않도록 한다.

· 발톱을 자를 때 발톱은 너무 짧지 않게 자르도록 하며, 자를 때는 일자형으로 자르도록 한다. 발을 둥글게 자르면, 발가락 가장자리로 발톱이 파고드는 현상이 나타난다.

· 발이 건조할 때는 갈라지지 않도록 한다. 흡수가 잘되는 로션으로 발을 마사지하여 부드럽게 유지하는 것이 중요하다. 발은 알코올로 마사지하지 않도록 한다. 따라서 로션 중 알코올 성분이 함유된 것도 피한다.

· 양말을 선택할 때는 꼭 끼지 않는 면양말을 신고, 염색에 의한 자극을 피하기 위해 흰색 양말을 신는 것이 좋다. 깨끗한 양말을 매일 갈아 신도록 하고, 필요하면 더 자주 갈아 신도록 한다.

· 신발을 선택할 때는 신발의 앞볼이 넓고 신고 벗기에 편한 것으로 선택하도록 하며, 신발을 살 때는 오후에 사도록 하여 잘 맞는 편안한 신발을 신고, 꼭 끼게 신발을 신지 않도록 한다. 고무나 플라스틱으로 된 신발은 진균감염을 악화시키므로 피하도록 하고, 발을 따뜻하고 건조하게 유지하며 통풍이 잘되는 가죽구두나 운동화를 신는 것이 바람직하다.

· 발의 혈액순환 장애와 무감각에 대처한다. 매번 신발을 신기 전에 신발 안을 잘 살펴

본 후 신도록 하여 발의 손상을 방지한다. 자주 발의 온도 및 맥박을 측정한다. 발에 상처를 입히는 요인이 있는지 신발 내부를 점검하고, 맥박은 양쪽 발등의 발등동맥에서 측정하고 양쪽 발의 온도를 비교한다.

· 흡연과 우유 섭취는 혈관을 수축시켜 전신 순환 및 발의 혈액순환을 감소시키므로 금연하고 우유 섭취를 피하도록 한다.

· 발을 주의 깊게 살펴 상처가 있는지 확인하고, 발톱이 안으로 자라거나 가골이 생기면 전문가에게 의뢰하여 제거하도록 한다. 즉 티눈이나 종기를 억지로 떼어내지 않도록 한다. 또한 두텁게 자란 발톱과 굳은살, 티눈은 병원을 방문하도록 한다.

· 발에 문제를 생기게 하는 요인들을 피한다. 비만이 있으면 자주 체중을 측정하여 몸무게를 교정하도록 하고, 장시간 다리를 꼬고 앉는 자세는 혈액순환을 방해하므로 이와 같은 습관을 교정하도록 한다. 또한 발 건강을 위해 맨발로 돌아다니는 행동을 자제하고, 양말은 매일 갈아 신도록 한다.

· 오랜 시간 움직이지 않는 자세를 피하고, 걸을 때나 가만히 서있을 때 양발에 힘을 교대로 균등하게 주도록 한다.

### 3) 발 반사구를 자극하는 보행

보행 시에는 전신조직의 효율적 움직임과 체중부하에 의해 족부에 직접 및 간접 자극들이 가해진다. 보행 시 족부에 산재해 있는 인체 상응 반사구의 자극을 극대화시킬 수 있도록 효율적인 보행을 유도하면, 전신의 신체조직을 활성화시킴으로써 인체의 기능을 회복, 건강을 유지시킬 수 있을 것이고 이는 건강 보행이라고 할 수 있다. 따라서 건강 보행이 발 반사구에 어떻게 영향을 미치는지를 확인하고, 발 반사구 자극이 필요한 경우를 예측해 보도록 한다.

#### (1) 보행 시 족부에 작용하는 자극의 종류

직접자극이란 보행 시 지면과의 마찰 또는 압박에 의해 발에 가해지는 직접적인 자극이다. 간접자극이란 보행 시 족부의 아치 변화 및 관절 변화에 따른 연조직의 신장과 수축에 의한 간접적인 자극을 말한다. 직간접자극은 보행 시에 발이 동시에 받게 되는 직접자극과 간접자극을 말한다.

### (2) 보행 단계에 따른 족부의 반사구 자극

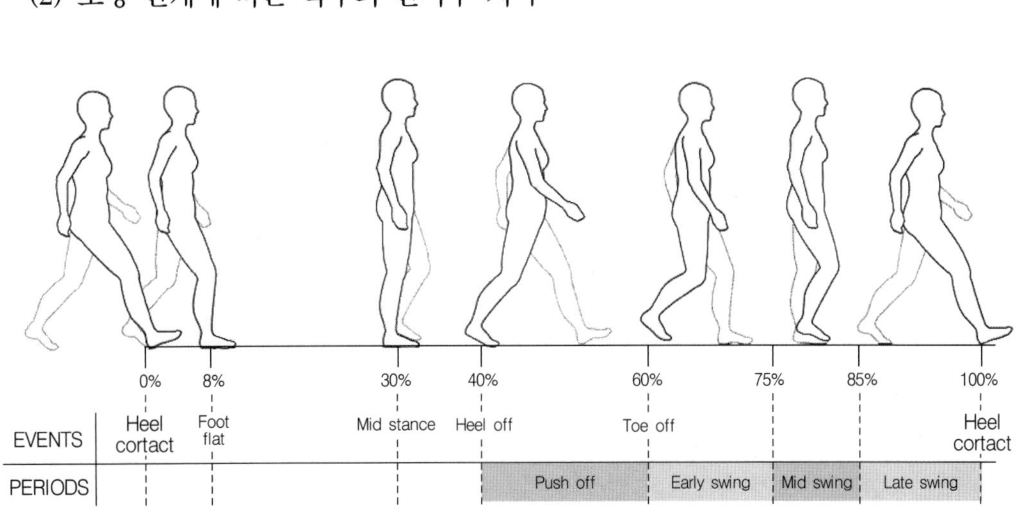


[그림 4-63] 보행 단계

출처: Neumann(2002), Kinesiology of the musculoskeletal system, p.531

① 뒤꿈치 닿기(heel contact)에는 뒤꿈치에 있는 반사구인 생식선과 미골 반사구가 직접 자극되며, 간접적으로 발목, 하퇴, 뒤꿈치가 자극받아 복부 및 골반 림프절 반사구, 좌골신경 반사구, 직장・항문 반사구, 하복부 반사구, 고관절 반사구, 난소 혹은 고환 반사구 그리고 전립선 혹은 자궁 반사구가 자극을 받는다.

② 발바닥 닿기(foot flat~mid stance)에는 발바닥의 일부 반사구가 직접자극을 받아, 생식선 반사구, 갑상선 반사구, 견관절 반사구, 뇌(코, 뇌하수체, 삼차신경, 소뇌) 반사구, 전두동 반사구, 승모근 반사구, 폐・기관지 반사구가 자극된다. 발바닥 닿기에서 간접적으로 자극되는 부위는 발바닥 일부 부위, 발의 내외측 부위, 발등 부위이다. 구체적인 반사구를 제시하면, 발바닥 부위에서는 모든 소화기계 반사구를 비롯하여, 기본 반사구인 부신, 신장, 수뇨관, 방광 반사구가 자극되고, 발 내측의 척추 반사구와 발 외측의 견관절, 주관절, 슬관절 반사구가 자극된다. 발등 부위에서는 흉부 림프절 반사구, 가슴 및 유방 반사구, 내이 반사구, 횡격막 반사구, 늑골 반사구 등이 자극된다.

③ 발끝 떼기(heel off~toe off)에는 발가락과 중족골두에 있는 반사구가 직접자극을 받고, 발바닥, 발 내측, 발목 부위의 반사구들이 간접적인 자극을 받는다. 직접자극을 받는 반사구는 갑상선 반사구, 견관절 반사구, 뇌(코, 뇌하수체, 삼차신경, 소뇌) 반사구, 전두동 반

사구, 승모근 반사구, 폐 · 기관지 반사구 등이다. 직간접자극을 받는 반사구는 목 반사구, 경추 반사구, 눈 반사구, 귀 반사구 등이고, 간접자극을 받는 반사구는 발바닥에 위치한 반사구 전부와 발 내측에 있는 모든 척추 반사구와 자궁 및 전립선 반사구, 난소 및 고환 반사구 등이다. 발목 부위의 반사구는 뒤꿈치 닿기에서 자극된 간접 반사구들이다.

이상과 같이 보행을 통해 발 반사구가 자극되고 있음을 볼 때 올바른 보행방법을 통하여 발 반사구 자극을 극대화하도록 노력해야 하고, 보행을 할 수 없는 대상자에게는 반드시 발 반사구 자극요법을 제공하여야 할 것이다.

### 4) 끝내기

발 반사요법은 인체의 축소판인 발을 자극하여 신체 각 기관의 정상적인 기능을 원활하게 하여 피로감을 제거하고 전신에 있는 각 장기의 기능을 조정하며, 호르몬의 균형을 유지시켜 주어 스트레스를 경감하고 심리적 안정감을 갖게 해준다. 발 반사요법은 장소와 시간을 가리지 않고 남녀노소 누구나 쉽게 시술할 수 있다. 특히 자극하는 반사구가 경혈과 같은 점이 아니라 구역(zone)이기 때문에 반사구를 찾기가 쉬우며, 틀린 반사구를 자극하여도 시술 후 부작용이 없다. 또한 자극으로 인한 효과가 빠르게 나타난다.

본서에서는 인체를 총체적인 균형과 조화의 상태로 이끌어 주어 자연치유능력을 강화시켜 주는 보완대체의학의 한 영역으로서 발 반사요법의 실제적인 적용을 위하여 발의 구조와 기능에 대하여 알아보고, 발 반사요법의 효율적 적용을 위하여 각 반사구의 위치와 효능, 특성을 체계적으로 살펴보았다. 이 교재가 실제로 발 반사요법을 활용하여 건강을 유지 증진할 수 있는 기회로 활용될 수 있기를 바란다.

■ 참고문헌


고병문 · 권진 · 김정우 · 박승택 · 서지은 · 손장신 · 이창현 · 정한신 · 한의혁, 2006, 『간추린 인체해부학』, 정문각.

권오길, 2010, 『인체기행』, 지성사.

김금순, 2003, 「발 반사 마사지가 인슐린 비의존성 당뇨병 환자의 스트레스 반응과 혈당에 미치는 효과」, 『재활간호학회지』 6(2).

김유순, 2004, 「발 반사마사지가 혈액투석환자의 피로와 하지근력에 미치는 효과」, 을지대학교 대학원 석사학위논문.

김희자 · 문미숙 · 박미숙 · 유재순 · 이경숙 · 이미현 · 이순희 · 이재온 · 정동신 · 정승은 · 한혜숙, 2004, 『발관리』, 청동거울.

김희정, 2004, 「발 반사마사지가 방사선요법을 받는 암환자의 불안과 피로에 미치는 효과」, 고신대학교 대학원 석사학위논문.

대한간호협회, 2002, 「발건강관리사 — 기본과정」.

엄동춘, 2004, 「발 반사마사지가 골관절염 환자의 신체적, 심리적, 생리적 지수에 미치는 영향」, 『성인간호학회지』 16(2): 276-287.

왕명자 · 김정아 · 이재온 · 이안호 · 이춘희 · 차남현, 2002, 『건강증진을 위한 발관리학』, 현문사.

임난영 · 권영은 · 김정아 · 서길희 · 이여진 · 정승은 외, 2011, 『알기 쉬운 해부생리』, 정담미디어.

장미경 · 김성오 · 정준환 · 유영대 · 김태열 · 김계엽, 2005, 「발 반사마사지의 인체 생리학적 효과」, 『대한물리치료학회지』 17(3): 403-412.

정영림, 1997, 『발 반사마사지』, 태웅출판사.

최미희, 2009, 「발 반사요법이 항암제 또는 방사선요오드 치료중인 입원 암환자들의 삶의 질 향상과 불안, 우울감소에 미치는 효능」, 대전대학교 보건스포츠대학원 석사학위논문.

Byers, D., 1983, *Better Health with Foot Reflexology*, Inham Publishing, pp.34-42.

Dougans, I., & Ellis, S., 1992, *The Art of Reflexology*, 요시모토 쇼지 역(1997), 『발 반사요법』, 사랑의전화 출판부.

Dougans, I., 2002, *The Complete Illustrated Guide to Reflexology*, Element Books Limited, pp.23-29.

Hodson, M. N., 2000, "Does feflexology impact on cancer patients' quality of life?," *Nursing Standard* 14(31): 33-38.

Mackey, B. T., 2001, "Massage therapy and reflexology awareness," *Nursing Clinics of North America* 39(1): 159-169.

Neumann, D. A., 2002, *Kinesiology of the Musculoskeletal System — Foundations for Physical Rehabilitation*, Mosby.

Norman, L., & Cowan, T., 1986, *The Reflexology Handbook — A Complete Guide*, Piatkus.

Stephenson, N. L., Weinrich, S. P., & Tavakoli, A. S., 2000, "The effects of foot reflexology on anxiety and pain in patients with breast and lung cancer," *Oncology Nursing Forum* 27(1): 67-72.

# 제5장 서금요법

천우정

**학습목표**

1. 서금요법의 개념을 이해한다.
2. 서금요법의 역사를 이해한다.
3. 서금요법의 기본원리를 이해한다.
4. 서금요법의 12기맥과 자극방법을 이해한다.
5. 서금요법의 자극방법을 실행한다.
6. 서금요법에 대한 과학적 근거를 위해 연구보고를 제시한다.
7. 서금요법을 일상생활 및 요양 시설 등에서 중재할 수 있다.

## 1. 정의 및 역사적 배경

고려수지침 기구인 신수지침, 수지침, T침, 사혈침을 사용할 때는 수지침요법, 고려수지침이라 부르고, 수지침 이 외의 서암침봉, 서암PEM, 자금봉, 서암뜸, 서암봉, 반지요법, 크림요법, 수지음식요법, 염파요법, 기마크요법 등을 총칭하여 서금요법이라 부른다. 즉 서금의학은 고려수지침요법과 서금요법으로 구성되어 있다. 최근에는 사람들이 아픈 침 자극보다는 서금요법을 선호하고 있다. 1975년에 유태우 회장이 창안하고 개발한 고려수지침의 학문은 2006년 서금요법과 함께 서금의학으로 선포되었다.

## 2. 기본 원리

서금요법에서는 손에서 발견된 상응점과 기맥이론을 중심으로 서암침봉과 서암PEM 등 여러 자극기구를 이용하여 장부 기능과 대뇌혈류량을 조절하여, 건강유지 · 증진, 질병 회복 · 예방을 할 수 있는 친 생명의학이다.

첫째, 손은 인체의 축소판이다.

둘째, 다섯 손가락은 5장과 관계가 있다.

셋째, 기맥은 내장 기능을 조절하는 조절선이다.

## 3. 기본 용어

### 1) 상응부, 상응점, 상응요법

손에는 인체에 해당하는 구역이 있다. 이것을 상응부라 한다. 손에는 인체에 해당하는 부위가 모두 배당되어 있다. 신체에 질환이 있을 때 손의 상응부에서 압통, 긴장, 응결, 색택, 전기적 반응점이 나타난다. 이를 상응점이라 한다. 상응점 부위에 서암침봉과 서암PEM, 뜸, 봉 등 여러 가지 기구로 자극을 주는 방법을 상응요법이라 한다.

### 2) 기맥

손에 있는 장부 기능 조절선으로 6장 6부에 한 개씩 배당되어 해당 장부의 기능을 조절한다.

### 3) 기정혈, 요혈

14기맥에 있는 371개의 혈을 기정혈이라고 하고, 이중 중요한 혈을 위주로 자극하여 이용한다. 이를 요혈이라 한다.

## 4. 적용대상

이론과 방법이 쉽고 부작용이 거의 없어 누구나 이용할 수 있다. 단, 전염병과 외과적인 수술을 필요로 하는 질환들, 악성 종양 등은 예외로 한다.

## 5. 자극기구

### 1) 서암침봉

순은, 순금 2종류가 있다. 둥근 부분은 상응점을 찾는 부분이고, 롤러 부분을 굴려서 상응점을 찾는다. 해당 상응점에 자극을 주고 보제도 가능하다. 1회 접촉시간은 약 30초~1분 정도씩 반복 접촉하여 총 20분 내지 30분 정도 자극을 준다([그림 5-1] 좌측).

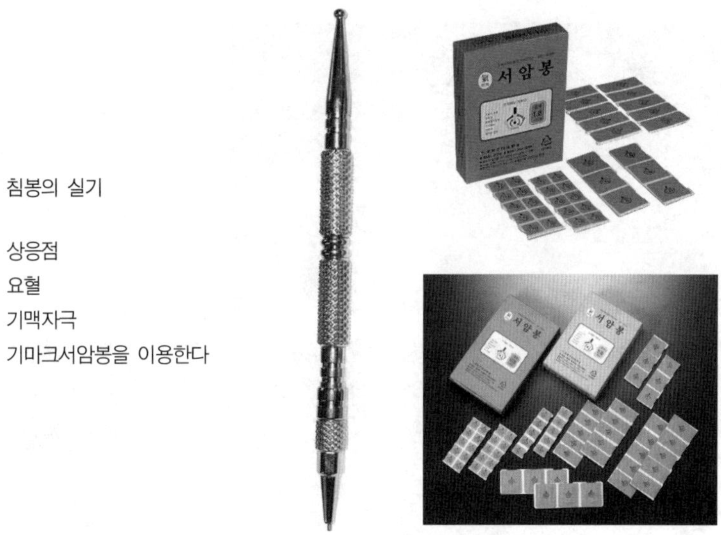


[그림 5-1] 서암침봉(좌측), 서암봉(우측)

## 2) 서암봉

신체의 병처나 서금요법의 반응점은 일종의 생체전류가 부족하거나 과잉되어 전기저항에 이상이 생긴 곳이다. 이때 금속을 접촉하면 이상전류를 소통시킬 수 있다. 서암봉을 상응점, 요혈자극, 기맥보제 등에 사용하면 매우 효과적이다.

보통 무색 서암봉을 많이 사용하나 유색 서암봉의 효과가 더욱 좋다. 단순자극일 때에는 동일금속만 사용하고, 보제법에는 유색, 무색을 같이 사용한다([그림 5-1] 우측).

## 3) 서암뜸

인체의 체온이 상승하면 면역물질인 NK세포와 효소물질이 활성화되어 혈액순환이 왕성해지고 면역력이 증진되며 암세포를 제거할 수 있다. 특히, 서암뜸은 원적외선이 방사되는데 원적외선에는 온열작용, 건습작용, 숙성작용, 자성작용, 중화작용, 공명작용이 있다([그림 5-2]).

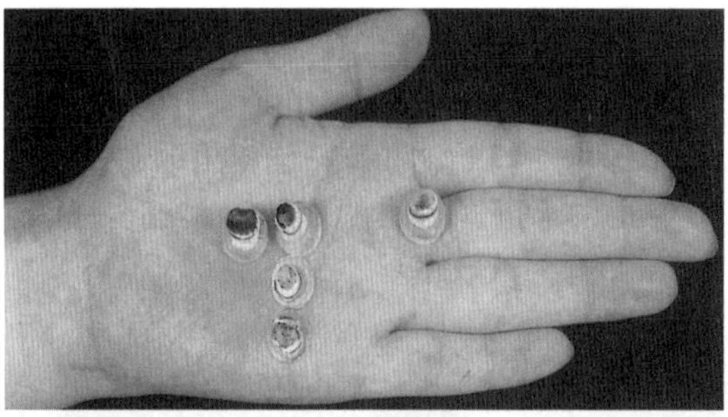

서암뜸 뜨기 전과 서암뜸자극
30분 후의 복부체열 변화 실험

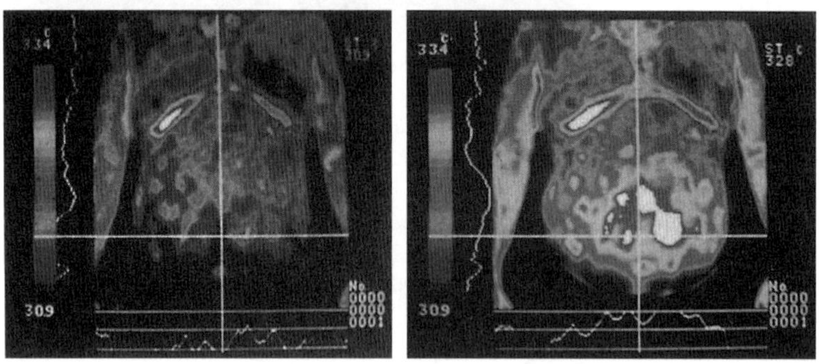


Application of a moxibustion caused the temperature around the abdomen

[그림 5-2] 서암뜸 효과

# 6. 적용방법

## 1) 상응요법 단계

인체에 해당하는 수지에서의 상응점을 자극하고, 기맥의 단순자극으로 관리하는 과정이다. 인체에서 내장 체벽반사는 확실하나, 체표에 나타난 반사위치에 자극을 주면 자극을 주는 부위의 고통이 감소되기는 하지만, 목적하는 내장까지 전달되는 것은 확실하지 않다. 그러나 내장의 병적 반사는 수지 부위에도 나타나며, 이것을 내장 대 수지반사라 하고, 이 반사 부위가 상응 부위이다. 이때 수지 부위에서 제일 민감한 반사점(상응점)을 찾아 여러 가지 서금요법 기구로 자극을 주면 내장과 신체의 압통과민점이 해소된다. 즉 수지 대 내장 반사가 확실하게 나타난다.

### (1) 손바닥 상응도

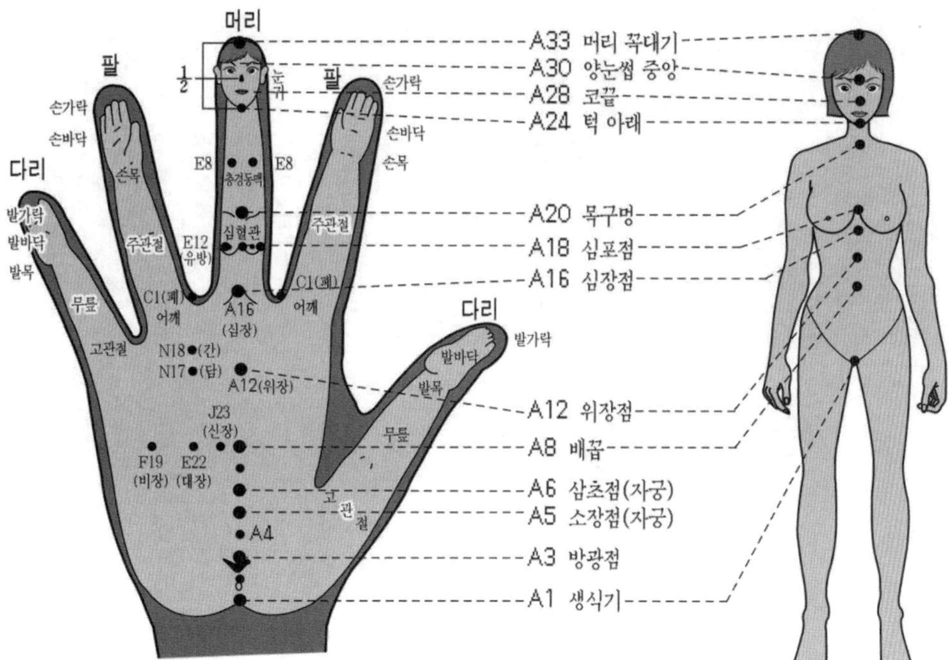


[그림 5-3] 수지침 상응도 전면

(원저자: 유태우)

손바닥은 인체의 전면에 해당된다. 셋째 손가락 맨 위 부위는 얼굴에 해당되며, 둘째마디는 목, 첫째마디는 앞가슴에 해당된다. 손바닥은 복부에 해당하며, 손목 부위의 A1이 생식기에 해당된다.

첫째마디 A16과 A1 정중간이 A8로 배꼽에 해당되며, A1~A8 부위는 하복부에 해당되고, A8~A16까지는 상복부에 해당된다. A1은 생식기, A3은 방광, A5, 6은 삼초, 소장, 자궁질환, A8은 배꼽, A12는 위, A16은 심장, A18은 심포, A20은 목구멍, A22는 후두, A23은 인후, A26은 입, A28은 코, A30은 양 눈썹 중앙, A33은 머리 꼭대기에 해당한다. A8은 옆의 J23은 신장, E22는 대장, F19는 비장이며, 위장 옆의 N17, 18은 간, 담낭에 해당된다. 그리고 A16 심장 옆의 C1은 폐 건강에 이용한다.

### (2) 손등 상응도

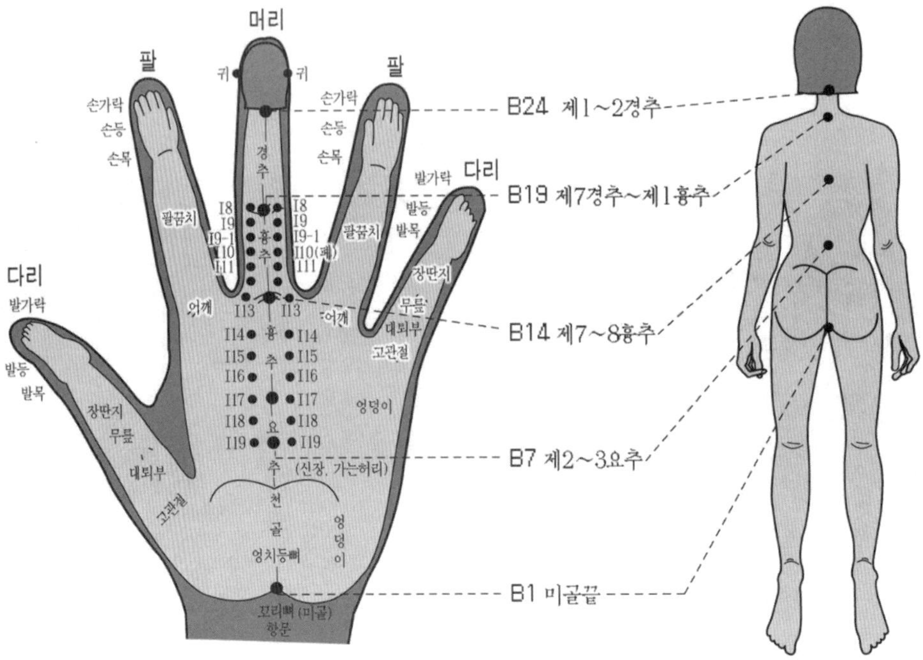


[그림 5-4] 수지침 상응도 후면

(원저자: 유태우)

손등은 인체의 후면에 해당된다. B1은 꼬리뼈에 해당되며, B7은 허리, B14는 견갑골 하연을 이어서 척추와 만나는 곳이며, 둘째마디 중간 B19는 제7경추, 셋째마디는 후발제 부위로 제1경추와 2경추 사이가 B24이다. B25는 제1경추 상부로부터 시작하여 B19 부위까지

제7경추에 해당되며, B17은 폐 질환, B16, 15는 심포, 심질환, B14는 횡격막, B13-3은 간장, 담낭, 비장, 위장, 삼초, 신장, 대장, 소장, B1은 항문에 해당된다.

척추에 해당되는 B기맥 옆으로 1~2mm 지점에서 많은 반사점이 나타나고, 이 부위의 자극은 큰 효과를 볼 수 있다.

### (3) 상응점을 찾는 방법

상응점으로는 압통과민점을 찾는다. 응결점, 긴장대, 색택, 기형 등을 찾기도 한다.

상응점은 질병이 있으면 나타난다. 이 상응점이 치료점이다. 압통점 분별을 위해서는 서암침봉, 서암PEM, 압진기, 자금봉 등으로 목적하는 부분을 약간 힘주어서 굴려본다. 그러면 과민통증이 나타나는데, 1회에 압통점이 나타나지 않으면 반복해서 굴려보면 압통점이 나타난다. 응결점은 주로 손바닥과 손가락에서 나타난다. 색택은 적색, 청색, 황색, 흑색으로 나타난다. 전자기기 반응점은 아큐빔으로 과전류와 저항 정도를 측정하여 상응점을 파악한다.

### (4) 상응요법의 임상응용 처방

① 위장, 대장질환과 위, 대장 기능 조절 처방

위장의 상응부 A8, 12 부위에서 서암침봉 둥근 부위로 상응점을 찾아 신수지침, 서암봉, 아큐빔 및 뜸 등 질환의 증상에 따라 적절한 기구를 선택하여 자극한다.

A8 부위의 자극은 배변 기능을 향상시키고, A12혈은 소화 기능을 좋게 해준다.

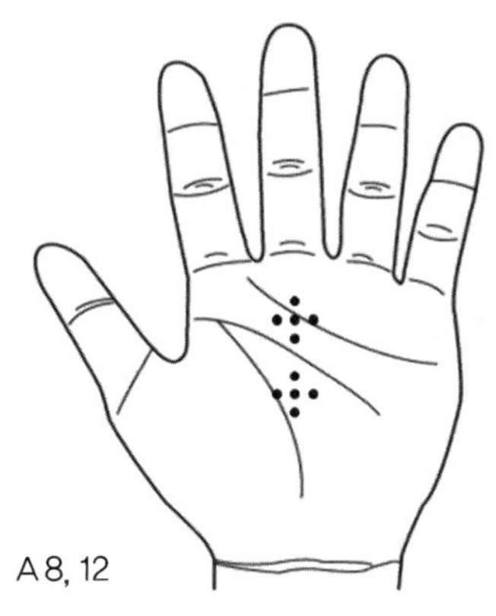


[그림 5-5] 소화·배변 기능을 좋게 하는 처방

② 호흡곤란 및 코골이

평소에 숨쉬기가 불편하거나 조금만 걸어도 숨이 찰 때 혹은 호흡기 질환으로 호흡이 순조롭지 못할 때, 수면 시 코를 심하게 골 때는 경추 부위를 조절해서 혈액순환이 잘 되도록 하여 경직된 아데노이드를 부드럽게 하여 기도를 유지시켜 주면 숨쉬기도 편해지고 코도 훨씬 덜 골게 된다. 심하게 코를 고는 사람은 잠을 잘 때 수개월 서암봉을 붙여 주면 크게 효과를 볼 수 있다. 기도에서 코 상응부에 해당하는 A20~28 부위와 경추 부위 B19-24의 자극은 호흡을 편안하게 하고, 코골이에 효과적이다.

A16, 18, 20, 22,
23, 24, 26, 28
B14, 15, 16, 17, 18,
19, 21, 22, 23,24,25

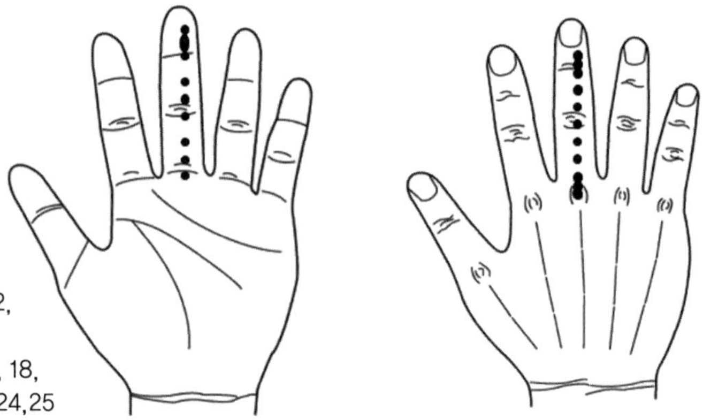

[그림 5-6] 호흡곤란, 코골이

③ 소변 조절

방광, 신장의 순환과 기능을 향상시켜 소변을 자주 보거나 소변보기를 어려워하는 증상에 도움을 줄 수 있는 처방으로 꾸준히 서암봉과 뜸요법을 병행하면 효과적이다. 특히, 밤에 야뇨증이 있는 어린이나 노인이 서암봉을 붙이고 수면을 하면 크게 효과적이다. 배꼽 부위에서 하복부 하부의 방광과 외생식기까지 자극을 하면 빈뇨와 다뇨뿐 아니라 핍뇨에도 매우 효과적이다. A1~8까지 이어서 자극을 주고, 신장에 해당하는 J23을 추가하면 훨씬 효과적이다.

A12는 위장의 상응점으로 소화불량, 위장병 등 만성적인 위장질환에 효과적이며 담음 해소에도 좋다. A8은 배꼽으로 그 주변으로는 상행, 횡행, 하행결장이 있어 상하좌우로 자극을 주면 변비 및 대장의 기능을 조절할 수 있다.

일반적으로 A8과 A12는 기본 방으로 함께 이용하는 혈처로 소화 기능이 잘 되어야 배변 기능도 원활하고 배변 기능이 원활해야 소화도 잘 되는 것을 알 수 있다. 특히, A8 주변은 대장의 기능을 개선시켜 줄 뿐 아니라 디스크탈출증이나 요통에도 효과적인 혈처이다.

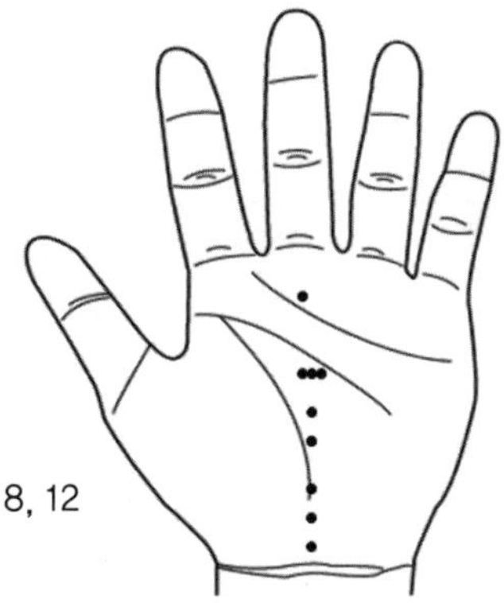


[그림 5-7] 소변 기능을 좋게 하는 처방

## 2) 기맥 이용 단계

기맥은 6장 6부를 조절하는 선으로 임기맥은 수지침의 인체 전면의 정중선, 독기맥은 수지침의 척추상응 정중선을 통솔하며, 12장부의 기능을 조절하는 12기맥이 있다. 그러므로 임 · 독기맥과 12기맥을 합쳐 총 14기맥이 있다.

상응요법은 매우 중요하며 모든 질환에 반드시 이용하여야 한다. 그러나 상응요법만으로 회복되지 않는 경우는 기맥요법을 같이 이용하여야 모든 질환을 근본적으로 조절할 수 있다.

기맥은 영문 알파벳으로 그 부호를 표시하였다.

A-임기맥: 인체 전면 정중앙부에 있는 장부와 기관의 기능을 조절하는 기맥이다.

B-독기맥: 인체 후면 정중앙부에 있는 선으로 척추질환과 각종 신경계 질환을 조절하는 기맥이다.

C-폐기맥: 폐질환과 폐 기능을 조절하며, 폐금경 계통의 질병을 조절하는 기맥이다.

D-대장기맥: 대장질환, 대장의 기능 및 대장계통의 질병을 조절하는 기맥이다.

E-위기맥: 위질환, 소화기 질환 및 위금경의 질환을 조절하는 기맥이다.

F-비기맥: 비장, 췌장, 비위금경의 질병과 기능을 조절하는 기맥이다.

G-심기맥: 심장질환과 혈관, 소장, 심금경 계통의 질환과 기능을 조절하는 기맥이다.

H-소장기맥: 소장질환과 심혈관 계통 및 자궁질환을 조절하는 기맥이다.

I-방광기맥: 방광과 신장 기능 및 생식기, 신방광 금경질환을 조절하는 기맥이다.

J-신기맥: 신장과 방광 계통의 질병과 신금경의 질환을 조절하는 기맥이다.

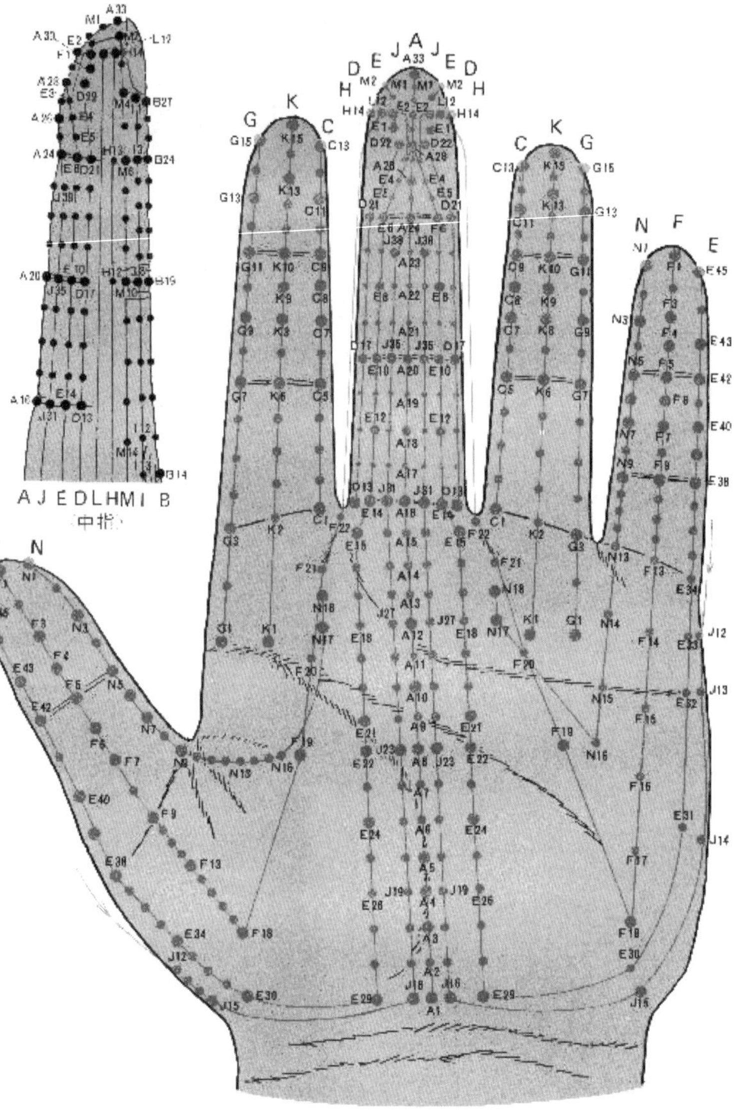


[그림 5-8] 서금요법 수장혈도

K-심포기맥: 심장질환과 기능을 조절하고 심금경의 질환을 조절하는 기맥이다.

L-삼초기맥: 삼초와 소장질병 및 여자의 자궁과 난소의 질환을 조절하는 기맥이다.

M-담기맥: 담낭과 간질환을 다스리고, 담금경 질환을 조절하는 기맥이다.

N-간기맥; 간장과 담질환을 다스리는 기맥이다.

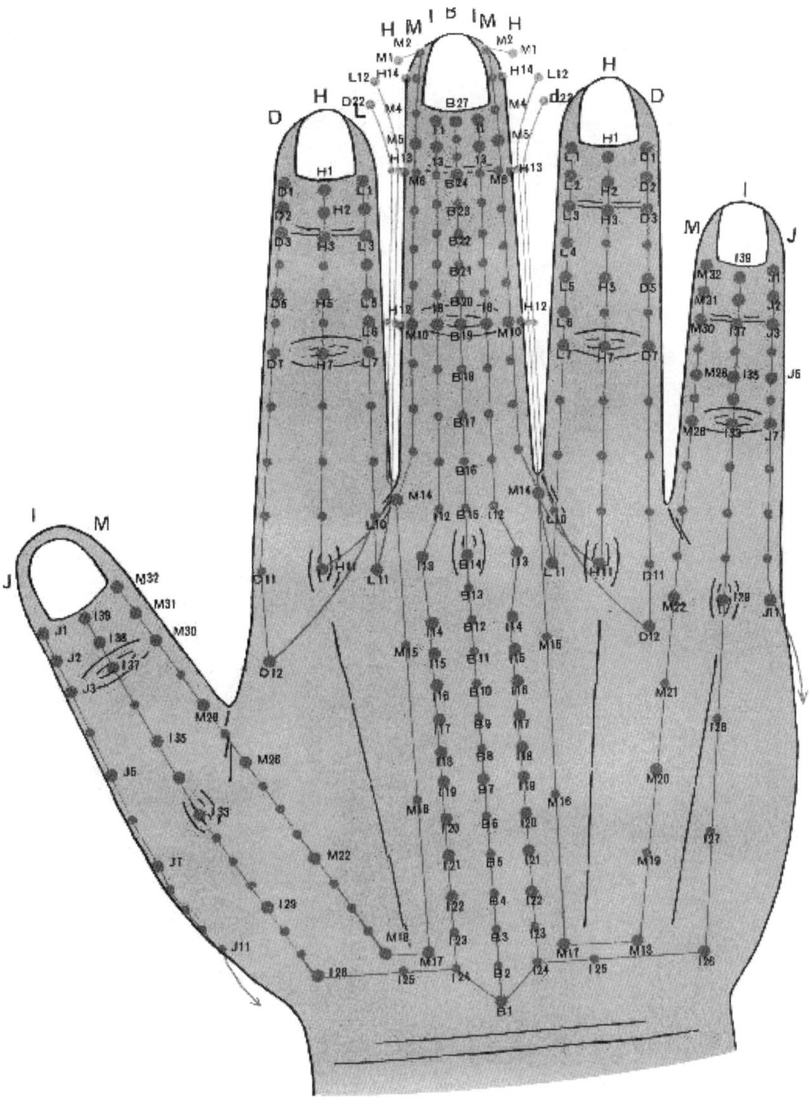


[그림 5-9] 서금요법 수배혈도

기맥을 연구하기 위해서는 기맥의 명칭을 외워야 하며, 기맥의 유주 방향을 분명히 알아야 하고, 위치를 잘 알아야 하며, 요혈을 잘 알면 효과적으로 질환을 조절할 수 있다.

(1) C. 폐기맥

폐 계통 질환과 기관지, 코, 피부, 어깨, 대장의 질환을 조절한다.

코 상응점 A28은 코의 질환이 있으면 콧물 외의 질환에도 항상 필수적이다. 폐 상응점 C1과 폐기맥 C13은 폐 기능을 근본적으로 조절하여 호흡기를 튼튼하게 해주는 혈이다.

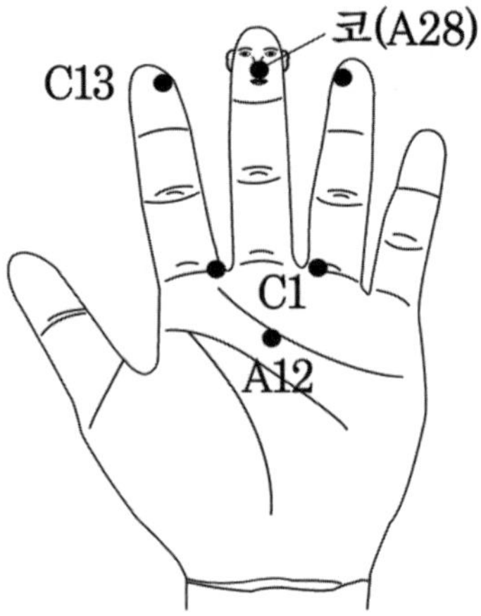


[그림 5-10] 코감기, 콧물, 재채기

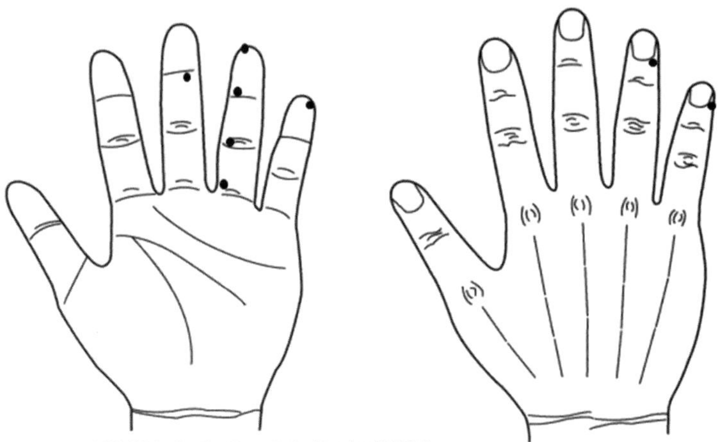

A23/C1, 5, 9, 13 + E45/D1/J1(사혈)

[그림 5-11] 인후염, 편도선염, 감기

인후 상응점인 A23, 폐 기능을 조절하는 기맥혈인 C1, 5, 9, 13과 J1, D1혈의 사혈은 감기 외에 급체, 혈압 상승 등 모든 응급질환에 효과적인 사혈점이다.

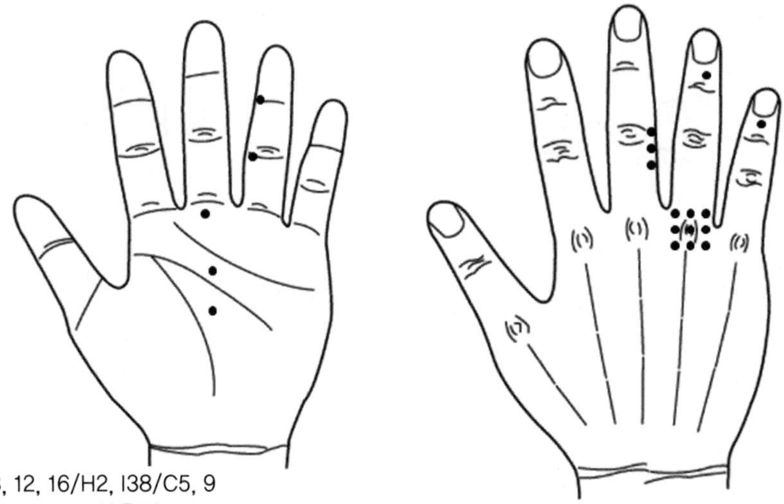


[그림 5-12] 견통의 처방

어깨 상응점과 폐 기능을 강화시키면 견통이 치료되므로 C5, 9혈을 이용하고, 척추교정을 위해 H2, I38을 이용한다.

(2) D. **대장기맥**

대장 계통 질환인 치질, 변비, 설사 및 심혈관계와 간질환, 피부질환, 약물중독, 디스크, 요통에 효과적이다([그림 5-13]).

(3) E. **위기맥**

위장의 기능 조절, 소화기 질환, 전두통, 얼굴의 모든 병에 효과적이다. 위장의 상응점 A12에 많은 자극을 주고, 비, 기맥(F4, E42)혈을 이용하여 장부를 조절한다. 특히, 만성적일 경우에는 간 기능을 조절하는 N18혈을 같이 이용한다([그림 5-14], [그림 5-15]).

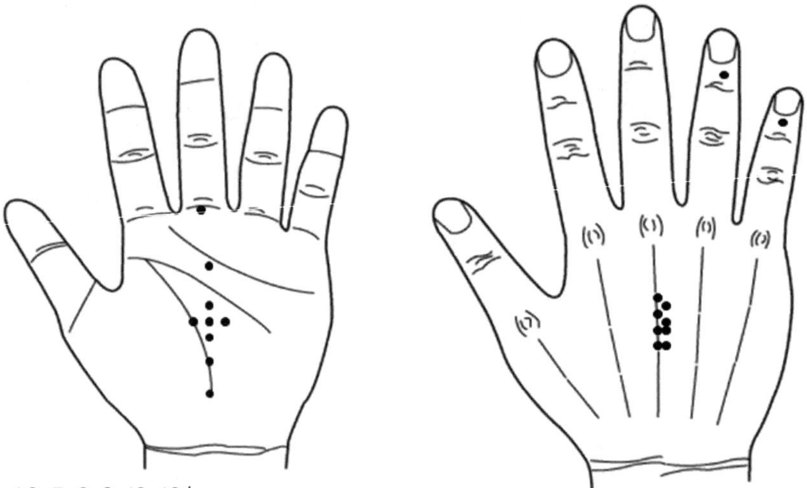

A3, 5, 6, 8, 12, 16/
B4, 5, 6, 7/H2/I38 + 상응점

[그림 5-13] 요통의 처방

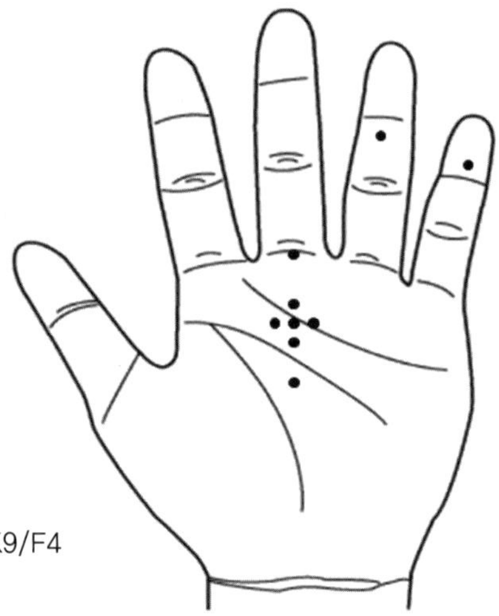

A8, 12, 16/K9/F4

[그림 5-14] 소화 기능을 좋게 하는 처방

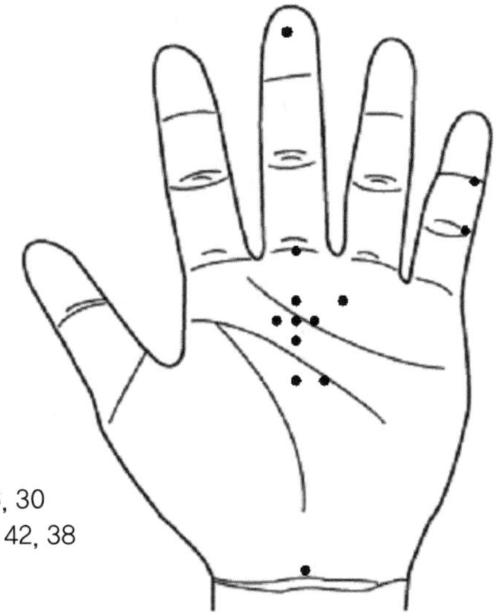


[그림 5-15] 고질적인 만성 위장병 처방

(4) F. 비기맥

비장, 췌장과 비, 위장질병을 조절하는 기맥으로 당뇨병과 비만에 효과적이다.

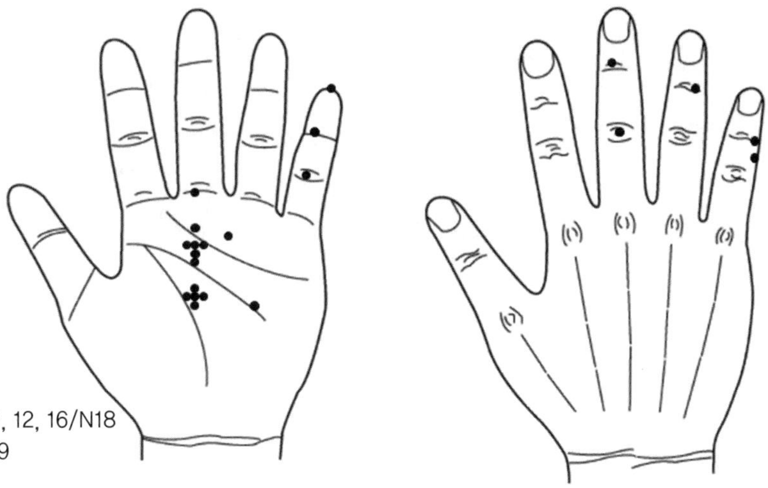


[그림 5-16] 비만 처방

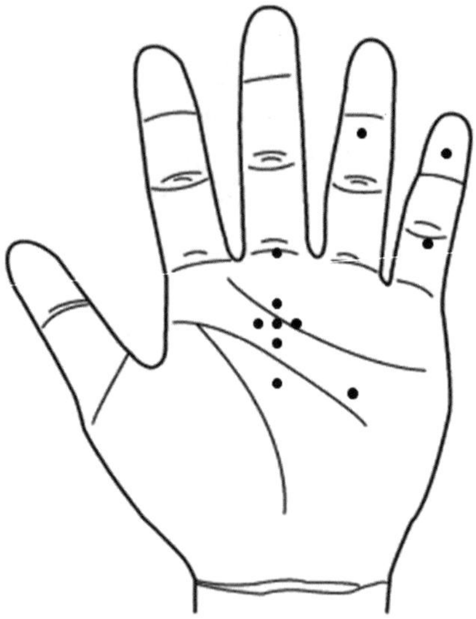


[그림 5-17] 소화 기능 개선과 멀미 처방

### (5) G. 심기맥

심장질환과 모든 혈관, 소장, 불면증, 우울, 혀 · 얼굴 · 한열 · 땀과 모든 출혈성 질환에 효과적이다. 혈관계 질환인 뇌경색, 뇌출혈과 불안, 초조, 슬픔 등 정신력도 심장이 튼튼해지면 건강해진다.

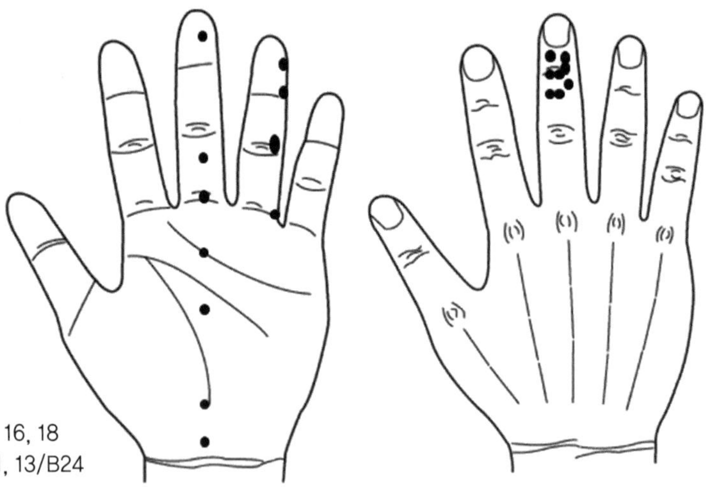


[그림 5-18] 고혈압과 모든 심장병 처방

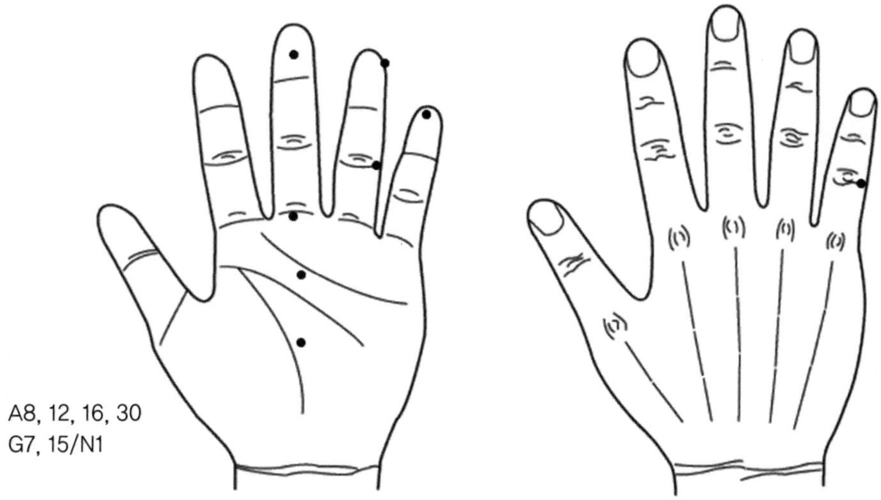


[그림 5-19] 불안, 초조, 긴장, 우울 처방

(6) H. **소장기맥**

소장 질환, 소장금경의 질환과 심장, 혈관계통 질환, 특히, 자궁질환을 조절해 준다. 소장은 소화흡수에 관여하며, 변비와 설사를 조절하고 생리불순, 생리통, 류머티즘, 피부질환, 척추질환에 이용한다.

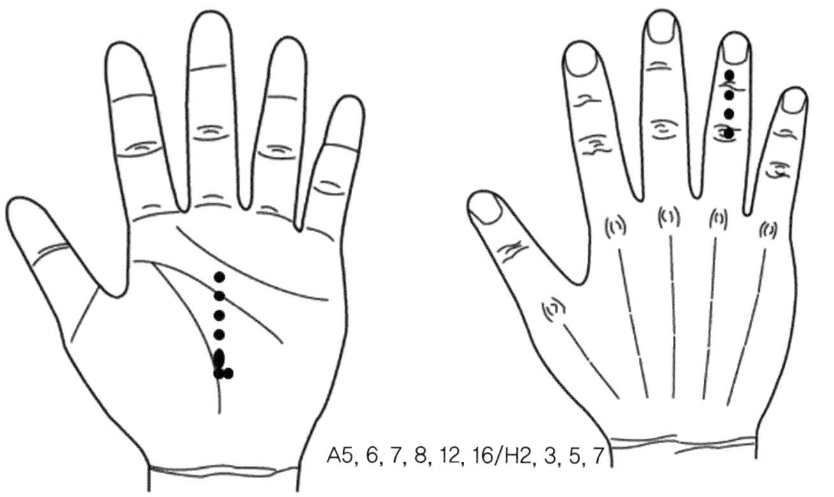


[그림 5-20] 여성의 하복통 처방

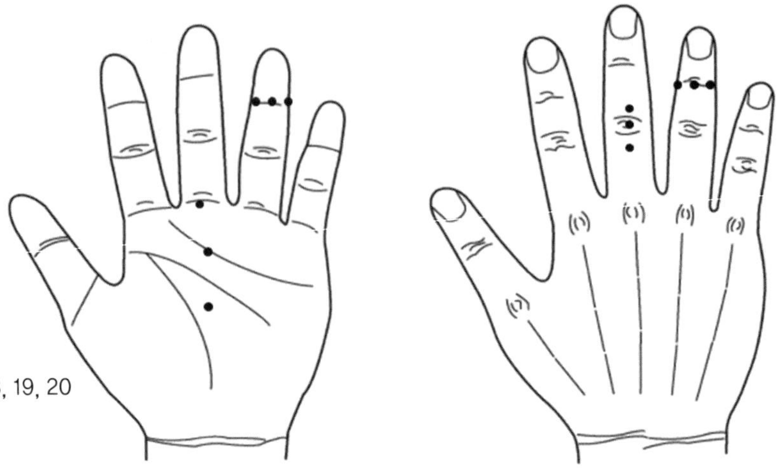


[그림 5-21] 팔에 힘을 주는 처방

### (7) I. 방광기맥

방광기맥은 우리 몸 뒷면을 거의 다 차지하고 있을 정도로 길다. 방광과 신장 기능뿐 아니라 6장 6부의 기능 조절에도 관여하며, 자율신경, 심장병 조절에도 필수적이다. 또한 I33~37까지의 혈은 성장판이 닫히기 전 아이들의 키 성장과 성장통에 효과적이다. 특히, 방광기맥에는 각 장부의 양기를 조절하는 12개의 기유혈이 포함되어 있다.

I10: 폐의 기유혈로 폐질환이나 호흡기 질환에 이용한다. 감기, 기관지, 아토피 및 피부질환, 원기조절에도 효과적이다.

I11: 심포의 기유혈로 심질환의 반응처이다. 심계항진, 흉통, 우울에 효과적이다.

I12: 심장의 기유혈로 심장질환의 반응처이다. 고혈압, 심장의 안정에 효과적이다.

I14: 간장의 기유혈로 간장질환의 반응처이다. 해독작용과 불면증에 효과적이다.

I15: 담낭의 기유혈로 담낭질환의 반응처이다. 담석증, 담낭염에 효과적이다.

I16: 비장의 기유혈로 비장·췌장의 반응처이다. 당뇨병, 췌장질환, 비장질환에 효과적이다.

I17: 위장의 기유혈로 위장질환의 반응처이다. 위통, 위장병, 무릎질환에 효과적이다.

I18: 삼초의 기유혈로 남녀 생식기와 간질환의 반응처이다.

I19: 신장의 기유혈로 신장질환의 반응처이다. 빈뇨, 다뇨, 요통에 효과적이다.

I20: 소장의 기유혈로 소장질환의 반응처이다. 영양 흡수 부전, 여성 자궁질환에 효과적이다.

I21: 방광의 기유혈로 방광질환의 반응처이다. 후두통, 소변이상, 요통에 효과적이다.

I22: 대장의 기유혈로 대장질환의 반응처이다. 요통, 디스크 탈출증, 변비 및 설사에 효과적이다.

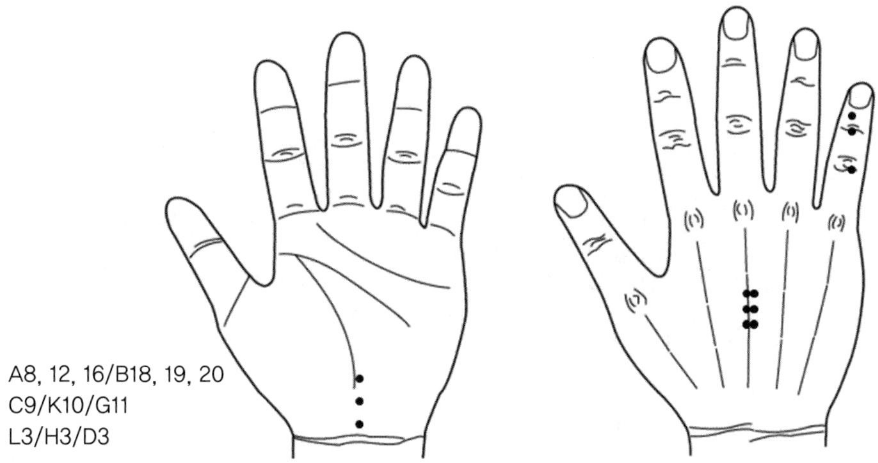


[그림 5-22] 소변 이상일 때의 처방

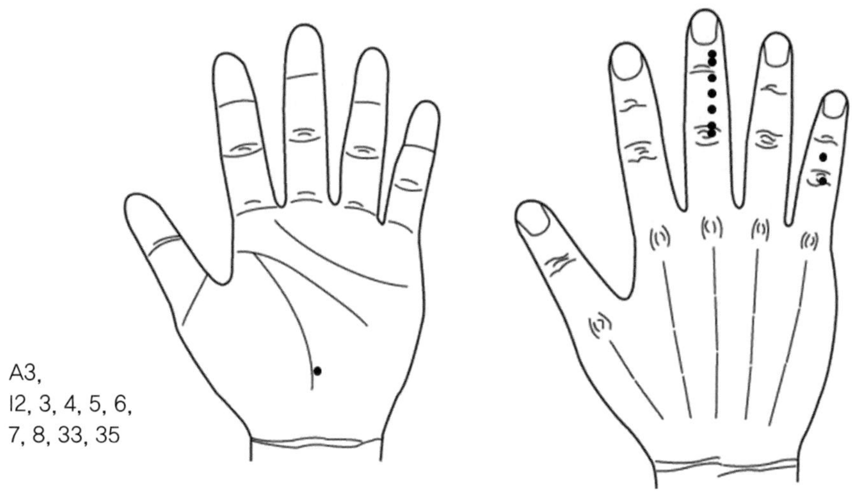


[그림 5-23] 후두통, 뒷목 근육통 처방

(8) J. 신기맥

신장과 방광 기능을 조절하며, 요통, 골다공증, 탈모, 생식 기능, 청각이상, 류머티즘, 치통, 인후염, 부종, 여성 질환과 심장성 질환에 효과적이다.

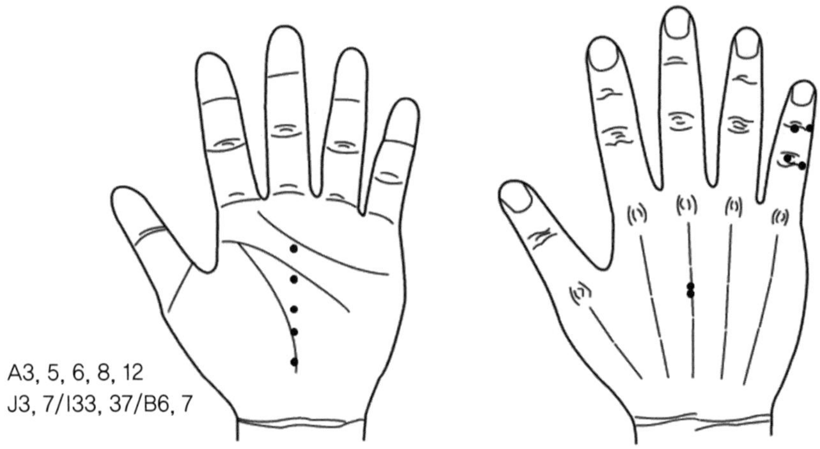


[그림 5-24] 배뇨 곤란, 요통 처방

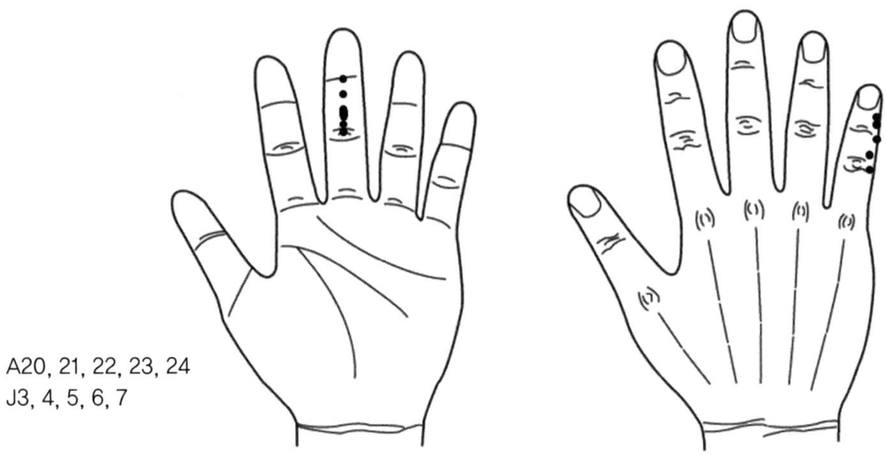


[그림 5-25] 인후염, 편도선염, 목의 통증 처방

(9) K. **심포기맥**

심장질환과 심장의 기능을 조절하고 협심증, 심근경색, 대혈관의 질병에 효과적이며, 치통 및 구내염에도 효과적이다.

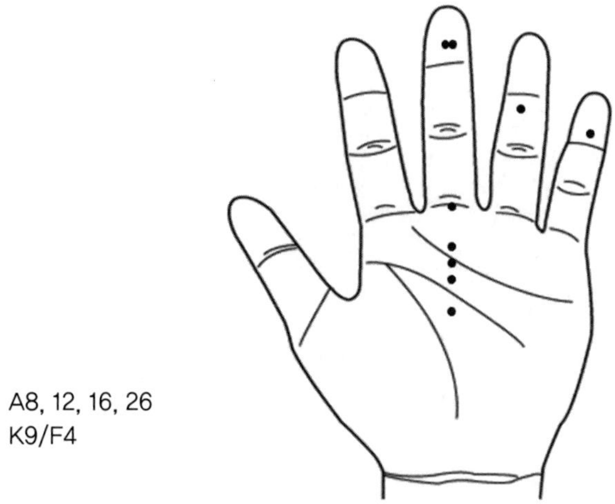


[그림 5-26] 치통, 구내염 처방

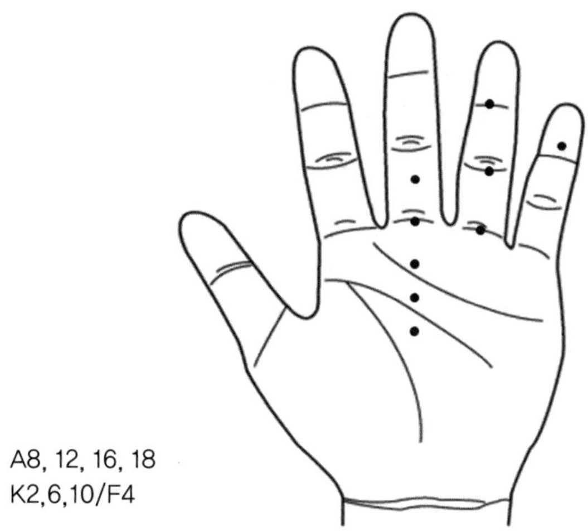


[그림 5-27] 흉통, 심통 처방

## (10) L. 삼초기맥

삼초는 명치에서 머리 끝까지를 상초, 배꼽에서 명치까지를 중초, 배꼽 아래를 하초라 한다. 섭취하고 영양분을 운반하고 배설하는 전체적인 대사에 관여하고, 여자의 자궁계통 질환에 효과적이며, 임기맥 및 독기맥 질환과 냉성 질환에 효과적이다.

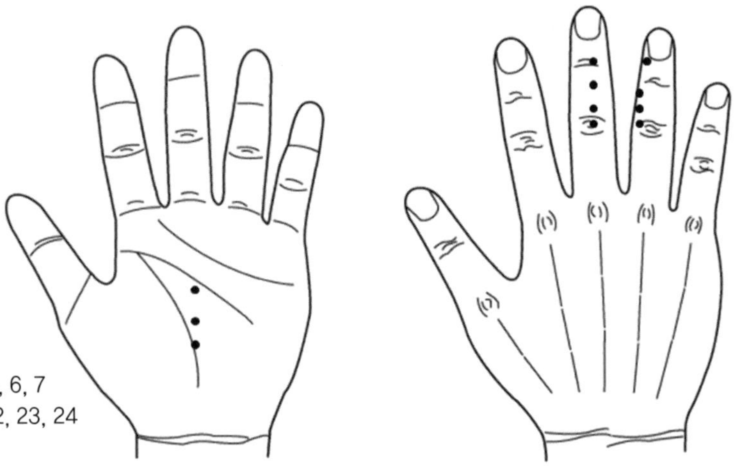

A5, 6, 8/L2, 4, 6, 7
B19, 20, 21, 22, 23, 24

[그림 5-28] 척추과민증, 항강증 처방

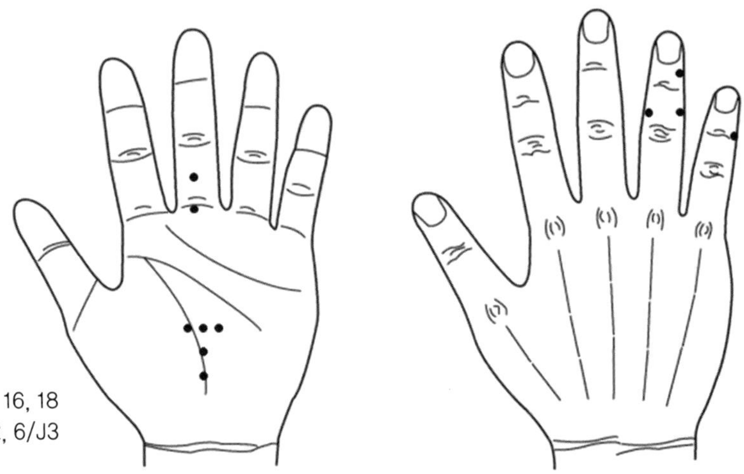

A5, 6, 16, 18
L6/D2, 6/J3

[그림 5-29] 만성변비, 만성피로 처방

### (11) M. 담기맥

담낭과 간질환을 조절하고, 인체의 측면병, 즉 편두통, 늑골통, 옆구리 등을 다스리며 골수와 모든 관절질환에 효과적이다.

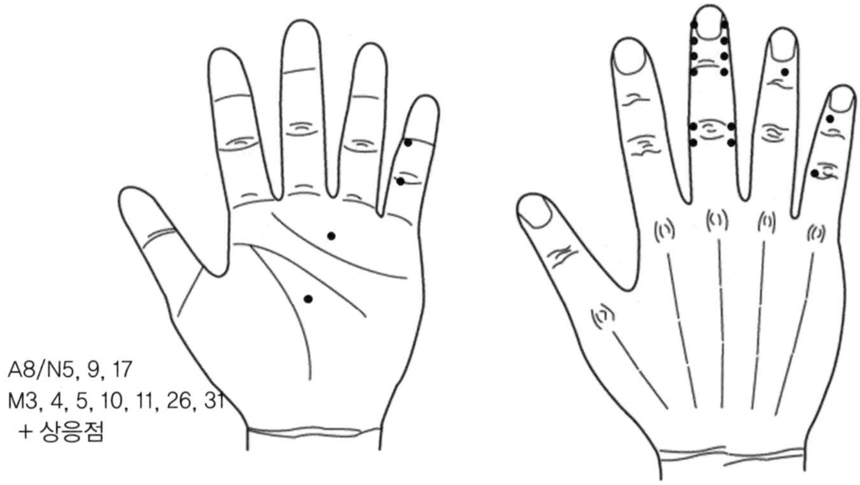


[그림 5-30] 편두통, 경항부측면 통증의 처방

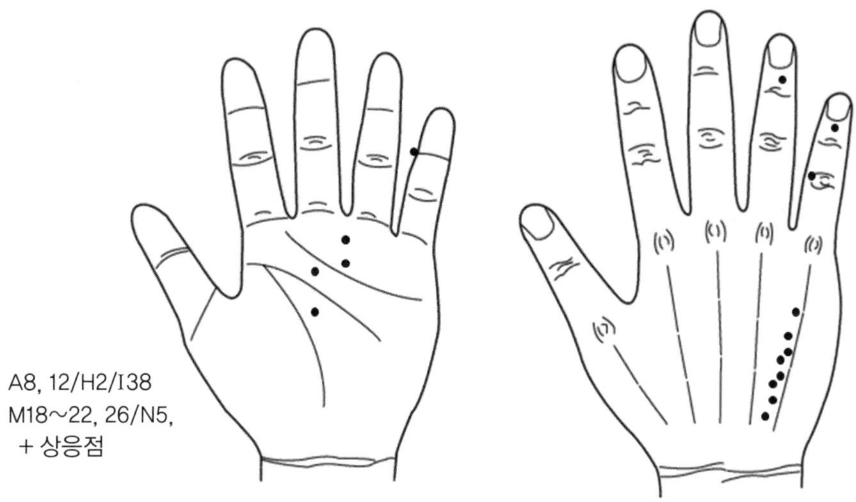


[그림 5-31] 고관절통의 처방

## (12) N. 간기맥

간기맥은 간장계통의 질환과 담낭의 질환을 다스리고, 근육질환과 눈, 생식기 계통의 질환에 효과적이다.

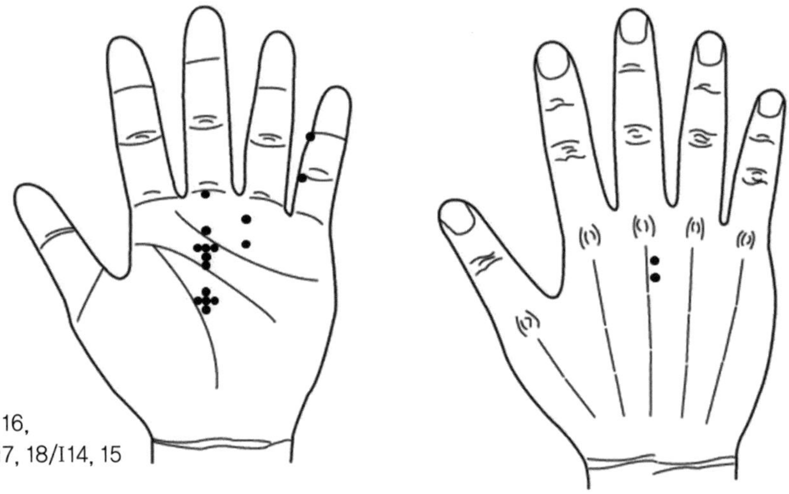

A8, 12, 16,
N5, 9, 17, 18/I14, 15

[그림 5-32] 간질환 처방

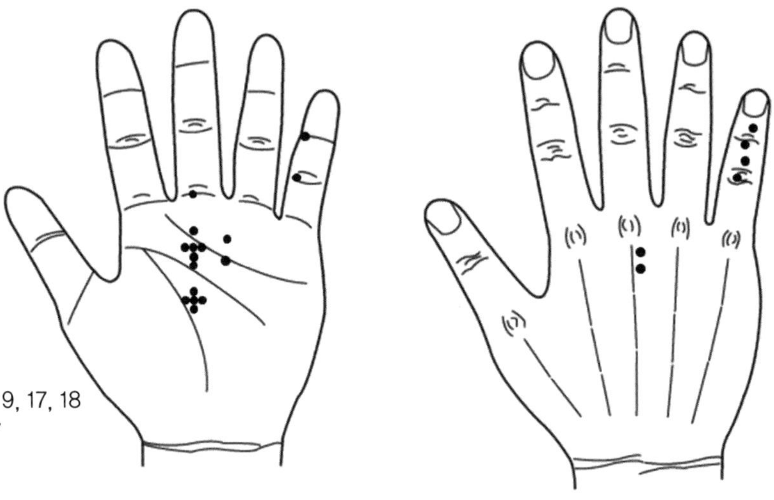

A8, 12, 16/N5, 9, 17, 18
I14, 15, 33~37

[그림 5-33] 근육질환과 쥐날 때의 처방

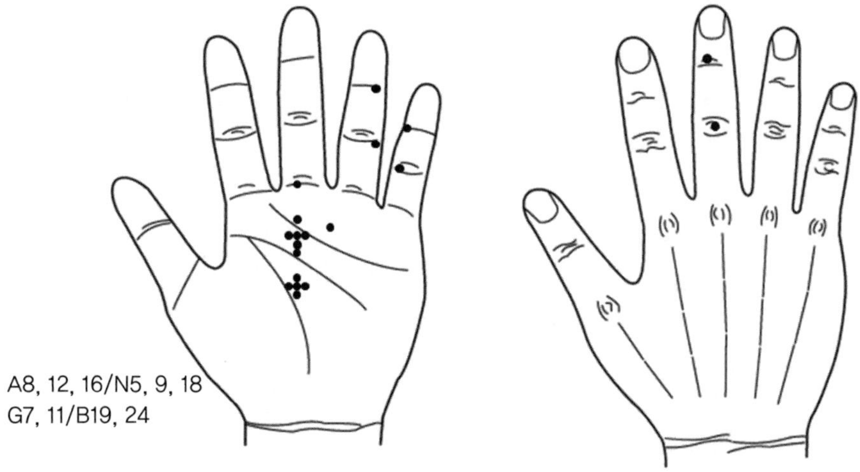


[그림 5-34] 불면증 처방

## 7. 응급처치 처방

생활하면서 발생할 수 있는 급체, 쇼크, 두통, 복통, 생리통, 멀미, 발열 등의 응급 상황 시에는 먼저 기도유지를 하고, 의복을 편안히 한 후 사혈요법을 시행하고 후속조치로 서암봉과 뜸요법을 시행한다.

### 1) 급체

건강하게 살아가기 위해서는 소화 기능이 매우 중요한데 스트레스를 받거나 추운 곳에서 혹은 급하게 식사를 하다가 체한 경우 또는 다른 질환으로 기능이 약해져 소화를 못시키는 경우 등의 증세에는 E45, D1, H1에 사혈하고, 비위를 다스리면 급체에 효과적인 처방이다.

### 2) 두통

과로와 스트레스, 원기부족으로 후두통이나 편두통 혹은 전두통이 발생하는 경우 머리 상응점에서 사혈하고, 두뇌의 혈류순환을 돕는 E8, I2에 서암봉으로 자극 후 부위에 따라 기를 내려주는 하기 혈을 자극한다. 즉 전두통에는 E38, 측두통에는 M26, 후두통에는 I33을 자극하여 하기시켜 준다.

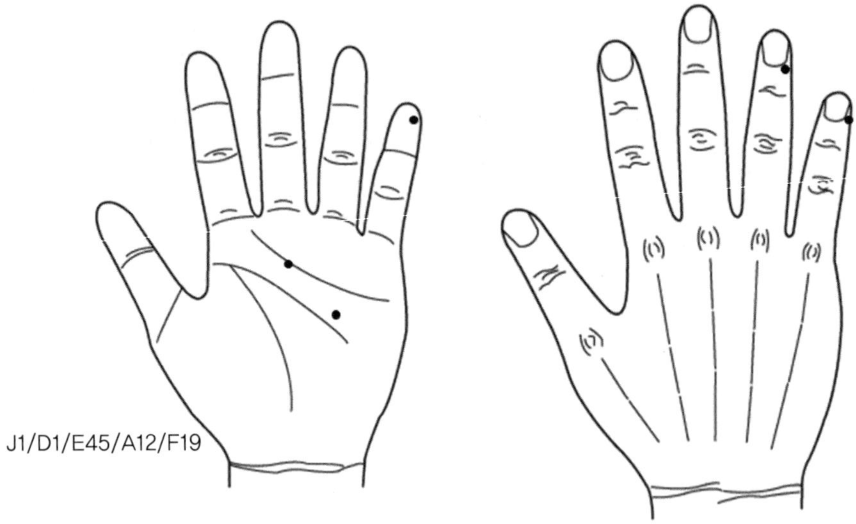


[그림 5-35] 급체 처방(사혈)

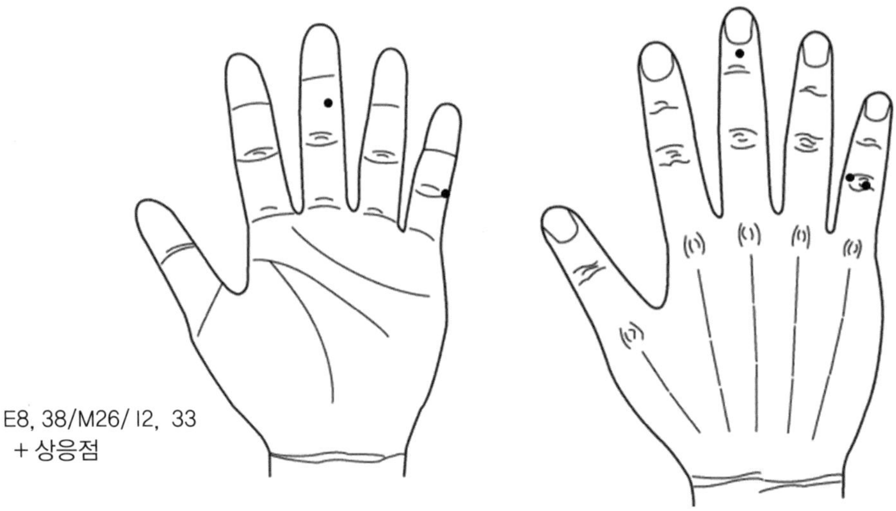


[그림 5-36] 두통의 처방

### 3) 생리통

생리 때가 되면 두통, 오심, 구토증상, 하복통 및 요통 등 일상생활을 할 수 없을 정도로 증상이 심한 여성들이 있다. 또한 우울증으로 인한 불면과 사회적인 부적응 상태가 나타나는 경우까지 생리통은 여성에게 있어 무척 고통스러운 증상 중 하나이다. 평소에 A5, 6,

F6, N18을 서암침봉이나 봉으로 자극하고 서암뜸을 3~5장씩 떠 주면 이러한 증상을 해소할 수 있다. 특히 H2, 6으로 소장의 기능을 조절해 주고, 더불어 5지에 서암 반지를 끼면 생리통과 냉증 해소에 효과적이다.

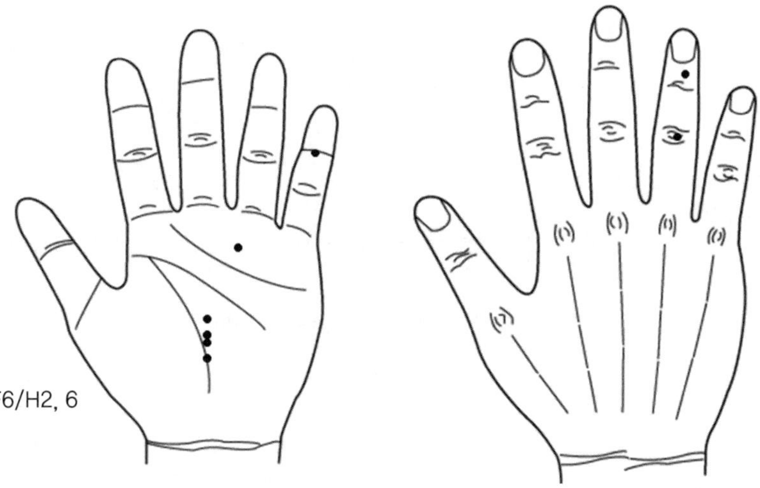


[그림 5-37] 생리통의 처방

### 4) 인후·편도염으로 인한 발열

일교차가 큰 환절기나 추운 겨울에는 감기로 인해 인후나 편도선에 염증이 생겨 심하면 고열이 나고 온몸이 쑤시면서 아픈 몸살 증상이 나타난다. 이때에는 충분한 휴식과 영양 섭취가 중요하고 물을 수시로 공급해 주면서 J1, D1에 사혈요법을 시행하고, 편도와 인후 상응점에 서암침봉과 뜸요법을 시행하면 빨리 회복할 수 있다. 평소에 C1과 N18에 서암봉과 뜸을 떠주면 감기를 미리 예방할 수 있다.

### 5) 인사불성

심한 스트레스나 높은 혈압 혹은 급체로 인해 뇌혈관에 압력이 높아졌을 때는 A33에 먼저 강자극 혹은 사혈을 하고 나머지 10손가락을 사혈한다. 그 후 A8~28까지 서암봉을 붙여주고 E8, I2를 자극하여 두뇌로 가는 혈액 양과 속도를 조절한다. 그 후 기본 방 A1, 3, 6, 8, 12에 뜸을 떠 원기를 회복시키고 보온한다.

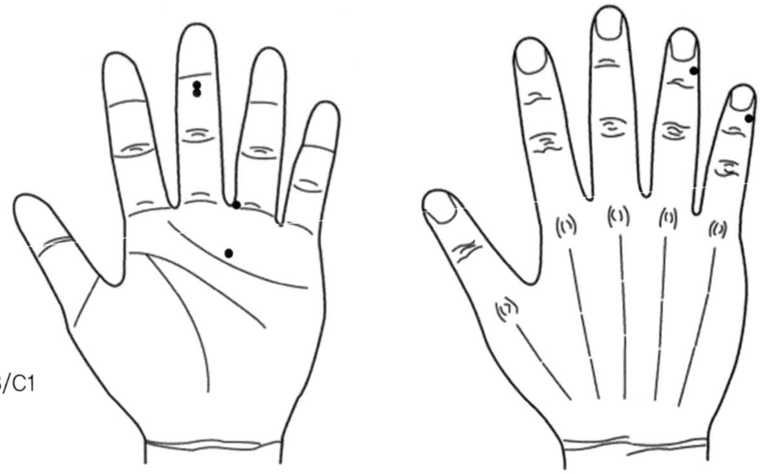

J1/D1/N18/C1
+ 상응점

[그림 5-38] 인후·편도선염으로 인한 발열 처방

## 6) 멀미

위장 기능이 좋지 않으면 차나 배, 비행기를 탔을 때 혹은 평상시에도 구토, 오심이 있다. 이때에는 A12 부위에 서암봉 대를 붙이고 K9, F4에 서암봉 소를 자극한다. 이 외에도 지압봉을 쥐고 자극하면 소화 기능을 조절하여 멀미 증상을 해소하고 소화도 좋게 할 수 있다. 또한 임신부의 오심에도 F3, 4는 매우 효과적이다.

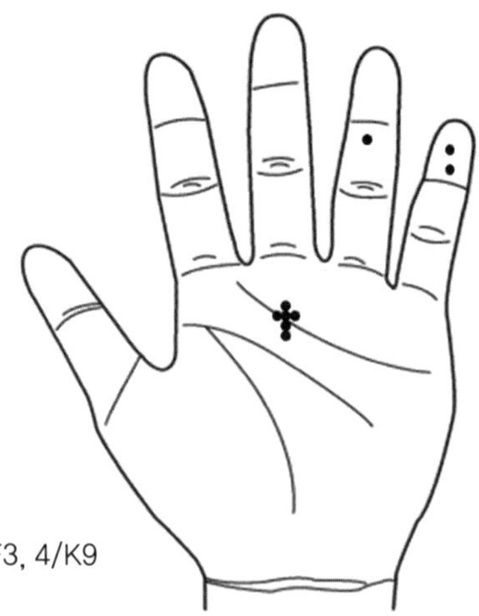

A12/F3, 4/K9

[그림 5-39] 멀미 처방

# 8. 임상사례

## 1) 위장장애로 인한 심한 두통

43세의 가정주부로 평소 두통과 소화불량으로 진통제를 10년 넘게 하루 3~4번이나 복용하고 있었으며, 수업 중에는 눈을 뜨지 못할 정도로 전두통이 심하였다. 먼저 A33에서 사혈하고, 소화 기능을 개선하기 위해 A12, E44, 40에 수지침을 자입한 후 두통을 해소하기 위해 N1, E39에 수지침 자극을 해주었다. 수지침 자극하고 20분 정도 지나서 환자는 피로감이 가시면서 머리 아픈 것이 없어졌다고 신기해 하였다. 이 후 A1, 3, 6, 8, 12, N18, F19에 서암뜸을 좌우 3장씩 뜨게 했다. 매일 이와 같이 반복하여 5회 치료 후부터는 진통제를 한 번도 먹지 않게 되었다. 수지요법으로 건강관리를 한 후부터는 소화가 잘되고 배변도 매우 좋아졌으며 두통뿐 아니라 피로감과 시력 등 건강이 전체적으로 모두 좋아졌다고 하였다. 두 달 후부터는 수지침 대신 서암봉과 서암뜸만으로도 충분히 건강관리가 잘 되고 있다고 하였으며 통증이 있을 때는 초반에 수지침을 이용하였는데 그 후에는 서암봉만으로도 충분히 효과적이라며 간단하고 스스로 쉽게 관리할 수 있는 수지요법에 대해 크게 격려해 주었다. 수지요법으로 5년 넘게 관리하고 있는 요즈음도 일주일에 3~4회씩 뜸을 뜨며 건강을 관리하고 있다.

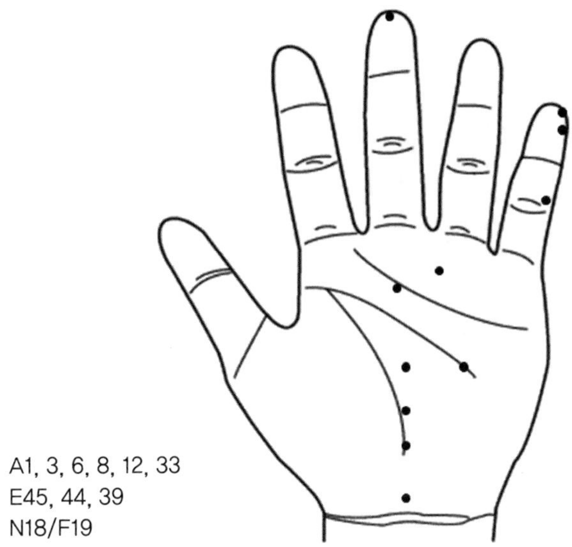


[그림 5-40] 위장장애로 인한 두통 처방

## 2) 대장암

식생활에서 육류와 생선 및 인스턴트식품이 주를 이루고 섬유소 섭취가 줄면서 대장자극이 줄어들고, 거주문화가 온돌에서 의자나 침대생활로 바뀌어 가면서, 척추에서 받는 압력이 좌식에서는 흉추에서 컸는데 입식에서는 요추에서 받는 압력이 커지면서 요통과 대장 쪽 질환이 많아지고 있다.

45세의 대장암 환자로 처음에는 변비가 심하고 허리가 너무 아파 척추질환을 잘 보는 병원에 가서 검사를 해보니 4, 5번 요추 디스크가 있다고 물리치료 후에 잘 낫지 않으면 수술을 하자고 해서 1년 정도 물리치료를 받았으나 통증이 완화되지 않아 수술을 받기로 되어 있었다. 수술 스케줄을 1주일 앞두고 복통이 너무 심하여 내과 진료를 받고 검사를 해보니 대장암 말기 판정이 나와 수술을 하고 항암 치료를 받게 되었는데 구토와 식욕감퇴 및 체력이 고갈되어 가던 즈음 수지요법의 서암뜸을 뜨면서 체력이 좋아지고 구토와 오심이 없어 항암 치료를 잘 받을 수 있게 되었다. 병원 치료와 수지요법을 병행하여 질환을 이겨 나가는 것을 보면서 이것이 의료가 나아갈 방향이라는 것을 느꼈다. 이 환자는 여느 암환자와 마찬가지로 손바닥에는 뜸을 두 줄로 놓고 5장 이상씩 매일 떴으며 자기 전에 D2, 6, I38, H6과 A8 주변에 큰 봉으로 서암봉을 붙이고 B7, 6, 5에도 상응점을 찾아 서암봉 자극을 하루도 빠짐없이 하였다. 그리고 해독작용과 피로감을 없애기 위해 N18, 5, 9혈도 자극해 주었다. 자율신경 조절과 안정을 위해 B19, 24도 밤마다 서암봉을 붙여 주어 잠을 잘 이룰 수 있었다.

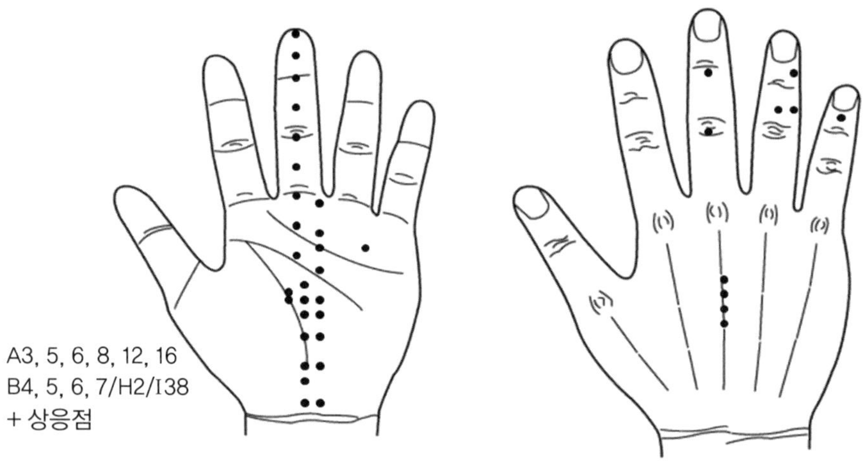


[그림 5-41] 대장암 처방

### 3) 유방암에서 전이된 간암

한국 여성의 유방암 발생이 급격히 증가하여 2001년에는 한국 여성 암환자의 16.1%를 차지하여 위암을 제치고 여성 암에서 1위를 차지했다. 유방암 환자의 호발 연령이 미국과 유럽은 50대 후반인데 비하여 한국은 40대 후반으로 연령층이 10년 정도 젊으며, 최근에는 20~30대 젊은 여성들에게도 발병률이 증가하면서 충격을 주고 있다.

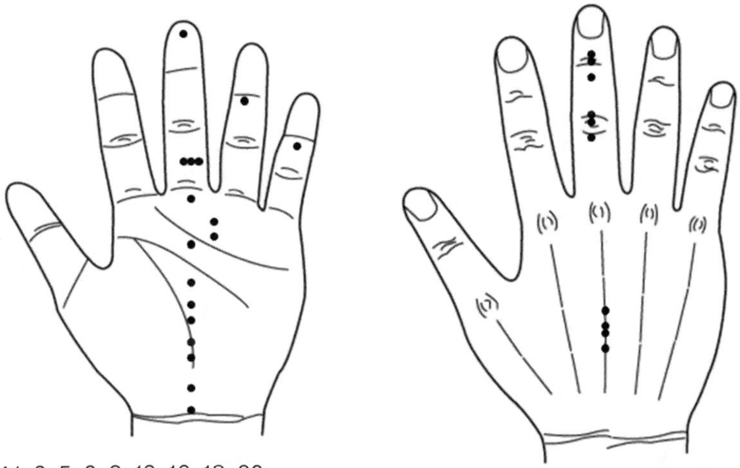

A1, 3, 5, 6, 8, 12, 16, 18, 30,
B4, 5, 6, 19, 24, 25/F6/K9/E12/N17, 18

[그림 5-42] 유방암에서 전이된 간암의 처방

췌장암 수술 후 5년 이상 병원 진료, 수지음식과 뜸을 병행하여 직장 및 모든 일상생활을 할 수 있을 정도로 질병이 완치된 회원이, 성당에서 39세의 여성이 2005년 유방암 3기로 왼쪽 유방과 팔 쪽으로 임파절 두 개를 수술하고 6개월 항암 치료를 받았으며, 그 해 12월에는 간으로 전이되어 항암 치료를 시작하게 된 것을 알고 수지로 입문하게 도와주었다.

이 여성은 발레리나로 유방암에서 간으로 전이되어 자신의 주먹보다 큰 암 덩어리와 주변 조직에 4개의 작은 덩어리가 생겼다. 암에는 무엇보다 뜸요법이 효과적이므로 A1, 3, 5, 6, 8, 12, 16, 18, 30, N17, 18, F6, K9, E12, B25에 뜸을 뜨고, 서암봉을 기본 방과 B25, 24, 19, 4, 5, 6에 붙이도록 하였다. 특히, B25 부위는 여성호르몬뿐 아니라 6개의 중요한 호르몬이 분비되는 곳이므로 무척 중요하다. 하루에 5장씩 뜸을 뜨면 환자는 열이 나고 땀이 나는데 문을 열면 한기가 느껴져 10분 정도 안정을 취한 후 활동했다. 특히, 유두와 유두 사이의 심포혈점은 유방 및 흉부의 응결을 풀어 주는 중요한 치료점으로 부항요법이 매우 효과적이다. 2월 8일부터 시작하여 5월 29일까지 뜸을 뜨고 병원에서 간의 암 덩어리가 주변의 것은 다 없어졌고 주먹만한 것은 엄지손톱만큼 남았다며 수지요법의 효과에 감사해 하며 하루도 빠짐없이 뜸으로 건강을 되찾을 것이라 하였다.

### 4) 포도막염

포도막염은 감염, 당뇨병, 알레르기, 외상, 여러 스트레스에 의해 각막 주위에 염증이나 불투명한 각막, 통증, 눈물의 과량분비가 증상으로 나타나는 포도막 부위의 염증이다.

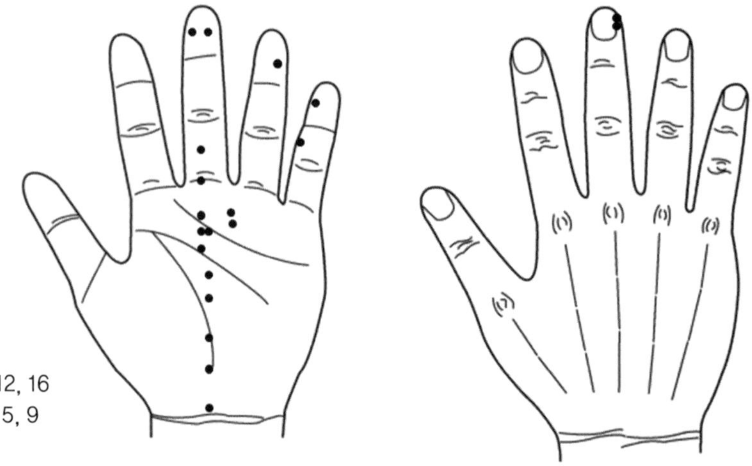


[그림 5-43] 포도막염 처방

45세의 남자 환자로 사업이 부도가 나면서 스트레스를 받아 포도막염이 생겼는데 망막과 너무 가까운 곳에 커다란 염증이 생겨 한쪽은 거의 안 보이고 다른 한쪽은 불규칙한 형태의 볼록거울과 같이 보여 운전이나 일상생활을 할 수 없는 상태였다. 모든 질환에서 염증이 심할 때는 수지침요법이 효과적이므로 처음에는 수지침요법과 뜸요법으로 A1, 3, 6, 8, 12, 16, 18, E2, N3, 7, C7, G13, N18, M2에 수지침 자극 후 서암뜸으로 자극하여 염증을 조절한 후에 아큐빔으로 하루 2번 자극해 주었다. 일주일 후에 병원에서 시력이 많이 좋아졌다고 해서 수지요법의 효과가 대단하지 않느냐고 물었더니 눈에 좋다는 한약들을 많이 먹어서 어느 것의 효과인지를 모르겠다고 했다. 그 후 미국으로 2주 정도 출장을 다녀온 후 환자가 도착한 다음날 상담을 와서 눈이 좋아진 것이 수지요법의 효과가 맞다고 했다. 왜냐하면 미국에 출장 가서는 수지요법은 하지 않고 한약만 가져가서 이것저것 먹었는데 다시 돌아와 진단한 결과 병원에서 시력이 다시 나빠졌다고 했기 때문이다. 그 후 수지요법을 더욱 열심히 자극하여 처음에는 안과병원에서 망막과 너무 가깝고 위험해 수술을 할 수 없고 실명이 되는 것을 지연시키는 수밖에 없다고 했으나, 수지요법 치료 후 시력이 좋아지고 염증도 줄어들어 간단한 수술을 하여 시력을 회복할 수 있게 되었는데 의사가 기적 같은 일이라며 수지침 혈을 물어보았다고 한다. 이 환자의 사례에서도 볼 수 있듯이 서양의학이나 보완대체요법 어느 한쪽의 치료만으로는 부족한 것을 서로 보완하여 최고의 치료를 환자에게 제공할 수 있었다고 본다. 이 후에도 환자는 서암뜸요법과 빔요법으로 건강관리를 꾸준히 하고 있으며, 스트레스로 인해 인체에 엄청난 질환이 발병하게 된다는 사실에 놀랐다며 마음을 편안히 할 수 있도록 노력한다고 했다.

### 5) 불임증

우리 사회가 고령사회로 급속히 변화하고 출산율이 현저히 낮아지고 있는 요즈음 출산율을 높이는 것이 절실히 요구되고 있다. 특히, 아이를 원하는데도 불임으로 인해 고통 받고 있는 부부들이 예상 외로 많다. 예전에는 불임하면 주로 여자에게 이상이 있는 것으로 알았는데 요즘은 남성불임이 많아지고 있어 먼저 남자부터 불임 검사를 한 후 이상이 없을 때 여성이 검사를 한다.

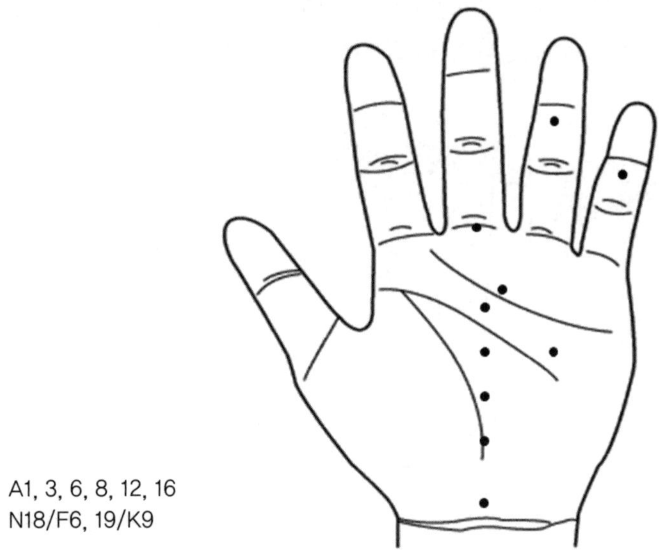


[그림 5-44] 불임증 뜸 처방

남성은 주로 정자의 활동성이나 정자 수 등을 보는데 이 환자는 정자의 수가 적고 활동성이 떨어지는 것으로 병원 검사 결과가 나왔다. 수지요법으로는 진단 후 수지음식이나 뜸요법 및 봉으로 관리하였으며, 빠른 임신을 위해 여성의 건강관리를 같이 해주었다. 이 환자는 첫아이 이후 14년 동안 임신이 되지 않아 여러 방법으로 임신을 시도하였으나 임신이 잘 되지 않아 수지요법에 도움을 청하게 되었다. 여성은 병원 검진 결과 별 이상이 없었으나 남성은 정자의 활동성이 약하고 그 수가 굉장히 적어 임신이 힘들다고 하였다. 남성을 진단한 결과 좌측 신허증이 심했으며, 허리통증이 매우 심하여 직장생활을 하는 데도 힘들어하였고, 스트레스로 인해 우측 간실증의 맥진 결과가 나왔다. 이에 신장과 비장을 보해주는 수지음식을 먹었으며, 뜸요법을 2장씩 해주고 자기 전에 서암봉을 붙이고 잠을 자도록 하였다. 부인 또한 진맥한 결과 우측의 소장실증과 좌측의 대장실, 신허로 봉과 뜸 및 수지음식으로 관리해 주었다.

남편의 뜸 혈처는 A1, 3, 8, 12, 16, N18, F19이며, 서암봉요법은 A1, 3, 8, 12, 16, N18에는 큰 봉을 붙여 주었고, J3, 5, F5, C7, N5에는 1호봉으로 자극을 주었다. 그리고 요통과 신장 강화를 위한 운동요법과 B5, 6, 7, I17, 18, 19 부위에 서암봉을 붙이도록 하였다. 부인의 뜸 혈처는 A1, 5, 6, 8, 12, 16, N18, F6, K9이며, 수지음식은 심장과 신장이 허약하여 보해 주는 음식을 하루에 2회씩 먹도록 하였다. 서암봉 처방은 A1, 5, 6, 8, 12, 16, N5, 18, G11, H3, J3, L4, F6 부위에 붙이도록 하였다. 수지요법으로 꾸준히 관리한 7개월 후에 임신을 하게 되었으며, 아들을 출산하였다. 수지요법 관리 덕분에 노산임에도 불구하고 힘들이지 않고 진통 4시간 만에 분만하였으며, 분만 후에도 뜸요법을 꾸준히 하여 산후조리가 아주 잘되어 다시 직장생활을 건강하게 하고 있으며 아이의 재롱에 매우 행복해 하고 있다.

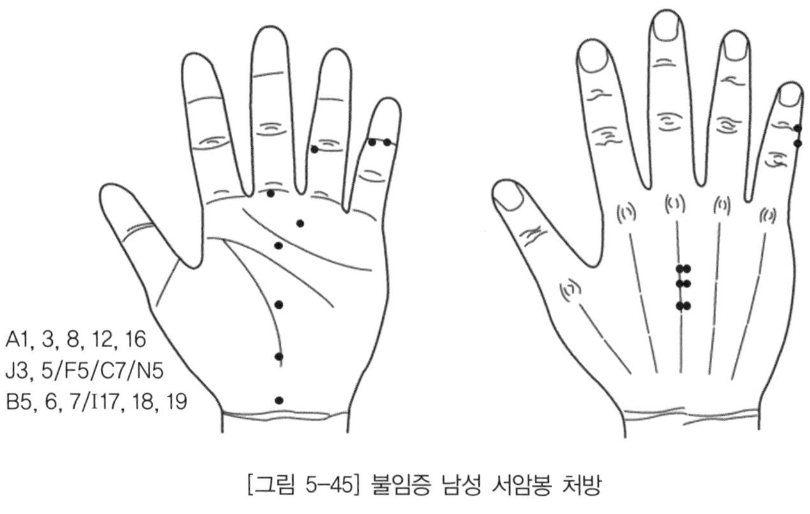


[그림 5-45] 불임증 남성 서암봉 처방

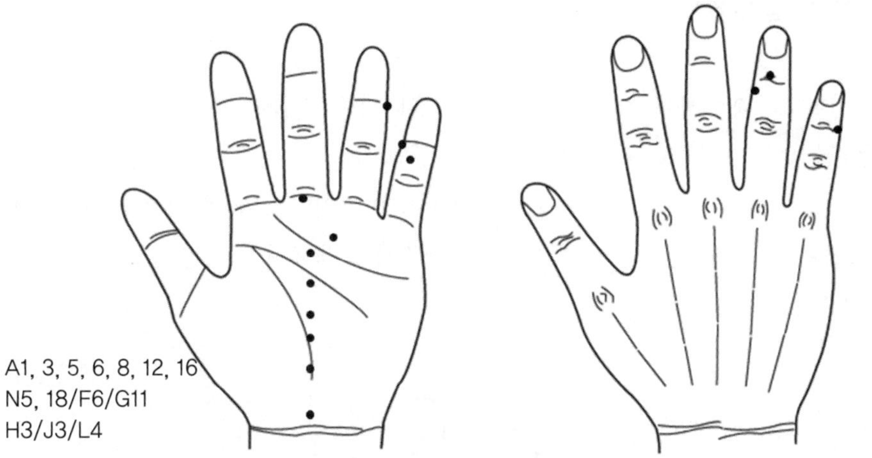


[그림 5-46] 불임증 여성 서암봉 처방

## 6) 고혈압과 노인성 변비

대장은 노화되면서 대장으로의 혈류량이 감소하여 점막위축이 많이 나타난다. 또한 대장의 운동성이 감소되어 변의를 느끼는 감각이 둔해지고, 직장 벽의 탄력성이 감소되어 변비가 발생할 수 있다. 대장에서 합성되는 비타민 K, B군의 합성이 저하되고, 항문 내 괄약근의 긴장도가 감소되어 대변실금이 발생할 수 있다.

67세인 가모 씨는 복지관에서 수지침을 접하면서 생활의 활력은 물론 봉사활동까지 하는 기쁨을 누리게 되어 수지요법에 감사하다는 말을 하였다. 8년 전에 고혈압으로 진단 받고 혈압 약을 복용하고 있었는데 살이 찌면 혈압조절이 어렵다는 의사의 말에 음식을 너무 적게 먹어 악성 변비가 생겨 2~3주에 한 번씩 관장을 하기에 이르렀다. 알로에뿐 아니라 변비에 좋다는 처방은 안 해본 것이 없을 정도로 다 해보았으나 별 효력이 없었다. 수지침 처방을 본인이 배운 대로 A8 주변 다침하고 대장기맥과 삼초기맥에 단순자극을 하였으나 별 효과를 보지 못하였다고 도움을 요청하였다. 운기체질이 우측이 금목태과, 좌측이 금목불급이었으며 맥상은 우측이 부돌2성조맥(소장실) 좌측은 촌구3성평맥(비실맥)이었다. 서암식을 인왕식과 지왕식을 먹게 하고, 장부에 원기를 주기 위해 서암뜸을 뜨게 했다. 한 달 정도 지나면서 변비가 완전히 해소되었으며 약으로도 조절되지 않던 혈압까지 완전히 조절이 되었다며 감사해 하였다.

### 7) 혈소판 부족증(루푸스)

루푸스란 전신성 홍반성 낭창이라고도 하며, 류머티즘 질환에 속하는 병으로서 관절과 근육, 신장, 신경계, 폐, 심장, 조혈기관과 특히 면역계를 침하는 전신성 질환이다. 원인은 아직 알려져 있지 않지만 자가 면역 질의 하나이며 면역계란 질병에 대한 생체의 방어 기구로서 루푸스는 이러한 면역계의 이상으로 정상조직에 대해서 공격을 함으로써 만성염증 반응을 일으키는 것이다.

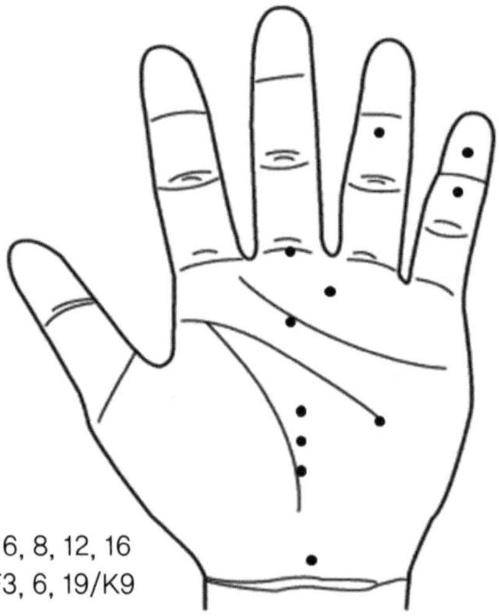


[그림 5-47] 루푸스 뜸처방

3년 전에 루푸스 진단을 받은 42세의 김모 씨는 평소에 피로감이 너무 심하여 손가락 하나도 까딱할 수 없을 정도로 힘이 들고 오래 서 있으면 다리 쪽으로 커다란 홍반이 생겨 고생하였다. 특히 햇빛에 노출되면 두통이 심하여 2~3일 고생하므로 꼭 양산을 쓰고 다닌다 하였다. 여러 가지 병원 치료와 한방 치료를 하였으나 크게 나아지는 질환이 아니라 증세가 악화되지 않게 하는 데 그치고 있었다. 특히 이 환자는 조혈작용에 이상이 있어 빈혈이 심하였고 혈소판 부족으로 멍이 들고 생리과다 증세가 있어 일상생활에 무리가 따랐다. 특히 체온이 정상인보다 높아 에너지 소모가 컸다. 정신적으로도 기분의 기복이 심하여 우울증으로 고생하였다. 심리적으로 크게 두려움을 느끼고 있어 정서적으로 안정할 수 있도록 지지를 해주었다. 자침을 했을 때 손에 발적이 생겨 전자빔으로 치료하였다. 운기체질이 우측이 금수불급, 좌측이 토금태과이며 삼일체질은 좌양실 우신실이었다. 이에 좌측은 신정방, 방광승방을 하고 우측은 간승방, 비정방으로 자극하고 서암뜸을 A1, 5, 6, 8, 12, 16, N18, F3, 6, 19, K9 혈처에 하루 한 갑 이상 뜨도록 하였다. 한달 후 혈소판 수치가 굉장히 많이 상승하였으며 어지러움증과 피부의 멍도 많이 없어졌다. 이에 병원에서 약을 반으로 줄이고 환자는 더 열심히 뜸을 뜨기 시작하였다. 수지음식은 토신왕과 지왕식을 먹고 있으며 중간에 혈소판 수치가 잠깐 떨어졌을 때 환자를 격려하여 꾸준히 치료할 수 있도록 하여 지금은 정상수치에 근접하고 있으며 추울 때 손끝이 파랗게 되던 증세도 없어졌다. 대개 불치병으로 관리를 하지 않으면 합병증으로 사망에 이르게 하여 환자에게 큰 공포를 주는 루푸스 질환이 수지요법으로 관리될 수 있는 것에 감사한다.

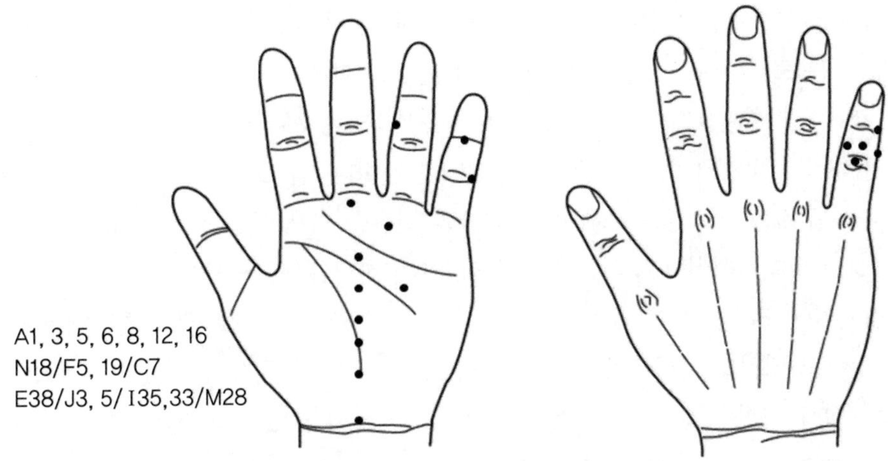


[그림 5-48] 루푸스의 전자빔 처방(왼손)

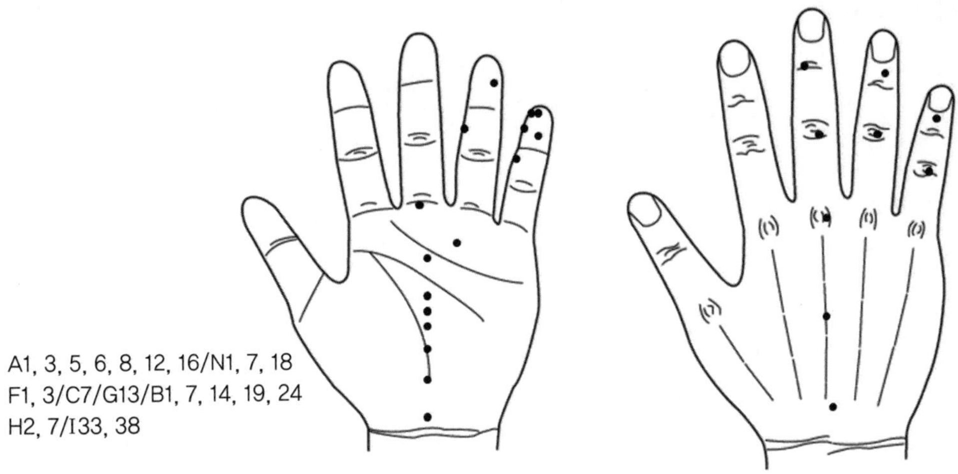


[그림 5-49] 루푸스의 전자빔 처방(오른손)

### 8) 당뇨병

47세의 김모 씨는 회사의 과중한 업무에 엄청난 스트레스를 받고 있었다. 하루 두 갑 정도의 담배를 피우고 업무 상 거의 매일 술을 마셨다. 2년 가까이 이런 생활을 하던 중 피로감을 모르고 살았는데 엄청나게 피로하고 머리가 멍한 증세가 잦고, 입안에 열감을 호소하는 등 몸에 무리가 생겼다. 이상증세를 느끼고 최근 두 달 전부터 홍삼가루에 꿀을 타서 먹던 것을 끊고 일주일 정도 지나니 입안이 바짝바짝 마르던 증세가 없어졌다. 그러나 여러 가지로 증세가 해소되지 않아 병원을 방문하여 검사를 받은 결과 혈당 수치가 공복 혈당은 250을 넘었고, 식후 혈당은 430이 넘었다.

수지침을 배우는 장모님의 권유로 지회를 찾아왔다. 진단 결과 운기체질은 우측은 금목태과, 좌측은 금목불급이며, 맥진 결과는 우측이 촌구3성평맥 비실맥, 좌측은 부돌2성평맥 방광실이 나왔다. 수지침요법에서 뜸요법과 수지음식요법을 시작하였다. 수지침은 본인이 시간이 없어 환자가 꾸준히 할 수 있는 것을 선택한 것이다. 뜸 혈처는 A1, 3, 6, 8, 12, 16, F4, 7, 19, N18 수지음식은 간을 보해 주는 식품과 신장을 보해 주는 식품을 하루 두 번씩 먹도록 하고, 다른 음식섭취를 주의하고 운동요법을 권하였다. 환자 자신이 의지가 강했고, 자신의 체력관리에 크게 관심이 있었다. 자극 한달 후 병원에서 두 달 정도 처방해서 먹던 약을 먹지 않아도 되었으며 더불어 배변도 무척 좋아졌다며, 미국으로 출장을 갈 때도 가져가 먹으니 식사 걱정은 물론 몸의 컨디션도 조절이 되어 좋았다고 한다. 한달에 한 번 지회에 나와 상담 후 수지음식을 6개월 동안 하루 두 끼 먹었고, 지금은 하루에 아침만 수지음식을 먹어 한 번만으로도 관리가 되고 있다. 특히, 뜸요법 후 숙취증세와 새벽의 비염 증세가 없어졌다.

■ 참고문헌


유태우, 2007, 『서금요법 강좌』, 서울: 고려수지침학회.

유태우, 2008, 『서금요법 연구』, 서울: 고려수지침학회.

유태우, 2009, 『최신건강법』, 서울: 고려수지침학회.

천우정, 2004, 「수지침요법이 중년여성의 불면 정도, 수면의 질 및 우울에 미치는 영향 연구」, 이화여자대학교 대학원 석사학위논문.

# 지은이 소개

**김춘길**
가톨릭대학교 박사, 한림대학교 간호학부 교수

**김정아**
연세대학교 박사, 세명대학교 간호학과 교수

**왕명자**
경희대학교 박사, 경희대학교 간호대학 교수

**천우정**
이화여자대학교 석사, 중앙대학교 간호학과 외래교수

본 책에서 인용을 할 수 있도록 허락해 주신 다음 저서의 저자와 출판사 대표이사님께 진심으로 감사드립니다.

민정암 · 김종섭, 2005, 『태극권』, 서울: 대원사.
방기한, 2008, 『왕얼핑의 태극권 강좌, 24식 태극권』, 고양: 동선재.
오홍근, 2008, 『보완대체의학 — 현대의학과 더불어 21세기 통합의학으로』, 서울: 아카데미아.
이찬, 2011, 『30분 태극권, 테라피 타이치』, 서울: 동아 E&D.
표충실, 1997, 『완전건강을 위한 108식 양가태극권』, 서울: 학민사.
이 외에도 대한근관절건강학회에서 관절염 타이치 기초과정 2005와 상급과정 2006 교재의 인용을 허락해 주셨습니다. 감사합니다.

보완대체요법의 적용

초판 발행 2012년 2월 3일

지은이 김춘길 · 김정아 · 왕명자 · 천우정
펴낸이 고화숙
펴낸곳 도서출판 소화
등록 제13-412호
주소 서울시 영등포구 영등포동 7가 94-97
전화 02-2677-5890
팩스 02-2636-6393
홈페이지 www.sowha.com

ISBN 978-89-8410-431-0 93510

값 19,000원

잘못된 책은 언제나 바꾸어 드립니다.